# RECORRÊNCIA DE PESO PÓS CIRURGIA BARIÁTRICA

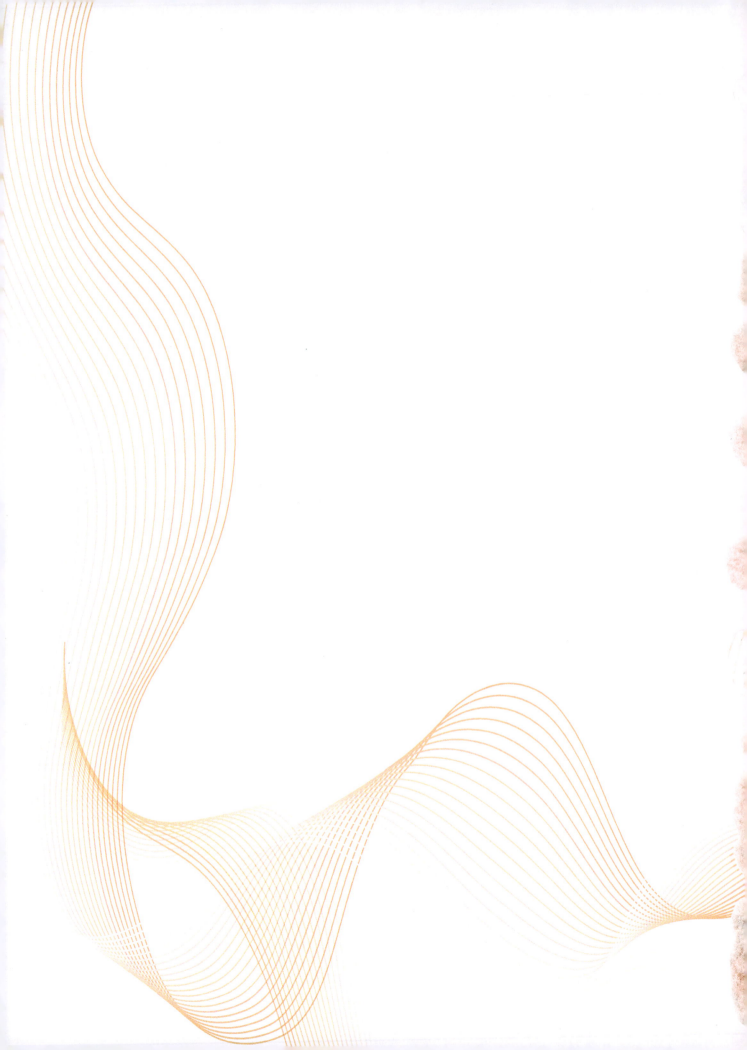

# RECORRÊNCIA DE PESO PÓS CIRURGIA BARIÁTRICA

- **Giorgio Alfredo Pedroso Baretta**
- **Eduardo Guimarães Hourneaux de Moura**
- **José Carlos Pareja**
- **Daniéla Oliveira Magro**
- **Maria Paula Carlin Cambi**

2023

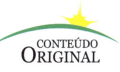

**RECORRÊNCIA DE PESO PÓS CIRURGIA BARIÁTRICA**
- Giorgio Alfredo Pedroso Baretta ■ Eduardo Guimarães Hourneaux de Moura
- José Carlos Pareja ■ Daniéla Oliveira Magro ■ Maria Paula Carlin Cambi

**Produção editorial**
**Projeto gráfico | Diagramação**
PRESTO | Catia Soderi

© 2023 Editora dos Editores

Todos os direitos reservados. Nenhuma parte deste livro poderá ser reproduzida, sejam quais forem os meios empregados, sem a permissão, por escrito, das editoras. Aos infratores aplicam-se as sanções previstas nos artigos 102, 104, 106 e 107 da Lei nº 9.610, de 19 de fevereiro de 1998.

ISBN: 978-85-85162-64-1

**Editora dos Editores**
São Paulo: Rua Marquês de Itu, 408 - sala 104 – Centro.
(11) 2538-3117
Rio de Janeiro: Rua Visconde de Pirajá, 547 - sala 1121 – Ipanema.
www.editoradoseditores.com.br

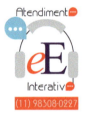

Impresso no Brasil
*Printed in Brazil*
1ª impressão – 2023

---

Este livro foi criteriosamente selecionado e aprovado por um Editor científico da área em que se inclui. A Editora dos Editores assume o compromisso de delegar a decisão da publicação de seus livros a professores e formadores de opinião com notório saber em suas respectivas áreas de atuação profissional e acadêmica, sem a interferência de seus controladores e gestores, cujo objetivo é lhe entregar o melhor conteúdo para sua formação e atualização profissional.
Desejamos-lhe uma boa leitura!

---

Dados Internacionais de Catalogação na Publicação (CIP)
(Câmara Brasileira do Livro, SP, Brasil)

Recorrência de peso pós cirurgia bariátrica /Giorgio Alfredo Pedroso Baretta...[et al.]. -- 1. ed. -- São Paulo : Editora dos Editores, 2023. Outros autores: Eduardo Guimarães Hourneaux de Moura, José Carlos Pareja, Daniéla Oliveira Magro, Maria Paula Carlin Cambi.

Vários colaboradores.
Bibliografia.
ISBN 978-85-85162-64-1

1. Cirurgia bariátrica 2. Hormônios 3. Nutrição - Aspectos da saúde 4. Obesidade - Cuidado e tratamento 5. Peso corporal - Regulação 6. Psicologia I. Baretta, Giorgio Alfredo Pedroso. II. Moura, Eduardo Guimarães Hourneaux de. III. Pareja, José Carlos. IV. Magro, Daniéla Oliveira. V. Cambi, Maria Paula Carlin.

23-148229     CDD-617.43
    NLM-WI-380

Índices para catálogo sistemático:

1. Cirurgia bariátrica : Atuação multidisciplinar : Medicina 617.43

Aline Graziele Benitez - Bibliotecária - CRB-1/3129

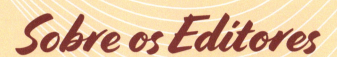

# Sobre os Editores

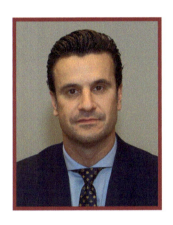

**Giorgio Alfredo Pedroso Baretta**

Graduado em Medicina pela UFPR;

Residência Médica em Cirurgia Geral e do Aparelho Digestivo no Hospital de Clínicas da UFPR;

Especialização em Endoscopia Digestiva pelo Centro de Videoendoscopia Hospital Sugisawa;

Mestre e Doutor em Clínica Cirúrgica pela UFPR;

Ex-Fellow da Universidade de Bordeaux - M.S.P.B. Bagatelle;

Membro Titular SBCBM, CBCD, CBC, SOBED, SOBRACIL, IFSO;

Cirurgião Robótico Credenciado pelo Nicholson Center (Florida - USA) e pelo CBC;

Coordenador da Residência Médica em Cirurgia Bariátrica e Metabólica do Hospital Vita Batel em Curitiba;

Cirurgião Bariátrico e Robótico dos Hospitais Pilar, Nossa senhora das Graças, Vita Batel e Santa Cruz - Curitiba;

Endoscopista Bariátrico do Hospital Vita Batel - Curitiba.

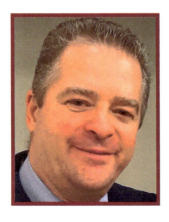

### Eduardo Guimarães Hourneaux de Moura

Diretor do Serviço de Endoscopia Gastrointestinal do Hospital das Clínicas da Faculdade de Medicina da Universidade de São Paulo (HC-FMUSP);

Mestre em Gastroenterologia pelo Instituto Brasileiro de Pesquisa e Estudos em Gastroenterologia de São Paulo (IBEPEGE);

Doutor em Cirurgia do Aparelho Digestivo pelo Departamento de Gastroenterologia da FMUSP;

Professor Livre-docente do Departamento de Gastroenterologia da FMUSP;

Presidente da Sociedade Brasileira de Endoscopia Digestiva (SOBED) – Secção São Paulo.

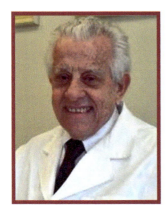

### José Carlos Pareja

Professor Colaborador - Depto. de Cirurgia - Faculdade de Ciências Médicas da UNICAMP-FCM/UNICAMP;

Professor Doutor Aposentado - Depto. De Cirurgia - FCM/UNICAMP;

Doutor em Medicina pela Universidade Estadual de Londrina (UEL);

Membro Titular da Sociedade Brasileira de Cirurgia Bariátrica e Metabólica;

Membro Titular do Colégio Brasileiro de Cirurgiões;

Membro Titular do Colégio Brasileiro de Cirurgia Digestiva;

Membro da Federação Internacional de Cirurgia de Obesidade e Doenças Relacionadas (IFSO).

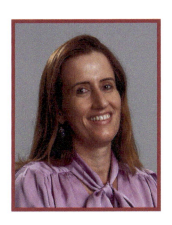

### Daniéla Oliveira Magro

Nutricionista;

Especialista em Saúde Pública pela Faculdade de Ciências Médicas da Universidade Estadual de Campinas (FCM-Unicamp);

Mestre e Doutora em Saúde Coletiva, área de Epidemiologia pela FCM-Unicamp;

Pós-doutorado em Ciências da Cirurgia pela FCM-Unicamp);

Pesquisadora do Departamento de Cirurgia – FCM – Unicamp.

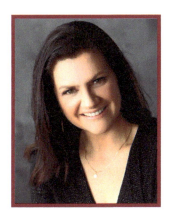

### Maria Paula Carlin Cambi

Graduação em Nutrição pela Universidade Federal do Paraná (1997);

Especialização em Nutrição Clínica pela Universidade Federal do Paraná (1998);

Especialização em Nutrição Enteral e Parenteral pela Sociedade Brasileira de Nutrição Enteral e Parenteral (2000);

Mestrado em Engenharia e Gestão do Conhecimento com ênfase em Psicologia pela Universidade Federal de Santa Catarina (2001);

Doutorado em Medicina Interna na Universidade Federal do Paraná (2007);

Pós Doutorado em andamento em Ciências da Saúde na Pontifícia Universidade Católica do Paraná (2020);

Membro Efetivo da Comissão de Especialidades Associadas - COESAS da Sociedade Brasileira de Cirurgia Bariátrica e Metábolica (SBCBM);

Membro Efetivo da IFSO (International Federation for the Surgery of Obesity and Metabolic Disorders);

Atua em Equipe Multiprofissional de Cirurgia Bariátrica em Curitiba - Paraná na área de Nutrição em clínica privada e pesquisas nos seguintes temas: obesidade, balão intragástrico, cirurgia bariátrica, recorrência de peso, síndrome metabólica e doença inflamatória intestinal.

# Sobre os Autores

### Aayed R. Algahtani

Cirurgião bariátrico

Professor e consultor de MIS e cirurgia de obesidade na King Saud University

CEO e Diretor Médico do New You Medical Center

Diretor da King Saud's University's Obesity Chair

### Abdulaziz A. Arishi

Bolsista de Pós-Doutorado na Divisão de Cirurgia Vascular sob supervisão do Dr. Munier Nazzal, University of Toledo Medical Center, Toledo, OH, EUA

Assistente de Ensino na Divisão de Cirurgia Geral da Faculdade de Medicina, Universidade de Jazan, Jazan, Arábia Saudita, Arábia

### Adriano Segal

Doutor em Psiquiatria pela FMUSP (Faculdade de Medicina da Universidade de São Paulo)

Responsável pela Psiquiatria do Ambulatório de Obesidade e Síndrome Metabólica do Serviço de Endocrinologia do HCFMUSP (Hospital das Clínicas da FMUSP)

Coordenador de Psiquiatria do COD-HAOC (Centro de Obesidade e Diabetes do Hospital Alemão Oswaldo Cruz)

Membro da Comissão de Transtornos Alimentares da ABP (Associação Brasileira de Psiquiatria)

Membro da Comissão de Transtornos Alimentares da ABESO (Associação Brasileira para o Estudo da Obesidade e Síndrome Metabólica)

Médico do Corpo Clínico do HIAE (Hospital Israelita Albert Einstein)

### Aída Franques

Psicóloga Clínica, especialista em Análise Transacional, Obesidade e Transtornos Alimentares.

Co-fundadora e ex-presidente da COESAS (Comissão das Especialidades Associadas da Sociedade Brasileira de Cirurgia Bariátrica e Metabólica (SBCBM)

Membro da IFSO - International Federation of the Surgery of Obesity and Metabolic Disorders.

### Alexandre Amado Elias

Doutor pela Universidade Federal de Pernambuco

Título de Especialista pelo Colégio Brasileiro de Cirurgia Digestiva (CBCD) - Diretor médico do Instituto Garrido de São Paulo.

Mestre em Cirurgia pela Faculdade de Ciências Médicas da Santa Casa de São Paulo.

Graduado pela Faculdade de Medicina de Valença - RJ, em 1993.

Membro Titular do Colégio Brasileiro de Cirurgiões (CBC, SOBRACIL, SBCBM). - Ex Presidente Regional da Sociedade Brasileira de Cirurgia Bariátrica e Metabólica (SBCBM) - Capítulo de São Paulo – 2013/2014.

Membro da Diretoria Nacional da Sociedade Brasileira de Cirurgia Bariátrica e Metabólica (SBCBM-2015 a 2022)

Proctor do Programa de Cirurgia Bariátrica Robótica na Rede D'or do Hospital São Luiz Itaim

### Alexandre Gabarra De Oliveira

Professor Doutor do Departamento de Educação Física do Instituto de Biociências da Universidade Estadual Paulista "Júlio de Mesquita Filho" - Campus de Rio Claro.

### Andrey dos Santos

Possui graduação em Licenciatura Em Ciências Biológicas pela Universidade Estadual de Campinas (2002). Doutor em Clínica Médica pela Faculdade de Ciências Médica da Unicamp (2010). Tem experiência na área de Biologia Molecular, com ênfase em Genética Humana e Médica, vetores de expressão gênica, clonagem e sequenciamento de DNA e Microbiota Intestinal. Pesquisador do Laboratório de Investigação Clínica em Resistência à Insulina - LICRI responsável pelas pesquisas em microbiota intestinal

### Antonio Afonso de Miranda Neto

Cirurgião Geral e do Aparelho Digestivo pelo Hospital das Clínicas da Faculdade de Medicina da Universidade de São Paulo (HC-FMUSP).

Residência em Endoscopia Digestiva pelo HC-FMUSP.

Fellow em Ecoendoscopia e Colangiopancreatografia Retrógrada Endoscópica (CPRE) no Serviço de Endoscopia Gastrointestinal do HC-FMUSP

### Bruno Salomão Hirsch

Residência em Gastroenterologia pelo Hospital das Clínicas de Porto Alegre. Residência em Endoscopia Digestiva pelo Hospital das Clínicas da Faculdade de Medicina da USP.

### Carina Rossoni

Nutricionista Clínica e Bariátrica. Doutora em Ciências da Saúde na área de Clínica Cirúrgica - Escola de Medicina da Pontifícia Universidade Católica do Rio Grande do Sul (PUCRS). Coordenadora Científica da Lasercenter, Lisboa - Portugal. Membro da Federação Internacional da Cirurgia da Obesidade e Doenças Metabólicas (IFSO); do Núcleo de Saúde Alimentar da Sociedade Brasileira de Cirurgia Bariátrica e Metabólica - SBCBM (2021-2022) e do Departamento de Cirurgia Bariátrica da Associação Brasileira para o Estudo da Obesidade e Síndrome Metabólica- ABESO (2021-2022).

### Carlos Alberto Malheiros

Livre Docente de Cirurgia, Professor Titular do Departamento de Cirurgia da Faculdade de Ciências Médicas da Santa Casa de São Paulo.

### Carlos Eduardo Domene

Professor-livre docente FMUSP

### Carlos Manuel Vaz

Coordenador da Unidade de Cirurgia da Obesidade e Metabólica, Coordenador da Unidade de Cirurgia Robótica

### Carolina Mocellin Ghizoni

Psicóloga (PUCPR), especialista em transtornos alimentares e obesidade (FMUSP), Mestre em clínica cirúrgica (UFPR). Membro da SBCBM e IFSO.

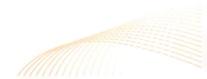

### Celso Empinotti

Professor de Cirurgia da UFSC
Membro Titular SBCBM, IFSO
Mestre em Clínica Cirúrgica pela UFPR
Cirurgião Bariátrico do Hospital Baia Sul e do Hospital Caridade de Florianópolis

### Christopher C. Thompson

Médico no Brigham and Women's Hospital, Harvard School of Medicine, Boston, MA

### Cristina Cardoso Freire

Psicóloga Clínica
Especialista em Psicossomatica Psicanalitica
Instrutora de Minful Eating para Saude
Doutora em Ciencias da Saúde /UNIFESP
Membro DA COESAS - Comissão das Especialidades Associadas da SBCBM e da IFSO - International Federation for the Surgery of Obesity

### Daniéla Oliveira Magro

Nutricionista. Especialista em Saúde Pública pela Faculdade de Ciências Médicas da Universidade Estadual de Campinas (FCM-Unicamp). Mestre e Doutora em Saúde Coletiva, área de Epidemiologia pela FCM-Unicamp. Pós-doutorado em Ciências da Cirurgia pela FCM-Unicamp).
Pesquisadora do Departamento de Cirurgia – FCM – Unicamp

### Denis Pajecki

Professor livre docente da unidade de cirurgia bariátrica e metabólica do HC/FMUSP

### Diogo Turiani Hourneaux de Moura

Professor Livre-Docente da Disciplina de Cirurgia do Aparelho Digestivo e Coloproctologia do Departamento de Gastroenterologia da Faculdade de Medicina da Universidade de São Paulo.
Pós-doutorado pela Divisão de Gastroenterologia, Hepatologia e Endoscopia do Brigham and Women's Hospital da Harvard Medical School, Boston Massachussetts, Estados Unidos da América.
Mestrado e Doutorado em Ciências em Gastroenterologia pela Faculdade de Medicina da Universidade de São Paulo.
Médico do Serviço de Endoscopia Gastrointestinal do Hospital das Clínicas da Faculdade de Medicina da Universidade de São Paulo.

### Eduardo Guimarães Hourneaux de Moura

Diretor do Serviço de Endoscopia Gastrointestinal do Hospital das Clínicas da Faculdade de Medicina da Universidade de São Paulo (HC-FMUSP).

Mestre em Gastroenterologia pelo Instituto Brasileiro de Pesquisa e Estudos em Gastroenterologia de São Paulo (IBEPEGE).

Doutor em Cirurgia do Aparelho Digestivo pelo Departamento de Gastroenterologia da FMUSP.

Professor Livre-docente do Departamento de Gastroenterologia da FMUSP.

Presidente da Sociedade Brasileira de Endoscopia Digestiva (SOBED) – Secção São Paulo.

### Elias Jirjoss Ilias

Mestre e Doutor em cirurgia pela FCMSCSP, Professor Adjunto de Dep de Cirurgia da FCMSCSP, Professor Titular da Faculdade de Medicina Santo Amaro – UNISA, Membro Titular da SBCBM, Membro Titular do CBC.

### Epifanio Silvino do Monte Junior

Cirurgião Geral pelo Hospital Universitário Onofre Lopes (HUOL-UFRN).

Residência em Endoscopia Digestiva pelo HC-FMUSP.

Médico preceptor do Serviço de Endoscopia Gastrointestinal do HC-FMUSP.

Fellow em Ecoendoscopia e Colangiopancreatografia Retrógrada Endoscópica (CPRE) no Serviço de Endoscopia Gastrointestinal do HC-FMUSP

### Everton Cazzo

Professor Doutor - Depto. De Cirurgia - Faculdade de Ciências Médicas da Universidade Estadual de Campinas (FCM/UNICAMP)

Mestre e Doutor em Cirurgia pela FCM/UNICAMP

Membro titular do Colégio Brasileiro de Cirurgiões (CBC)

Membro Associado da Sociedade Brasileira de Cirurgia Bariátrica e Metabólica (SBCBM)

Membro da International Federation of Surgery for Obesity and Related Diseases (IFSO)

### Giorgio A. P. Baretta

Graduado em Medicina pela UFPR

Residência Médica em Cirurgia Geral e do Aparelho Digestivo no Hospital de Clínicas da UFPR

Especialização em Endoscopia Digestiva pelo Centro de Videoendoscopia Hospital Sugisawa

Mestre e Doutor em Clínica Cirúrgica pela UFPR

Ex-Fellow da Universidade de Bordeaux - M.S.P.B. Bagatelle

Membro Titular SBCBM, CBCD, CBC, SOBED, SOBRACIL, IFSO

Cirurgião Robótico Credenciado pelo Nicholson Center (Florida - USA) e pelo CBC

Coordenador da Residência Médica em Cirurgia Bariátrica e Metabólica do Hospital Vita Batel em Curitiba

Cirurgião Bariátrico e Robótico dos Hospitais Pilar, Nossa senhora das Graças, Vita Batel e Santa Cruz - Curitiba

- Endoscopista Bariátrico do Hospital Vita Batel - Curitiba.

### Gisele de Castro

Pós-doutoranda no Departamento de Imunologia do Instituto de Ciências Biomédicas da Universidade de São Paulo (ICB/USP). Doutora em Ciências na área de Clínica Médica, pela Faculdade de Ciências Médicas da Universidade Estadual de Campinas (FCM/UNICAMP). Mestra em Ciências da Nutrição e do Esporte e Metabolismo na área de Metabolismo e Biologia Molecular, pela Faculdade de Ciências Aplicadas da Universidade Estadual de Campinas (FCA/UNICAMP).

### Guilherme Zweig Rocha

Bacharelado e Licenciatura em Ciências Biológicas pela UNICAMP

Mestrado em Fisiopatologia Médica pela UNICAMP

Doutorado em Ciências pela UNICAMP

Pós-Doutorado no Institut de Investigació Biomèdica de Bellvitge, Barcelona, Espanha

Pós-Doutorado na Faculdade de Ciências Médicas da UNICAMP

Pós-Doutorado na Faculdade de Odontologia de Piracicaba da UNICAMP

### Jill C. Stolzfus

Ph.D., Psicologia Clínica Escolar/Comunitária/Infantil; Universidade da Pensilvânia, Filadélfia, PA.
MS.Ed., Serviços Psicológicos; Universidade da Pensilvânia, Filadélfia, PA.
BA, Psicologia, Jornalismo (summa cum laude); Universidade Menonita Oriental, Harrisonburg, VA.

Diretor sênior de rede, gerenciamento de dados e resultados de educação médica de pós-graduação (GME)

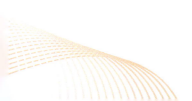

### Jimi I. B. Scarparo

Membro titular da sociedade brasileira de endoscopia digestiva – sobed

Membro titular da sociedade brasileira de cirurgia bariátrica e metabólica – sbcbm

Membro titular da federação brasileira de gastroenterologia – fbg

Diretor da clínica e hospital Dia Scarparo Scopia – Tratamentos da Obesidade

### José Carlos Pareja

Professor Colaborador - Depto. De Cirurgia - Faculdade de Ciências Médicas da UNICAMP-FCM/UNICAMP

Professor Doutor Aposentado - Depto. De Cirurgia - FCM/UNICAMP

Doutor em Medicina pela Universidade Estadual de Londrina (UEL)

Membro Titular da Sociedade Brasileira de Cirurgia Bariátrica e Metabólica

Membro Titular do Colégio Brasileiro de Cirurgiões

Membro Titular do Colégio Brasileiro de Cirurgia Digestiva

Membro da Federação Internacional de Cirurgia de Obesidade e Doenças Relacionadas (IFSO)

### Luciana Janene El-Kadre

Coordenadora do Centro de Obesidade e Diabete da Gávea - Hospital São Lucas Copacabana - Rede Impar - DASA - GSC

Diretora Científica do Colégio Brasileiro de Cirurgia Digestiva – capítulo RJ

Mestre e Doutora em Cirurgia UFMG

Membro Titular do Colégio Brasileiro de Cirurgiões TCBC

Membro Titular do Colégio Brasileiro de Cirurgia Digestiva TCBCD

Membro Titular da Sociedade Brasileira de Cirurgia Bariátrica e Metabólica TSBCBM

Fellow do Colégio Americano de Cirurgiões FACS

### Luiz Alfredo Vieira D`Almeida

Diretor do Centro de Excelência em Cirurgia Barátrica e Metabólica (Surgical Review Corporation - SRC) no Américas -Medical City, Rio de Janeiro.

Diretor do Centro de Excelência em Cirurgia Robótica (SRC) no Américas Medical City, Rio de Janeiro.

Mestre em Cirurgia pela Faculdade de Medicina da UFRJ.

Fellow da American College of Surgeons (FACS).

Membro da American Society of Metabolic and Bariatric Surgery (ASMBS). - Membro Titular do Colégio Brasileiro de Cirurgiões.

Membro Titular da Sociedade Brasileira de Cirurgia Bariátrica e Metabólica. - Membro Titular da Sociedade Brasileira de Cirurgia Minimamente Invasiva e Robótica.

### Maher El Chaar

Fellowship Director Bariatric and Foregut Surgery Network

Diretor de Cirurgia Robótica e Inovação

Professor Adjunto Clínico Associado de Cirurgia Lewis Katz School of Medicine-Temple University

Co-Diretor Médico do Centro de Controle de Peso St Luke's University Hospital and Health Network

### Marcio C. Mancini

Chefe do Grupo de Obesidade e Síndrome Metabólica do Hospital das Clínicas da Faculdade de Medicina da Universidade de São Paulo (HCFMUSP)

Doutor em Ciências na área de Endocrinologia pela Faculdade de Medicina da Universidade de São Paulo

Presidente da Associação Brasileira de Estudos da Obesidade (ABESO) em duas gestões

Membro Titulado da Sociedade Brasileira de E&M (SBEM) desde 1991

Autor-coordenador do Tratado de Obesidade, 3.a ed. Guanabara Koogan, 2021.

### Marco Aurélio Santo

Professor livre docente associado da Faculdade de Medicina da USP

Diretor da unidade de cirurgia bariátrica e metabólica do HCFMUSP.

### Maria Paula Carlin Cambi

Graduação em Nutrição pela Universidade Federal do Paraná (1997)

Especialização em Nutrição Clínica pela Universidade Federal do Paraná (1998)

Especialização em Nutrição Enteral e Parenteral pela Sociedade Brasileira de Nutrição Enteral e Parenteral (2000)

Mestrado em Engenharia e Gestão do Conhecimento com ênfase em Psicologia pela Universidade Federal de Santa Catarina (2001)

Doutorado em Medicina Interna na Universidade Federal do Paraná (2007)

Pós Doutorado em andamento em Ciências da Saúde na Pontifícia Universidade Católica do Paraná (2020)

Membro Efetivo da Comissão de Especialidades Associadas - COESAS da Sociedade Brasileira de Cirurgia Bariátrica e Metábolica (SBCBM)

Membro Efetivo da IFSO (International Federation for the Surgery of Obesity and Metabolic Disorders)

Atua em Equipe Multiprofissional de Cirurgia Bariátrica em Curitiba - Paraná na área de Nutrição em clínica privada e pesquisas nos seguintes temas: obesidade, balão intragástrico, cirurgia bariátrica, recorrência de peso, síndrome metabólica e doença inflamatória intestinal.

### Mario José Abdala Saad

Graduação em medicina pela Faculdade de Medicina do Triangulo Mineiro (1979)

Doutorado (1985-1988) em Clínica Médica pela Universidade de São Paulo.

Ppós-doutorado na Harvard University (1990-1992).

Professor do Departamento de Clínica Médica da FCM desde 1986, onde realizou os concursos de livre-docência (1996) e Professor Titular (2003).

Coordena o laboratório de pesquisa em obesidade e diabetes do mesmo departamento, tendo como linha de pesquisa, nos últimos 28 anos, mecanismos moleculares de resistência à insulina.

Diretor da Faculdade de Ciências Médicas (FCM) de 1998 a 2002, e no segundo mandato de 2010 a 2014.

Coordenador adjunto da FAPESP de 2005 a 2016

Coordenador do comitê de saúde do CNPq de 2003 a 2005.

Membro do conselho editorial de duas revistas internacionais (Metabolism e American Journal of Physiology).

Laureado "Comendador" com a ordem do mérito científico pela Presidência da República em 2008

Pesquisador 1A do CNPq desde 1996

Membro da Academia de Brasileira de Ciências desde 2007.

### Michele Pereira da Silva

Psicologia Clínica e Hospitalar.

Especialização em Psicologia da Saúde e Hospitalar; Pós Graduação em Teoria Psicanalítica.

Membro DA COESAS - Comissão das Especialidades Associadas da SBCBM e da IFSO - International Federation for the Surgery of Obesity

### Paula Volpe

Mestre em cirurgia FMUSP

### Paula Waki Lopes da Rosa

Endocrinologista pela Sociedade Brasileira de Endocrinologia e Metabologia (SBEM) e pelo Hospital das Clínicas da Faculdade de Medicina da USP (HCFMUSP)

### Pichamol Jirapinyo

Diretor da Bolsa de Endoscopia Bariátrica no Brigham and Women's Hospital

Diretor Associado de Endoscopia Bariátrica no Brigham and Women's Hospital

Instrutor de Medicina na Harvard Medical School

American Board Certified in Internal Medicine, Gastroenterology and Obesity Medicine

Graduação em Medicina (M.D.) pela Harvard Medical School

Mestrado em Saúde Pública (M.P.H.) pela Harvard T.H. Escola Chan de Saúde Pública

Membro do Conselho Consultivo da Associação de Endoscopia Bariátrica (ABE)/ASGE

Membro do Comitê de Assuntos Educacionais do American College of Gastroenterology (ACG)

### Rui Ribeiro

Cirurgião Metabólico

Coordenador do Centro Multidisciplinar da Doença Metabólica da Clínica e do Departamento de Cirurgia Geral da Clínica Santo Antonio Lusíadas - Portugal.

Presidente da Sociedade Portuguesa de Cirurgia Bariátrica e Metabólica (2011 a 2016).

Membro do Comitê de Comunicação e Desenvolvimento da Federação Internacional de Cirurgia da Obesidade e Doenças Metabólicas - Capítulo Europeu (IFSO-EC); das "Faculty" do Centro de Cirurgia de Mínimamente Invasiva Jesus Uson (CCMIJU) - Cáceres, Espanha, do IRCAD - Estrasburgo, França e do Instituto de Cirurgia de Hamburgo, Alemanha (J&J).

European Chairman High Tech Surgery Association (HTC).

### Thiago Luiz de Macedo Vidal

Cirurgião titular da Sociedade Brasileira de Cirurgia Bariátrica e Metabólica (SBCBM)

### Thomas R. McCarty

Médico no Brigham and Women's Hospital, Harvard School of Medicine, Boston, MA

### Vitor Ottoboni Brunaldi

Graduação em Medicina pela Faculdade de Medicina da Universidade de São Paulo (FMUSP) no ano de 2012.

Residências médicas em Cirurgia Geral e Endoscopia Gastrointestinal

Complementação Especializada em Ecoendoscopia e CPRE no Hospital das Clínicas da Faculdade de Medicina da USP.

Mestre em Ciências em Gastroenterologia pela FMUSP com tese direcionada à Endoscopia Bariátrica.

Médico Assistente do Departamento de Anatomia e Cirurgia da Faculdade de Medicina de Ribeirão Preto (FMRP-USP).

Doutor em Gastroenterologia pela Faculdade de Medicina da USP.

### Walter Takeiti Sasaki

Cirurgião do Instituto Garrido;

Membro da Sociedade Brasileira de Cirurgia Bariátrica e Metabólica (SBCBM);

Membro titular da Sociedade Brasileira de Cirurgia Videolaparoscopia (SOBRACIL);

Pós graduado em cirurgia de Obesidade pelo Hospital Real Benemérita Sociedade Portuguesa de Beneficência de São Paulo.

### Wayne B. Bauerle

Doutor em Medicina, Medical University of South Carolina (MUSC), Charleston, SC;

Bacharel em Ciências, Bioquímica, Genética, Clemson University, Clemson, SC;

Pesquisador de pós-doutorado, Departamento de Cirurgia, St. Luke's University Health Network (SLUHN).

### Wilson de Freitas Junior

Mestre e doutor em cirurgia pela FCMSCSP;

Professor Adjunto do Dep de Cirurgia da FCMSCSP;

Membro titular da SBCBM, CBC, CBCD, ABCG e SOBRACIL;

Supervisor da residência em Cirurgia do Aparelho Digestivo da FCMSCSP.

# Prefácio

É com grande prazer que escrevo este prefácio, na qualidade de autor, um dos idealizadores da obra, juntamente com os demais colegas, bem como eterno aprendiz e apaixonado pela cirurgia bariátrica e pela endoscopia bariátrica.

Esta é uma obra coletiva e inédita reunindo grandes autores nacionais e internacionais, a qual surgiu em uma conversa com o professor Eduardo Guimarães Hourneaux de Moura e posteriormente com o professor José Carlos Pareja, além das amigas nutricionistas Maria Paula Carlin Cambi e Daniéla Oliveira Magro. Ela destina-se a todos os profissionais que, direta ou indiretamente, atuam no campo da obesidade como cirurgiões, endoscopistas, endocrinologistas, nutricionistas, psicólogos e psiquiatras, preparadores físicos entre outros.

Com o exponencial aumento no número de obesos e de cirurgias bariátricas nas últimas décadas, estamos vivendo, em nossas clínicas privadas e serviços públicos de saúde, uma procura cada vez maior de pacientes com "recorrência" da obesidade, em sua maioria "desgarrados" de acompanhamento multidisciplinar e sedentários que necessitam da nossa ajuda.

A reintrodução desses "novos obesos" na equipe multidisciplinar é mandatória, com abordagem rápida e agressiva, bem como acurada avaliação anatômica, funcional e hormonal. Incentivo árduo à atividade física regular e, se necessário, prescrição de medicamentos anti-obesidade bem como tratamentos endoscópicos e até mesmo cirúrgicos revisionais caso sejam indicados.

Abordamos aqui também aspectos atuais e em amplo estudo como as funções do sistema nervoso central, fatores hormonais, microbiota intestinal, ácidos biliares, diversos tratamentos endoscópicos e modalidades cirúrgicas revisionais, além das perspectivas futuras de tratamentos para esta parcela de 10% a 35% dos operados bariátricos que reganham peso.

A praticidade desta obra, agregada à experiência pessoal e ao renome dos diversos colaboradores dos 20 capítulos, permite maior compreensão deste tópico atual e desafiador que é a "recorrência", comumente chamada de "reganho" de peso pós-bariátrica.

O termo "reganho ou recidiva" vem sendo substituído, na literatura médica, pela "recorrência de peso" desde o segundo semestre de 2022 como uma maneira de padronizar e facilitar o entendimento e o uso entre todas as especialidades que tratam essa patologia. Em virtude disso, mantivemos no interior da obra ambos os termos.

Tenho a certeza que o leitor encontrará um conteúdo elaborado de forma criteriosa e abrangente, o qual trará melhorias em seu cotidiano para o tratamento destes pacientes.

**Giorgio A. P. Baretta**

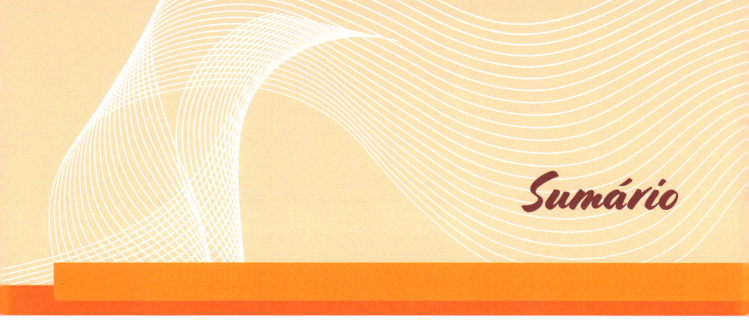

# Sumário

## Parte 1 — Introdução e Fisiopatologia

**CAPÍTULO 1** • **RECORRÊNCIA DE PESO: PRINCIPAIS DEFINIÇÕES E CLASSIFICAÇÕES** ......... 3
   Everton Cazzo
   José Carlos Pareja

**CAPÍTULO 2** • **RECORRÊNCIA DE PESO: A IMPORTÂNCIA DA EQUIPE MULTIPROFISSIONAL — A VISÃO DO CIRURGIÃO, DO NUTRICIONISTA E DO PSICÓLOGO** ............. 9
   Carina Rossoni
   Carolina Mocellin Ghizoni
   Rui Ribeiro

**CAPÍTULO 3** • **PRINCIPAIS SINTOMAS PSICOLÓGICOS ASSOCIADOS À RECORRÊNCIA DE PESO** ............................................. 19
   Aida Franques
   Cristina Freire
   Michele Pereira

**CAPÍTULO 4** • **FALHAS NUTRICIONAIS E A RECORRÊNCIA DE PESO** ........................ 27
   Daniéla Oliveira Magro
   Maria Paula Carlin Cambi
   Carina Rossoni

**CAPÍTULO 5** • **RECORRÊNCIA DE PESO NO PÓS-OPERATÓRIO: IMPORTÂNCIA DO SISTEMA NERVOSO CENTRAL** ........................................... 33
   Gisele de Castro

**CAPÍTULO 6** • **FATORES HORMONAIS ASSOCIADOS À RECORRÊNCIA PONDERAL** .......... 41
   Denis Pajecki
   Marco Aurélio Santo

**CAPÍTULO 7** ■ **ACHADOS ENDOSCÓPICOS ASSOCIADOS À RECORRÊNCIA DE PESO — VISÃO DO ENDOSCOPISTA BARIÁTRICO**......... 47

Eduardo Guimarães Hourneaux de Moura
Antonio Afonso de Miranda Neto
Diogo Turiani Hourneaux de Moura

**CAPÍTULO 8** ■ **ASPECTOS RELACIONADOS À FALHA DA CIRURGIA BARIÁTRICA E RECORRÊNCIA PONDERAL— VISÃO DO CIRURGIÃO BARIÁTRICO**......... 53

Alexandre Amado Elias
Walter Takeiti Sasaki
Thiago Luiz de Macedo Vidal

**CAPÍTULO 9** ■ **A MICROBIOTA INTESTINAL, ÁCIDOS BILIARES E A GENÉTICA NA RECORRÊNCIA DE PESO**......... 61

Andrey Santos
Mário José Abdala Saad
Daniéla Oliveira Magro

## Parte 2 — Como abordar?

**CAPÍTULO 10** ■ **TRATAMENTO FARMACOLÓGICO NA RECORRÊNCIA PONDERAL**......... 75

Marcio C. Mancini
Paula Waki Lopes da Rosa

**CAPÍTULO 11** ■ **ABORDAGEM DIETOTERÁPICA APÓS A RECORRÊNCIA PONDERAL**......... 81

Maria Paula Carlini Cambi
Carina Rossoni
Daniéla Oliveira Magro

**CAPÍTULO 12** ■ **ACOMPANHAMENTO PSIQUIÁTRICO NA RECORRÊNCIA DE PESO**......... 91

Adriano Segal

**CAPÍTULO 13** ■ **SEDENTARISMO E EXERCÍCIO FÍSICO NO TRATAMENTO DA RECORRÊNCIA DE PESO**......... 99

Guilherme Zweig Rocha
Andrey dos Santos
Alexandre Gabarra De Oliveira

**CAPÍTULO 14** ■ **TRATAMENTO ENDOSCÓPICO NA RECORRÊNCIA PONDERAL**......... 107

14.1 Plasma de Argônio Endoscópico Isolado e Plasma de Argônio + Sutura Endoscópica Pós Bypass Gástrico    107

Giorgio A. P. Baretta
Vitor Ottoboni Brunaldi
Jimi I. B. Scarparo

**14.2** ▪ **Sutura Endoscópica Pós Bypass Gástrico e Pós Sleeve**    118

   Antonio Afonso de Miranda Neto
   Epifanio Silvino do Monte Junior
   Eduardo Guimarães Hourneaux de Moura

**14.3** ▪ **Técnica de dissecção endoscópica submucosa (ESD) modificada + eletrofulguração com plasma de argônio + sutura endoscópica**    124

   Bruno Salomão Hirsch
   Pichamol Jirapinyo
   Diogo Turiani Hourneaux de Moura

**14.4** ▪ **Escleroterapia endoscópica, colocação de clipes e ablação por radiofrequência para o tratamento de recorrência de peso**    129

   Thomas R. McCarty
   Christopher C. Thompson

**14.5** ▪ **Cirurgia Restauradora Endoluminal de Obesidade (ROSE) para Tratamento da recorrência de Peso**    136

   Thomas R. McCarty
   Christopher C. Thompson

### CAPÍTULO 15 ▪ CIRURGIA REVISIONAL PÓS BYPASS GÁSTRICO ........................... 143

   José Carlos Pareja
   Everton Cazzo
   Celso Empinotti

### CAPÍTULO 16 ▪ CIRURGIA REVISIONAL PÓS GASTRECTOMIA VERTICAL .................... 149

   Luciana Janene El-Kadre
   Luiz Alfredo Vieira D`Almeida
   Carlos Manuel Vaz

### CAPÍTULO 17 ▪ CIRURGIA REVISIONAL PÓS DERIVAÇÕES BILIOPANCREÁTICAS ............. 157

   Carlos Eduardo Domene
   Paula Volpe

### CAPÍTULO 18 ▪ NOVAS MODALIDADES CIRÚRGICAS ..................................... 175

   Carlos Alberto Malheiros
   Elias Jirjoss Ilias
   Wilson de Freitas Junior

### CAPÍTULO 19 ▪ CIRURGIA REVISIONAL PÓS GASTROPLASTIA ENDOSCÓPICA.............. 185

   Aayed R. Algahtani
   Giorgio A. P. Baretta

### CAPÍTULO 20 ▪ PERSPECTIVAS FUTURAS — A RECORRÊNCIA PODE SER EVITÁVEL OU NÃO?.   211

   Wayne B. Bauerle
   Abdulaziz A. Arishi
   Jill Stolzfus
   Maher El Chaar

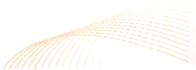

# Parte 1

## Introdução e Fisiopatologia

# 1 Recorrência de Peso: Principais Definições e Classificações

Everton Cazzo • José Carlos Pareja

## RESUMO

Apesar de a maioria dos indivíduos submetidos à cirurgia bariátrica obterem resultados satisfatórios, a recorrência de obesidade é uma ocorrência que não pode ser desprezada. Habitualmente, a perda de peso após os procedimentos bariátricos é expressa através de três variáveis principais: a perda global em quilogramas, o percentual de perda total de peso e o percentual de perda do excesso de peso. Os principais critérios utilizados para a avaliação do sucesso terapêutico em relação à perda de peso originalmente descritos por Reinhold, Christou, Biron, Lechner e Elliott, além da classificação estabelecida pela SBCBM, bem como os conceitos de falha primária e secundária são analisados criticamente neste capítulo. A avaliação dos resultados das diferentes técnicas cirúrgicas bariátricas através de métricas ligadas à perda de peso é importante e deve ser levada em consideração, uma vez que se trata do resultado mais visível e esperado destes procedimentos, tanto pelos próprios pacientes quanto pela equipe multidisciplinar. Porém, outros resultados também devem ser considerados, em especial, a resolução de comorbidades, uma vez que podem ocorrer mesmo em situações onde haja perda de peso modesta. A padronização de escalas de avaliação de sucesso, falha e recuperação de peso são necessárias para a adequada documentação, permitindo relatos científicos e assistência apropriada a estes pacientes.

**Palavras-Chave:** Cirurgia Bariátrica; Obesidade; Perda de peso; Falha de tratamento; Recorrência.

## INTRODUÇÃO

Define-se obesidade como o acúmulo excessivo de reserva energética sob a forma de gordura, levando a alto risco de agravos à saúde. Nas últimas décadas, observou-se um aumento expressivo e contínuo da prevalência de sobrepeso e obesidade em todo o mundo, havendo, de acordo com dados da Organização Mundial de Saúde, próximo de dois bilhões de adultos acima do peso, dos quais cerca de 600 milhões são classificados como obesos.[1] Uma vez que a obesidade associa-se a diversas comorbidades e à redução da qualidade e expectativa de vida, diversas modalidades de tratamento foram desenvolvidas ao longo do tempo, obtendo resultados variáveis tanto em termos de perda de peso, resolução de comorbidades associadas e durabilidade da perda de peso obtida.

A cirurgia bariátrica é atualmente uma modalidade terapêutica segura e efetiva, com altos índices de sucesso em relação à perda de peso, controle de comorbidades e manutenção do peso perdido. Desta forma, é considerada a forma de tratamento padrão-ouro para obesidade grave e refratária. Existem diversas técnicas cirúrgicas empregadas para este fim, com vários mecanismos de ação cujo intuito é promover a perda de peso. Os principais mecanismos previamente descritos são a restrição gástrica (redução volumétrica ou funcional da capacidade de ingestão alimentar), má absorção (redução da superfície de absorção intestinal comumente obtida através de derivações intestinais com exclusão ou mesmo ressecção de segmentos variáveis de intestino delgado) e os mecanismos sacietógeno-incretínicos (modulação da secreção de hormônios gastrointestinais cujo efeito influencia na regulação da saciedade em níveis central ou periférico e também na regulação do balanço energético através de melhora do metabolismo glicêmico-insulínico; esta modulação é ativada através das mudanças estruturais e anatômicas realizadas nas diferentes técnicas). As modalidades empregadas na moderna cirurgia bariátrica podem também atuar através de mecanismo misto, ou seja, a combinação de diferentes mecanismos.[2]

A mensuração do resultado de uma cirurgia bariátrica é habitualmente subjetiva, uma vez que envolve diversas dimensões de sucesso terapêutico (perda de excesso de peso, resolução de comorbidades, aumento da expectativa de vida, prevenção de malignidades etc.) e satisfação individual (melhora de diversos aspectos da qualidade de vida). Ainda assim, a quantificação da perda de peso obtida, bem como a manutenção desta perda, são resultados importantes e que não podem ser desprezados. Apesar de a maioria dos indivíduos submetidos à cirurgia bariátrica obterem resultados satisfatórios, a recorrência de obesidade é uma ocorrência que não pode ser desprezada. Inclusive, em termos históricos, a recorrência de obesidade é um espectro que ronda a cirurgia bariátrica desde seus primórdios.

Um dos primeiros procedimentos bariátricos relatados ainda na década de 1950 por Viktor Henrikson na Suécia, a ressecção intestinal, constituiu também o primeiro relato de recorrência de obesidade pouco tempo após a cirurgia.[3] Existem diversas definições e classificações acerca do que deve ser considerado sucesso terapêutico em termos ponderais, bem como sobre o que efetivamente deve ser classificado como recorrência ou recorrência de peso após a cirurgia. Este capítulo tem por objetivo listar e analisar criticamente as principais definições e classificações empregadas para este fim.

### MENSURAÇÃO DA PERDA DE PESO APÓS A CIRURGIA BARIÁTRICA

Habitualmente, a perda de peso após os procedimentos bariátricos é expressa através de três variáveis principais: a perda global em quilogramas, o percentual de perda total de peso e o percentual de perda do excesso de peso.[4,5]

A perda total em quilogramas é a variável com menor relevância tanto clínica quanto experimental, uma vez que não é capaz de expressar em termos relativos o significado do peso perdido, haja vista que indivíduos com diferentes massas corporais podem apresentar perdas totais semelhantes com significados completamente distintos. Desta forma, deve ser evitado o uso desta variável.

O percentual de perda total de peso é calculado pela divisão simples entre o peso perdido e o peso inicial do indivíduo no momento do procedimento, multiplicado por 100 para obtenção do valor percentual. É uma variável que expressa de maneira simples e objetiva o peso perdido, com significado clínico e experimental relevante. Porém, uma vez que não considera um valor de referência fixo como ideal de peso a ser atingido, pode não apresentar relevância para fins de comparação entre indivíduos de diferentes índices de massa corporal.

Por outro lado, o percentual de perda do excesso de peso é calculado pela divisão entre o peso perdido e o excesso de peso do indivíduo no momento da cirurgia. Considera o excesso de peso a diferença entre o peso observado e o peso ideal, sendo o peso ideal aquele para o qual o índice de massa corporal do indivíduo seria 25 kg/m². É uma variável de grande valor para fins clínicos e experimentais e também permite uma comparação mais acurada entre indivíduos ou grupos. Porém, como é dependente do índice de massa corporal, peca por não ter a capacidade de discernir entre perdas de massa magra ou gordurosa. Ainda assim, é um índice usado com freqüência na literatura científica e na prática clínica.

## DEFINIÇÕES DE RECORRÊNCIA DE PESO APÓS A CIRURGIA BARIÁTRICA

### Critérios de Reinhold

Publicados originalmente em 1982, constituíram uma iniciativa louvável, uma vez que permitiram sistematizar a análise de perda ponderal durante o princípio da popularização da cirurgia bariátrica. Baseava-se exclusivamente na proporção de excesso de peso mantida pelo indivíduo após a cirurgia. A principal crítica a estes critérios se referia a seu extremo rigor, uma vez que casos com perda inferior a 50% do excesso de peso eram considerados insucessos cirúrgicos, sem que fosse levado em consideração seu índice de massa corporal (IMC) no momento da cirurgia.[6] A Tabela 1 apresenta os critérios definidos por Reinhold.

**Tabela 1.** Critérios de Reinhold para análise de perda de peso

| Percentual final de excesso de peso (%) | Resultado |
|---|---|
| <25 | Excelente |
| 26-50 | Bom |
| 51-75 | Regular |
| 75-100 | Fraco |
| >100 | Falência |

### Critérios de Lechner e Elliott

Foram propostos como alternativa à proposta de Reinhold, baseando a classificação do resultado cirúrgico de acordo com a perda do excesso de peso.[7] Porém, não apresentou ampla utilização em estudos e na prática clínica. (Tabela 2)

**Tabela 2.** Critérios de Lechner e Elliott

| Resultado | Percentual de perda do excesso de peso (%) |
|---|---|
| Excelente | >80% |
| Bom | 50-80% |
| Fraco | <50% |
| Falência | <25% |

### Critérios de Reinhold modificados por Christou

A modificação foi proposta por Christou com a intenção de analisar objetivamente a perda de peso em prazo muito longo de forma mais simplificada e considerando tanto o IMC quanto o excesso de peso mantido pelo indivíduo.[8] (Tabela 3)

**Tabela 3.** Classificação de Reinhold modificada por Christou

| Resultado | Índice de Massa Corporal (kg/m ) | Excesso de Massa Corporal (%) |
|---|---|---|
| Excelente | <30 | 0-25 |
| Bom | 30-35 | 26-50 |
| Falha | >35 | >50 |

### Critérios de Biron

Foram propostos como uma simplificação na análise de resultados e também como forma de estratificar de forma distinta os indivíduos como portadores de obesidade mórbida

(IMC ≥ 40 kg/m²) e superobesidade (IMC ≥ 50 kg/m²). Considera-se falha cirúrgica um IMC > 35 kg/m² no grupo de indivíduos com obesidade mórbida e IMC IMC > 40 kg/m² no grupo de indivíduos com superobesidade.[9]

**Respondedores vs. Não-Respondedores**

Em anos recentes, tem encontrado espaço na literatura bariátrica o uso de nomenclaturas alternativas para a recorrência e recuperação ("reganho") de peso após as cirurgias. Os termos respondedores primários (sucesso cirúrgico) e não-respondedores primários (falha cirúrgica) e secundários (recuperação de peso) têm sido utilizados neste intuito. Porém, não existe consenso acerca de sua padronização até o presente momento.[10]

## POSIÇÃO DA SOCIEDADE BRASILEIRA DE CIRURGIA BARIÁTRICA E METABÓLICA (SBCBM)

Em 2015, a SBCBM publicou um documento sistematizando a forma como devem ser relatados os resultados ponderais após a cirurgia bariátrica por seus membros.[11]

Em relação aos critérios de sucesso ou insucesso, determinou-se a utilização dos seguintes termos:

- **Obesidade controlada:** Perda do Peso Total > 20% em 6 meses;
- **Obesidade parcialmente controlada:** Perda do Peso Total entre 10 e 20% em 6 meses;
- **Obesidade não controlada:** Perda do Peso Total < 10% em 6 meses.

Para indivíduos que após um longo período de controle recuperaram peso ou nos quais houve um reaparecimento de doença associada, é correta a utilização do termo recorrência da obesidade, assim classificada:

- **Recorrência:** Recuperação de 50% do peso perdido atingido em longo prazo ou recuperação de 20% do peso associado ao reaparecimento de comorbidades.

- **Recorrência Controlada:** Recuperação entre 20 e 50% do peso perdido em longo prazo.

Determinou-se também que o ganho de peso esperado deveria ser definido como a recuperação abaixo de 20% do peso perdido em longo prazo.

## CONSIDERAÇÕES FINAIS

A avaliação dos resultados das diferentes técnicas cirúrgicas bariátricas através de métricas ligadas à perda de peso é importante e deve ser levada em consideração, uma vez que se trata do resultado mais visível e esperado destes procedimentos, tanto pelos próprios pacientes quanto pela equipe multidisciplinar. Porém, outros resultados também devem ser considerados, em especial, a resolução de comorbidades, uma vez que podem ocorrer mesmo em situações onde haja perda de peso modesta. Ainda assim, a busca por uma perda de peso adequada, que atenda aos anseios da população submetida à cirurgia e potencialize os efeitos metabólicos da cirurgia, deve ser considerado um objetivo legítimo, uma vez que existem evidências claras na literatura de menores benefícios ou até prejuízos à saúde em situações de falha ou recuperação de peso.[12-15] A padronização de escalas de avaliação de sucesso, falha e recuperação de peso são necessárias para a adequada documentação, permitindo relatos científicos e assistência apropriada a estes pacientes.

## ▶ REFERÊNCIAS BIBLIOGRÁFICAS

1. Smith KB, Smith MS. Obesity Statistics. Prim Care. 2016;43(1):121-35, ix.
2. Cazzo E, da Silva FP, Pareja JC, Chaim EA. Predictors for weight loss failure following Roux-en-Y gastric bypass. Arq Gastroenterol. 2014;51(4):328-30.
3. Baker MT. The history and evolution of bariatric surgical procedures. Surg Clin North Am. 2011;91:1181–2001, viii.
4. Deitel M, Gawdat K, Melissas J. Reporting weight loss 2007. Obes Surg. 2007;17(5):565-8.
5. Baltasar A, Deitel M, Greenstein RJ. Weight loss reporting. Obes Surg. 2008;18(6):761-2.

6. Reinhold RB. Critical analysis of long term weight loss following gastric bypass. Surg Gynecol Obstet. 1982;155(3):385-94.
7. Lechner GW, Elliott DW. Comparison of weight loss after gastric exclusion and partitioning. Arch Surg. 1983;118(6):685–92.
8. Christou NV, Look D, Maclean LD. Weight gain after short- and long-limb gastric bypass in patients followed for longer than 10 years. Ann Surg. 2006;244(5):734–40.
9. Biron S, Hould FS, Lebel S, et al. Twenty years of biliopancreatic diversion: what is the goal of the surgery? Obes Surg. 2004;14:160–4.
10. Bonouvrie DS, Uittenbogaart M, Luijten AAPM, van Dielen FMH, Leclercq WKG. Lack of Standard Definitions of Primary and Secondary (Non)responders After Primary Gastric Bypass and Gastric Sleeve: a Systematic Review. Obes Surg. 2019;29(2):691-697.
11. Berti LV, Campos J, Ramos A, Rossi M, Szego T, Cohen R. Position of SBCBM - nomenclature and definition of outcomes of bariatric and metabolic surgery. Arq Bras Cir Dig. 2015;28 Suppl 1(Suppl 1):2.
12. Concon MM, Jimenez LS, Callejas GH, Chaim EA, Cazzo E. Influence of post-Roux-en-Y gastric bypass weight recidivism on insulin resistance: a 3-year follow-up. Surg Obes Relat Dis. 2019;15(11):1912-1916.
13. DiGiorgi M, Rosen DJ, Choi JJ, Milone L, Schrope B, Olivero-Rivera L, Restuccia N, Yuen S, Fisk M, Inabnet WB, Bessler M. Re-emergence of diabetes after gastric bypass in patients with mid- to long-term follow-up. Surg Obes Relat Dis. 2010;6(3):249-53.
14. Jimenez LS, Mendonça Chaim FH, Mendonça Chaim FD, Utrini MP, Gestic MA, Chaim EA, Cazzo E. Impact of Weight Regain on the Evolution of Non-alcoholic Fatty Liver Disease After Roux-en-Y Gastric Bypass: a 3-Year Follow-up. Obes Surg. 2018;28(10):3131-3135.
15. Magro DO, Ueno M, Coelho-Neto JS, Callejas-Neto F, Pareja JC, Cazzo E. Long-term weight loss outcomes after banded Roux-en-Y gastric bypass: a prospective 10-year follow-up study. Surg Obes Relat Dis. 2018;14(7):910-917.

# 2 Recorrência de Peso: A Importância da Equipe Multiprofissional

## A visão do cirurgião, do nutricionista e do psicólogo

Carina Rossoni ▪ Carolina Mocellin Ghizoni ▪ Rui Ribeiro

### ▪ INTRODUÇÃO

A obesidade é uma doença crônica, não transmissível e de difícil controle quando apresenta-se no grau mais elevado de morbimortalidade: a obesidade mórbida. Esta cronicidade associa-se à fatores que contribuem na recorrência de peso, necessitando de um tratamento a longo prazo[1].

Dessa forma, a decisão do tratamento da recorrência de peso (Figura 1), mais adequado para o doente dependerá de uma ampla e criteriosa avaliação da equipe multidisciplinar especializada e experiente na gestão da obesidade, e da cirurgia bariátrica e metabólica[2].

Os profissionais que integram as equipes multidisciplinares no tratamento cirúrgico da obesidade devem dedicar-se, sempre, ao desenvolvimento de conhecimentos especializados na sua área, baseados em evidências e ainda considerando o contexto de uma doença crônica.

Considerando a atuação da equipe multidisciplinar, é decisiva na maximizando de resultados de curto prazo, e ainda no desenvolvimento de cuidados seguros, educação e suporte aos pacientes à longo prazo, e principalmente na recorrência de peso[3,4].

Diante da sua importância, este capítulo abordará a visão do cirurgião, do nutricionista e do psicólogo, no tratamento da recorrência de peso.

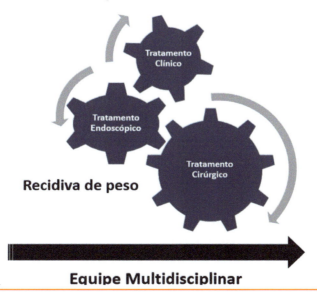

**Figura 1.** Decisão e acompanhamento da equipe multidisciplinar no tratamento da recorrência de peso

### A VISÃO DO CIRURGIÃO NA RECORRÊNCIA DO PESO

O cirurgião e a equipe multidisciplinar desejam sempre obter bons resultados para os seus doentes nas várias dimensões da doença. Infelizmente, a natureza crônica e recorrente da obesidade e das restantes doenças metabólicas é, em demasiados casos, um obstáculo à satisfação de profissionais e pacientes a longo prazo

A recuperação do peso ou a recorrência de doenças associadas, mais frequentemente a diabetes tipo 2, relaciona-se a uma deficiente falta de adesão ao protocolo nutricional e/ou por reduzido nível de atividade física (sedentarismo). A grande dificuldade reside no fato do não cumprimento das recomendações dadas por toda a equipe multidisciplinar, principalmente na componente nutricional ser condicionado, pelo menos parcialmente, por fenómenos de adaptação homeostática que resultam na recuperação de funções antes atingidas pela cirurgia metabólica e são:

- readaptação fisiológica: o organismo consegue resolver ou contornar os efeitos metabólicos produzidos pela cirurgia, por exemplo recuperando do déficit de produção de grelina após um bypass gástrico[5], facilitando a recorrência do peso[6].
- fatores anatômicos como a dilatação de anastomoses ou compartimentos[7] ou, paradoxalmente, pela presença de estenoses que o doente resolve ingerindo predominantemente alimentos líquidos hipercalóricos)
- consequências fisiopatológicas como a hipoglicemia hiperinsulinémica[8]. ou a recuperação da capacidade perdida de absorção).
- fatores relacionados com a saúde mental, desenvolvimento de "novos" distúrbios do comportamento alimentar.

Se a recuperação de peso é o aspecto mais evidente de uma falência de resultados, a recorrência das doenças associadas, como a diabetes, a hipertensão arterial ou a dislipidemia são os mais importantes e que merecem sempre reavaliação com critério.

Considerando a cirurgia revisional cada vez mais frequente, é também mais exigente e tem taxas de morbilidade e mortalidade mais elevadas em função da maior dificuldade técnica, tendo mesmo sido propostos modelos matemáticos para o cálculo desse risco[9]. Por isso deve ser sempre muito bem ponderada a sua necessidade e, sendo essa a opção, preparar o paciente a obter as melhores condições para uma cirurgia segura e um bom resultado funcional.

A adesão a um estilo de vida adequado, principalmente nutricional, é um fator crítico para manter uma boa perda de peso a longo prazo nos doentes submetidos a cirurgia metabólica. Na prática todos recuperam peso[10] sendo que ao fim de 5 anos e, independentemente do critério usado para definir recuperação de peso, mais de metade recuperam demasiado[11] ou mesmo a totalidade do peso perdido.

Por isso nesses casos, da mesma forma que em casos com perda insuficiente de peso, o primeiro passo no tratamento destes doentes é uma reavaliação psicológica e nutricional que permitam diagnosticar desvios do comportamento alimentar ou outros. Esta reavaliação deve ser considerada obrigatória antes de uma qualquer decisão operatória. Se detectados desvios comportamentais relevantes a equipe multidisciplinar pode instituir um programa de reeducação comportamental visando resolver, ou pelo menos atenuar, parte desses desvios evitando a necessidade de uma cirurgia revisional.

Poderão assim ser obtidas, naturalmente com intensidade variável, uma maior adesão aos bons princípios nutricionais e à reversão de alguns hábitos nocivos para a saúde.

O recurso a outras especialidades deverás ser promovido sempre que necessário. Por exemplo, o encaminhar ao psiquiatria por alterações do foro mental, ao pneumologista por apnéia do sono significativa, ao neurologista por distúrbios do sono, ao endocrinologista por hipoglicemia incapacitante ou mesmo para instituição de terapêutica com fármacos facilitadores da perda de peso. Naturalmente, algumas circunstâncias, como os comportamentos aditivos com tóxicos (o álcool será o mais frequente) ou os distúrbios graves do comportamento alimentar constituem contraindicações para cirurgia revisional e devem ser submetidos a tratamento especializado para controle prévio da condição, tal como na cirurgia primária.

Os resultados dos medicamentos atualmente disponíveis para este efeito melhoraram substancialmente e, hoje em dia, o cirurgião deve considerar esta importante arma que pode resgatar muitos doentes de uma cirurgia revisional sempre incómoda para o doente e de risco aumentado. Exemplos destes fármacos são a fentermina, o liraglutide e o semaglutide, a associação naltrexona com bupropiona, ou a associação fentermina com topiramato.

Também a endoscopia de intervenção oferece hoje algumas alternativas que podem ser interessantes na correção de desvios ponderais pós cirurgia metabólica. Técnicas como a aplicação do plasma de argónio, os mais recentes dispositivos de sutura endoscópica ou a sua associação permitem por exemplo a redução do calibre de uma anastomose gastroentérica de um bypass, ou a plicatura de um pouch dilatado, promovendo uma perda de peso que poderá ser suficiente para as necessidades de alguns doentes.

A obesidade mórbida é uma doença crónica e que exige cuidados prolongados no tempo e diferentes estádios da doença podem exigir métodos terapêuticos sequenciais, incluindo revisões e conversões[1] à semelhança de outros campos da medicina.

Porque na vida real, as medidas adjuvantes atrás referidas não são eficazes na maior parte dos casos, a opção por uma revisão cirúrgica torna-se inevitável. E este é um panorama muito frequente que leva a que a cirurgia revisional seja uma realidade incontornável e crescente na maior parte dos centros

**Tabela 1.** Estimativa do número de cirurgia bariátrica, EUA 2011-2019[12]

|        | 2011    | 2012    | 2013    | 2014    | 2015    | 2016    | 2017    | 2018    | 2019    |
|--------|---------|---------|---------|---------|---------|---------|---------|---------|---------|
| Total  | 158,000 | 173,000 | 179,000 | 193,000 | 196,000 | 216,000 | 228,000 | 262,000 | 256,000 |
| Sleeve | 17,8%   | 33,0%   | 42,1%   | 51,7%   | 54,6%   | 58,1%   | 59,4%   | 61,4%   | 59,4%   |
| RYGB   | 36,7%   | 37,5%   | 34,2%   | 26,8%   | 23,0%   | 18,7%   | 17,8%   | 17,0%   | 17,8%   |
| Band   | 35,4%   | 20,2%   | 14,0%   | 9,5%    | 5,7%    | 3,4%    | 2,7%    | 1,1%    | 0,9%    |
| BPS-DS | 0,9%    | 1,0%    | 1,0%    | 0,4%    | 0,6%    | 0,6%    | 0,7%    | 0,8%    | 0,9%    |
| Revision | 6,0%  | 6,0%    | 6,0%    | 11,5%   | 13,6%   | 14,0%   | 14,1%   | 15,4%   | 16,7%   |
| Other  | 3,2%    | 2,3%    | 2,7%    | 0,1%    | 3,2%    | 2,6%    | 2,5%    | 2,3%    | 2,4%    |
| Ballons | ----   | ----    | ----    | ----    | 0,3%    | 2,6%    | 2,8%    | 2,0%    | 1,8%    |

de tratamento de obesidade para tratamento da recorrência do peso, das comorbidades ou para correção de complicações da cirurgia primária. Por tudo isto, cada vez mais, a cirurgia de revisão de procedimentos bariátricos é uma realidade atingindo 16.9% do total de cirurgias metabólicas nos EUA em 2019 (Tabela 1)[12.]

Uma vez cumprida a etapa de exclusão ou redução de erros comportamentais e colocada a indicação operatória, a realização de alguns exames complementares revela-se obrigatória. Para avaliação anatômica são sempre recomendados uma endoscopia e o trânsito digestivo alto ou a TAC torácico-abdominal tridimensional. Para avaliação funcional a manometria de alta resolução, pHmetria ou impedanciometria e a cintilografia de esvaziamento gástrico podem ser necessárias.

O acesso ao protocolo operatório da cirurgia primária deve ser sempre tentado para permitir um bom planejamento da re intervenção. Naturalmente, a disponibilidade dos equipamentos apropriados, deve ser acautelada e cada cirurgião não deve hesitar em pedir colaboração de colegas mais experientes sempre que pressinta que o caso possa colocar dificuldades e riscos no limite superior das suas capacidades técnicas.

Uma detalhada avaliação e terapia nutricional peri-operatória deve ser igualmente realizada com a colaboração do nutricionista e com o objetivo de reduzir complicações.

Por fim, os objetivos da cirurgia revisional podem ser tipificados nos seguintes grupos:

- ▶ restabelecimento da restrição com ressecção ou plicatura para redução dos compartimentos (bolsas) ou anastomoses dilatadas, ou pela colocação de anéis ou banda tendentes a aumentar a restrição.
- ▶ correção de uma hérnia do hiato que condicione uma ingestão excessiva para controle dos sintomas de refluxo.
- ▶ colocação de um anel ou banda insuflável para controle de sintomas de hipoglicemia hiperinsulinémica.
- ▶ na ausência de alterações do foro anatômico ou perante um padrão alimentar de polifagia (binge eater, grazing) ou tipo "sweet eater" a opção mais acertada será a "distalização" do bypass aumentando o comprimento da ansa bilio-pancreática, regra geral deixando um mínimo de 3 metros de ansa alimentar (eferente) considerado globalmente o necessário para evitar uma malnutrição calórico-proteica.
- ▶ a interrupção de uma fístula gastro-gástrica quando esta condicione um aumento ponderal significativo

Naturalmente, o seguimento destes doentes deve ser cuidadosamente planejado e novamente o papel da equipa multidisciplinar se revela decisivo pelo todos e qualquer doente revisto deve ser motivado e acolhido num protocolo de intervenção que complemente as medidas tomadas no pré-operatório.

### ▪ VISÃO DO NUTRICIONISTA

O nutricionista é um dos profissionais que constitui a equipe base do tratamento cirúrgico da obesidade, responsável pelo tratamento nutricional pré e pós operatório, o qual objetiva minimizar as deficiências nutricionais, evitar riscos associados a perda de peso, tais como da massa muscular, mas desenvolver junto ao paciente bons hábitos alimentares e de qualidade de vida, os quais contribuem diretamente na manutenção do peso corporal em longo prazo. Tornou-se crucial para o sucesso terapêutico da cirurgia bariátrica, evoluindo para além do papel tradicional do aconselhamento dietético[13,14].

Ao receber o paciente com recorrência de peso, faz-se necessária uma abordagem global, integrada e holística, realizada por um Nutricionista especializado e experiente. Este profissional tem condições de analisar os aspectos nutricionais envolvidos no desenvolvimento da recorrência de peso (Figura 2) os quais serão decisivos na discussão de cada caso, assim como definir o melhor tratamento com os demais membros da equipe multidisciplinar.

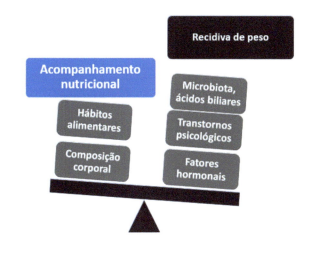

**Figura 2.** Visão do Nutricionista sobre os aspectos nutricionais envolvidos na recorrência de peso

É comum no ambiente da "nutrição clínica e bariátrica", referirmos que a prevenção da recorrência de peso, têm início no pré-operatório do tratamento cirúrgico para a obesidade. Já está estabelecida a cronicidade da doença obesidade, do seu difícil manejo no tratamento e na manutenção do peso corporal de forma continuada. Atualmente, conhecemos minimamente alguns fatores preditivos da recorrência de peso no pós operatório: IMC >50 kg/ m², idade, elevada incidência de comorbidades, transtornos psicológicos tais como ansiedade e depressão e níveis reduzidos de ácido fólico[15,16,17,18], os quais exigem uma maior atenção do Nutricionista a partir do início do acompanhamento.

Realizar o acompanhamento nutricional engloba algumas questões que devemos considerar em longo prazo, tais como:

- ► condições financeiras (perda de seguro saúde, desemprego)
- falta de vínculo com a equipe multidisciplinar
- mudança de cidade ou país.

Mesmo diante desses fatores, o paciente deve ter ciência que a chance de recorrência de peso, no pós-operatório tardio, será menor se houver acompanhamento nutricional anual com adesão as recomendações nutricionais.

Magro et al (2008)[19], realizaram um estudo de coorte, com pacientes submetidos a cirurgia bariátrica e metabólica durante 5 anos e constataram que 60% dos pacientes que apresentam recorrência de peso nunca mantiveram o acompanhamento nutricional. Freire et al (2012)[20], demonstraram que a não realização do acompanhamento nutricional pós cirurgia bariátrica e metabólica estava associado com a recorrência de peso. Estes estudos de seguimento destacam a importância do seguimento nutricional adequado após a cirurgia bariátrica, para prevenir a recorrência de peso e garantir a manutenção de peso a longo prazo[21].

A gestão do tratamento nutricional na recorrência de peso, visa desenvolver a adesão ao estilo de vida saudável, comportamentos e ao fortalecimento contra os velhos hábitos que causaram a obesidade antes da cirurgia, que são determinantes para a manutenção do peso. Dentre estes comportamentos essenciais as práticas alimentares saudáveis e de exercícios físicos devem ser enfatizados[22], considerando o nível de motivação do paciente para aderir ao tratamento[23,24] e a presença de transtornos de humor, de personalidade, ansiedade, vícios, deve ser abordado e gerenciado de forma eficaz com os demais membros da equipe multidisciplinar[23,25].

Poucos estudos abordaram as práticas alimentares na recorrência de peso. Nijamkin & Cols (2012)[26], em um ensaio clínico randomizado com 144 pacientes descobriram que uma intervenção nutricional que compreendeu sessões de educação alimentar e nutricional com o Nutricionista da Equipe Multidisciplinar, a cada 2 semanas, durante 6 semanas resultou em um percentual de redução do excesso de peso e de IMC significativamente maior, em um período de 12 meses quando comparados aos cuidados alimentares habituais pós operatório. Da mesma forma, Lopes & Cols (2017)[27], estudaram durante 16 semanas mulheres que haviam recuperado ≥ 5% do seu menor peso pós by-pass gástrico em Y de Roux e descobriram que a suplementação de proteína a base do soro do leite promoveu redução de peso, de massa gorda, com preservação da massa muscular em comparação as mulheres do grupo controle. Estes demonstram o quanto a intervenção nutricional, multifacetada ou não, contribui diretamente na redução de peso corporal.

O nutricionista deve apropriar-se do conhecimento referente aos mecanismos hormonais, psicológicos, comportamentais e cirúrgicos que contribuem para a recorrência de peso[28], os quais fornecem a base de evidências científicas que permitirá definir estratégias adequadas de prevenção e de gestão do tratamento nutricional a longo prazo. O conhecimento dessas ferramentas será decisivo na manutenção do peso corporal e na promoção da qualidade de vida dos pacientes pós cirurgia bariátrica e metabólica, com recorrência de peso.

- **VISÃO DO PSICÓLOGO**

Os principais fatores psicológicos e comportamentais nos resultados subótimos e/ou na recorrência de peso após a cirurgia bariátrica são: sedentarismo, baixa autoestima, depressão, baixa adesão à dieta, a falta de acompanhamento contínuo com a equipe bariátrica[29] e hábitos alimentares inadequados.

Meany G & Cols (2014)[30] consideram os padrões alimentares disfuncionais como a compulsão ou a perda de controle alimentar, o comer emocional, o hábito beliscador (frequentemente ingerir pequenas porções de alimento durante o dia) ou as escolhas alimentares não saudáveis, principalmente com alimentos pastosos e/ou líquidos calóricos, os quais serão abordados no capítulo 4.

Além disso, o perfil psicológico mais recorrente na recorrência de peso é de pessoas que tem estratégias de enfrentamento inadequadas, traços de personalidade ou transtornos psiquiátricos, principalmente os transtornos de humor[31], os quais serão abordados no capítulo 3. Por conseguinte, durante a avaliação psicológica pré-operatória, o profissional de saúde mental pode realizar um trabalho preventivo com estes pacientes.

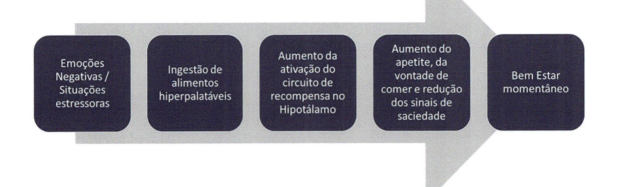

**Figura 3.** Regulação emocional através da alimentação

Existem alguns tratamentos para o paciente com recorrência de peso após a cirurgia bariátrica. Entretanto, é comum ouvir, no pré-operatório, que a cirurgia bariátrica é o último recurso do tratamento da obesidade. Por este motivo, na recorrência da obesidade o paciente geralmente se sente envergonhado em voltar para a equipe multiprofissional que lhe acompanhou no pré-operatório, pois acredita que a recorrência se deu exclusivamente por sua falha. Nesses casos, é importante que o profissional o acolha sem preconceito e o auxilie na mudança comportamental a fim de atingir o emagrecimento sustentável.

O alimento pode ter outras funções além da nutrição, como a função simbólica, social, afetiva e psíquica. Sarwer (2008)[32] afirma que na recorrência de peso é comum constatar comportamentos alimentares problemáticos, como compulsão alimentar e o comer emocional. O comer emocional ocorre quando a pessoa faz a regulação emocional através da alimentação. Diante situações negativas, o alimento pode desempenhar o papel de regulador emocional, a fim de reduzir as emoções negativas e aumentar as positivas[33]. Sendo assim, é de suma importância que o psicólogo ensine ao paciente estratégias de enfrentamento, principalmente no manejo da ansiedade.

Este mecanismo de regulação emocional através da alimentação (Figura 3) é um ciclo repetitivo. As emoções negativas são erroneamente identificadas como sensação de fome e vontade de consumir alimentos hiperpalatáveis. O consumo frequente destes alimentos ricos em açúcares, gorduras e sódio, pode alterar os mecanismos reguladores do apetite, reduzir os sinais de saciedade, acarretando excessos alimentares e promovendo a alimentação hedônica.

Após essa ingestão alimentar, há o aumento da ativação do sistema de recompensa, no hipotálamo, que influencia no apetite e na vontade de comer, alterando os sinais de saciedade.

Deste modo, há uma redução temporária das emoções desconfortáveis, estimulando que este comportamento de alimentação hedônica se torne um hábito, acarretando maior consumo de alimentos e ganho de peso corporal.

No acompanhamento psicológico do paciente com recorrência de peso, o psicólogo precisa ensinar a diferença entre fome emocional e fome fisiológica. Considera-se fome fisiológica quando ela aumenta gradativamente e é possível adiar a ingestão, fazer escolhas mais criteriosas e não há o sentimento de culpa. Em contrapartida, na fome emocional o objetivo é reduzir os sentimentos negativos e geralmente há uma perda de controle alimentar, acarretando uma sensação de culpa após a ingestão.

De acordo com Chacko & Cols(2016) [34], a intervenção baseada em mindfulness nos pacientes bariátricos após a cirurgia, reduziu significativamente os episódios de comer emocional em resposta a estímulos externos. Esta técnica aplicada na alimentação é o mindful eating, que traduzindo para o português seria o equivalente a "Comer Consciente". Consiste em ter atenção plena no momento da refeição e desenvolver a consciência dos sinais físicos de fome e saciedade para que as escolhas alimentares sejam feitas com consciência a fim de obter um desfecho mais favorável.

O psicólogo poderá estimular a reflexão sobre quais foram os motivos deste ganho ponderal após a cirurgia bariátrica. Além disso, é importante compreender a função que o alimento tem na vida do paciente, identificar como ele reage às frustrações, quais são os fatores desencadeantes do comer emocional e suas estratégias de enfrentamento. Assim, quando o paciente estiver exposto a uma situação estressora e perceber que está buscando o alimento para regular as emoções negativas, ele estará apto para modificar o comportamento alimentar.

Ressalto a dificuldade dos humanos em modificar alguns comportamentos, especialmente o comportamento alimentar. A realização de atividades rotineiras em "piloto automático" pode fazer com que o paciente coma por impulso. Por esse motivo, é importante auxiliá-lo na aquisição de novos hábitos alimentares.

O acompanhamento psicológico após a cirurgia bariátrica é crucial para identificar precocemente os comportamentos que colocam o paciente em risco de recorrência da obesidade. A psicoterapia aborda diretamente as causas da recorrência de peso, estimulando que o paciente faça concessões conscientes alinhando seu estado interno com sua meta de controle de peso.

Conceição & Cols (2016)[35] constataram que o acompanhamento psicológico pós-operatório está relacionado a maior motivação, mais adesão ao tratamento e melhor percepção dos padrões alimentares inadequados, auxiliando no emagrecimento. Além disso, os pacientes que receberam tratamento comportamental pós-operatório tiveram maior perda de peso do que os pacientes que receberam os cuidados habituais ou nenhum tratamento.

Essa recuperação do peso após a cirurgia reforça o conceito de que obesidade é uma doença crônica de causa multifatorial. Portanto, o acompanhamento com os profissionais de saúde deverá perdurar ao longo da vida. O paciente precisa se comprometer com o tratamento que escolheu para que o resultado seja sustentável.

Dessa forma, verifica-se que o acompanhamento psicológico é de suma importância, desde o pré-operatório até o pós-operatório, para auxiliar na aquisição de hábitos saudáveis, mudanças comportamentais, podendo evitar desfechos desfavoráveis, como a recorrência de peso.

## CONSIDERAÇÕES

Os profissionais que tratam a recorrência do peso e das comorbidades associadas, devem compreender que a obesidade, por ser uma doença crônica e complexa, requer acompanhamento a longo prazo. A dedicação constante na busca e atualização de conhecimentos baseados em evidências, deve ser uma premissa a fim de maximizar os resultados e condições para a correta tomada de decisão, quanto ao tratamento da recorrência de peso mais adequado para cada paciente. A importância da equipe multidisciplinar diz respeito a todo o processo do tratamento cirúrgico da obesidade começando, ainda no pré-operatório, na implementação de estratégias de prevenção e gestão da recorrência de peso. O tratamento da recorrência de peso abrange terapia cognitiva comportamental, aconselhamento sobre estilo de vida, e intervenção nos exercícios físicos, na intervenção dietética estruturada, no uso de fármacos antiobesidade, nas intervenções endoscópicas e também na cirurgia revisional. A cirurgia revisional deve ser considerada quando os demais tratamentos, isoladamente, não demonstram resultados satisfatórios.

## ▶ REFERÊNCIAS

1. Brethauer SA, Kothari S, Sudan R, Williams B, English WJ, Brengman M, Kurian M, Hutter M, Stegemann L, Kallies K, Nguyen NT, Ponce J, Morton JM. Systematic review on reoperative bariatric surgery: American Society for Metabolic and Bariatric Surgery Revision Task Force. Surg Obes Relat Dis. 2014 Sep-Oct;10(5):952-72. doi: 10.1016/j.soard.2014.02.014. Epub 2014 Feb 22. PMID: 24776071.

2. Fried M., Yumuk V., Oppert JM et al. Interdisciplinary European Guidelines on Metabolic and Bariatric Surgery. Obesity Surgery 2014. 24:42–55

3. Mechanick, Jeffrey I.; Caroline Apovian, Stacy Brethauer, et al. Clinical practice guidelines for the perioperative nutrition, metabolic, and nonsurgical support of patients undergoing bariatric procedures – 2019 update: cosponsored by American Association of Clinical Endocrinologists/American College of Endocrinology, The Obesity Society, American Society for Metabolic & Bariatric Surgery, Obesity Medicine Association, and American Society of Anesthesiologists. Surgery for Obesity and Related Diseases 16 (2020) 175–247

4. International Federation for the Surgery of Obesity and Metabolic Disorders. *Who are Integrated Health Professionals?* Disponível: Acesso: 10 de abril de 2021

5. Cummings DE, Weigle DS, Frayo RS, Breen PA, Ma MK, Dellinger EP, Purnell JQ. Plasma ghrelin levels after diet-induced weight loss or gastric bypass surgery. N Engl J Med. 2002 May 23;346(21):1623-30. doi: 10.1056/NEJMoa012908. PMID: 12023994.

6. Navarro García MI, González-Costea Martínez R, Torregrosa Pérez N, Romera Barba E, Periago MJ, Vázquez Rojas JL. Fasting ghrelin levels after gastric bypass and vertical sleeve gastrectomy: An analytic cohort study. Endocrinol Diabetes Nutr. 2020 Feb;67(2):89-101. English,

7. Abu Dayyeh BK, Jirapinyo P, Thompson CC. Plasma Ghrelin Levels and Weight Regain After Roux-en-Y Gastric Bypass Surgery. Obes Surg. 2017 Apr;27(4):1031-1036. doi: 10.1007/s11695-016-2418-3. PMID: 27966064.

8. Varma S, Clark JM, Schweitzer M, Magnuson T, Brown TT, Lee CJ. Weight regain in patients with symptoms of post-bariatric surgery hypoglycemia. Surg Obes Relat Dis. 2017 Oct;13(10):1728-1734. doi: 10.1016/j.soard.2017.06.004. Epub 2017 Jun 23. PMID: 28844575; PMCID: PMC5657438.

9. Haskins IN, DeAngelis EJ, Lambdin J, Amdur RL, Jackson HT, Vaziri K. Patient Risk Factors Associated with Increased Morbidity and Mortality Following Revisional Laparoscopic Bariatric Surgery for Inadequate Weight Loss or Weight Recidivism: an Analysis of the ACS-MBSAQIP Database. Obes Surg. 2020 Dec;30(12):4774-4784. doi: 10.1007/s11695-020-04861-1. Epub 2020 Jul 20. PMID: 32691398.

10. Sjöström L. Review of the key results from the Swedish Obese Subjects (SOS) trial - a prospective controlled intervention study of bariatric surgery. J Intern Med. 2013 Mar;273(3):219-34. doi: 10.1111/joim.12012. Epub 2013 Feb 8. PMID: 23163728.

11. King WC, Hinerman AS, Belle SH, Wahed AS, Courcoulas AP. Comparison of the Performance of Common Measures of Weight Regain After Bariatric Surgery for Association With Clinical Outcomes. JAMA. 2018 Oct 16;320(15):1560-1569. doi: 10.1001/jama.2018.14433. PMID: 30326125; PMCID: PMC6233795.

12. American Society for Metabolic Bartiatric Surgery. ASMSB - Estimate of Bariatric Surgery Numbers, 2011-2019. (2021). Disponível em: https://asmbs.org/resources/estimate-of-bariatric-surgery-numbers).

13. Aills L., Blankenship J., Buffington C., Furtado M., Parrott J. ASMBS Guidelines ASMBS Allied Health Nutritional Guidelines for the Surgical Weight Loss Patient.Surgery for Obesity and Related Diseases 4 (2008) S73-S108

14. Schiavo L., Pilone V., Rossetti G., Lannelli A. The Role of the Nutritionist in a Multidisciplinary Bariatric Surgery Team. Obesity Surgery 2019. 29:1028–1030 https://doi.org/10.1007/s11695-019-03706-w

15. Livhits M, Mercado C, Yermilov I, et al. Preoperative predictors of weight loss following bariatric surgery: systematic review. Obes Surg. 2012;22(1):70–89. https://doi.org/10.1007/s11695-011- 0472-4.

16. White MA, Kalarchian MA, Levine MD, et al. Prognostic significance of depressive symptoms on weight loss and psychosocial outcomes following gastric bypass surgery: a prospective 24- month follow-up study. Obes Surg. 2015;25(10):1909–16. https:// doi.org/10.1007/s11695-015-1631-9.

17. Barhouch AS., Padoin AV., Casagrande DS., Chatkin R., Süssenbach SP., Pufal MA, Rossoni C., Mottin CC.. Predictors of Excess Weight Loss in Obese Patients After Gastric Bypass: a 60-Month Follow-up. OBES SURG (2016) 26:1178–1185 DOI 10.1007/s11695-015-1911-4.

18. da Cruz MRR., Branco-Filho AJ., Zaparolli MR., Wagner NF., Pinto JSP., Campos ACL., Taconeli CA. Predictors of Success in Bariatric Surgery: the Role of BMI and Pre-operative Comorbidities. OBES SURG (2018) 28:1335–1341https://doi.org/10.1007/s11695-017-3011-0.

19. Magro DO, Geloneze B, Delfini R, Pareja BC, Callejas F, Pareja JC. Long-term weight regain after gastric bypass: a 5-year prospective study. Obes Surg. 2008;18(6):648-51.

20. Freire RH, Borges MC, Alvarez-Leite JI, Toulson Davisson Correia MI. Food quality, physical activity, and nutritional follow-up as determinant of weight regain after Roux-en-Y gastric bypass. Nutrition. 2012;28(1):53-8.

21. da Silva FB, Gomes DL, de Carvalho KM. Poor diet quality and postoperative time are independent risk factors for weight regain after Roux-en-Y gastric bypass. Nutrition. 2016;32(11-12):1250-3.

22. Bond DS, Evans RK, DeMaria EJ, et al. A conceptual application of health behavior theory in the design and implementation of a successful surgical weight loss program. Obes Surg. 2004;14:849–56

23. Karmali S, Brar B, Shi X, et al. Weight recidivism post-bariatric surgery: a systematic review. Obes Surg. 2013;23:1922–33

24. Shukla AP, He D, Saunders KH, et al. Current concepts in management of weight regain following bariatric surgery. Expert Rev Endocrinol Metab. 2018;13:67–76

25. Kushner RF, Sorensen KW. Prevention of weight regain following bariatric surgery. Curr Obes Rep. 2015;4:198–206

26. Nijamkin MP, Campa A, Sosa J, et al. Comprehensive nutrition and lifestyle education improves weight loss and physical activity in Hispanic Americans following gastric bypass surgery: a randomized controlled trial. J Acad Nutr Diet. 2012;112:382–90

27. Lopes Gomes D, Moehlecke M, Lopes da Silva FB, et al. Whey protein supplementation enhances body fat and weight loss in women long after bariatric surgery: a randomized controlled trial. Obes Surg. 2017;27:424–31.

28. El Ansari W & Elhag W. Weight Regain and Insufficient Weight Loss After Bariatric Surgery: Definitions, Prevalence, Mechanisms, Predictors, Prevention and Management Strategies, and Knowledge Gaps—a Scoping Review Obesity Surgery 2021. https://doi.org/10.1007/s11695-020-05160-5

29. Odom J, Zalesin KC, Washington TL, Miller WW, Hakmeh B, Zaremba DL, et al. Behavioral predictors of weight regain after bariatric surgery. Obes Surg, 20:349–56, 2010.

30. Meany G, Conceição E, Mitchell JE. Binge eating, binge eating disorder and loss of control eating. Effects on weight outcomes after bariatric surgery. Eur Eat Disord Ver, 22(2):87-91, (2014.

31. Heinberga L.J.,LaveryM.E. Psychosocial Issues After Bariatric Surgery. In: Still C., Sarwer D., Blankenship J. (eds) The ASMBS Textbook of Bariatric Surgery. Springer, New York, NY, 2014.

32. Sarwer DB, Wadden TA, Moore RH, Baker AW, Gibbons LM, Raper SE, Williams NN. Preoperative eating behavior, postoperative dietary adherence, and weight loss after gastric bypass surgery. Surg Obes Relat Dis,4:640–6,2008.

33. Brytek-Matera, A., Czepczor-Bernat, K. & Olejniczak, D. Food-related behaviours among individuals with overweight/obesity and normal body weight. Nutr J 17, 93, 2018.

34. Chacko, S. A., Yeh, G. Y., Davis, R. B., & Wee, C. C. A mindfulness-based intervention to control weight after bariatric surgery: Preliminary results from a randomized controlled pilot trial. Complementary therapies in medicine, 28, 13–21, 2016.

35. Conceição, E.M., Machado, P.P.P., Vaz, A.R. et al. APOLO-Bari, an internet-based program for longitudinal support of bariatric surgery patients: study protocol for a randomized controlled trial. Trials 17, 114, 2016.

# 3 Principais Sintomas Psicológicos Associados à Recorrência de Peso

Aida Franques • Cristina Freire • Michele Pereira

## INTRODUÇÃO

A obesidade representa um dos maiores desafios da saúde pública no mundo.[1] No Brasil, a prevalência de obesidade (índice de massa corporal – IMC ≥ 30kg/m²) é de 16,8% entre os homens, e de 24,4% entre as mulheres. Já a prevalência do sobrepeso (IMC entre 25 e 29,9kg/m²) é de 56,5% entre os homens, e de 58,9% entre as mulheres.[2]

Globalmente, em 2015, um total de 1,9 bilhões e 609 milhões de adultos foi estimado com sobrepeso e obesidade, respectivamente. Isso representa aproximadamente 39% da população mundial.[3]

A obesidade favorece o desenvolvimento de várias outras doenças, incluindo dislipidemias, diabetes mellitus tipo 2 (DM2), doenças cardiovasculares, articulares, problemas respiratórios e transtornos psiquiátricos.[4,5] A obesidade decorre de um desequilíbrio entre a ingestão de alimentos e o gasto energético para o qual contribuem fatores hormonais, genéticos, socioeconômicos, ambientais e emocionais, entre outros menos "famosos".[6]

A cirurgia bariátrica está consolidada como tratamento eficaz contra a obesidade grave e tem consequências benéficas no que se refere à melhora do controle ou mesmo remissão do diabetes, redução do risco cardiovascular, melhora da apneia do sono, alívio das dores articulares, melhora da qualidade de vida e redução da mortalidade geral.[7,8]

Contudo, a recuperação do peso ocorre com frequência após a cirurgia bariátrica,[9-11] sendo que ainda não existe um consenso no que se refere à magnitude de recuperação de peso a partir do qual o sucesso da cirurgia estaria comprometido.[12] A Sociedade Brasileira de Cirurgia Bariátrica e Metabólica (SBCBM) definiu a recorrência da obesidade como a recuperação de 50% do peso perdido em longo prazo ou a recuperação de 20% do peso perdido associado ao reaparecimento ou piora das comorbidades. Já os casos bem-sucedidos se caracterizam por uma recuperação de peso inferior a 20% do peso perdido a longo prazo.[13]

A recuperação de peso após a cirurgia bariátrica é multifatorial, sendo que a falta de atividade física e de adesão à dieta, as alterações hormonais ou metabólicas, os fatores anatômicos pós-cirúrgicos e a saúde mental comprometida estão entre os aspectos mais comumente associados a este desenlace pelos profissionais de saúde.[14]

Entretanto, os fatores psicológicos pré-operatórios capazes de prever quais pacientes estariam mais propensos à recuperação de peso após a cirurgia não são bem conhecidos.[15-17]

Quadros como transtorno da compulsão alimentar, transtornos de uso de álcool, transtornos do humor e transtornos de ansiedade[18,19] estão frequentemente presentes após a cirurgia bariátrica, mas nem sempre explicam completamente esta recuperação.

### TRANSTORNO DE COMPULSÃO ALIMENTAR

Os episódios de compulsão alimentar (ECA) são caracterizados pela ingestão rápida, em período curto (duas horas ou menos), de uma quantidade de alimento maior do que aquela que a maioria das pessoas consumiria em um período e situação semelhantes, mesmo não estando com fome, até sentir-se desconfortavelmente saciado. Esta ingestão está associada à sensação de culpa e perda de controle.[20]

Após a cirurgia bariátrica, a ingestão de grandes quantidades de alimentos pode não ser fisicamente possível, mas a ingestão acompanhada da sensação subjetiva de culpa e perda de controle, juntamente com os outros sintomas típicos do transtorno de compulsão alimentar (TCA) (exceto a quantidade de alimento) podem indicar a ocorrência de compulsão alimentar.[21]

A presença pré-operatória de ECA não é considerada contraindicação para a realização da cirurgia bariátrica, uma vez que nos primeiros anos após a cirurgia, período no qual ocorre a maior perda de peso, a frequência da compulsão alimentar se reduz marcadamente.[20-22] Embora a ocorrência de compulsão alimentar antes da cirurgia não tenha valor preditivo no que se refere à magnitude da perda peso ou à recorrência dos episódios compulsivos após a cirurgia em longo prazo, são poucos os estudos que avaliam a relação entre recuperação de peso e alterações do comportamento alimentar em longo prazo.

A prevalência do TCA nos pacientes candidatos à cirurgia chega em média a 50%.[23] No pós-operatório a ingestão de uma grande quantidade de comida é limitada pela restrição mecânica, embora a literatura sugira que, eventualmente, alguns pacientes possam ingerir uma quantidade grande de alimentos. Alguns autores sugeriram que o TCA deve ser caracterizado pela presença de perda de controle alimentar (LOC, do inglês *loss of control*) e não pela quantidade de alimento ingerido.[24]

A compulsão alimentar pode ressurgir depois da cirurgia ou emergir em pacientes que não a tinham antes.[25,26]

Foi feita uma revisão da literatura para avaliar o desenvolvimento dos sintomas da

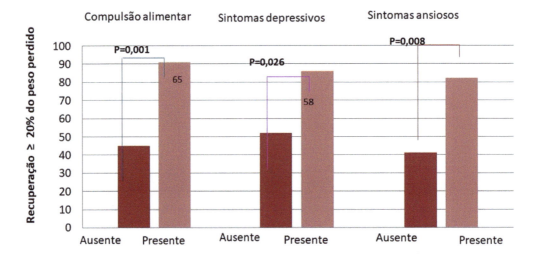

**Figura 1.** Frequência de pacientes com recuperação de peso ≥ 20% de acordo com os transtornos psiquiátricos depois da avaliação de longo prazo após cirurgia bariátrica.

compulsão alimentar, do TCA e da LOC, e o impacto destes quadros no resultado em termos de perda de peso. Dos 15 artigos analisados, somente 1 não encontrou associação positiva com a recuperação de peso.[27]

Este estudo avaliou os pacientes depois de 12 anos da cirurgia bariátrica considerando recuperação do peso corporal significativa quando igual ou maior a 20% do peso perdido, encontrando uma frequência maior de pacientes entre aqueles com compulsão alimentar do que entre aqueles sem compulsão alimentar (91,0% vs. 45,8%, p = 0,001) (Figura 1). A recuperação de peso no grupo com compulsão alimentar foi de 52,6 ± 29,6%, comparada a 18,2 ± 29,6% no grupo sem compulsão alimentar (p = 0,001) (Figura 1).[28]

Como os comportamentos alimentares pós-operatórios estão associados à menor perda de peso e/ou recuperação de peso, a atenção deve ser focada no período de acompanhamento; a prevenção ou detecção precoce é uma estratégia para ajudar a prevenir resultados negativos no pós-operatório.

- **SINTOMAS DA DEPRESSÃO**

A depressão é um transtorno que pode causar grande sofrimento à pessoa afetada, além de provocar disfunção na sua rotina diária, na sua capacidade de trabalhar, dormir, estudar, comer e aproveitar a vida. É o resultado de uma combinação de fatores genéticos, biológicos, ambientais e psicológicos, sendo bastante prevalente no mundo, estimando-se que mais de 300 milhões de pessoas sofram com esse transtorno mental. Embora existam tratamentos efetivos para a depressão, que incluem o uso de medicamentos e psicoterapia, menos da metade das pessoas no mundo (em alguns países, menos de 10%) se submetem a eles. As dificuldades advêm de muitos fatores, entre eles, a falta de recursos, a falta de profissionais treinados, a avaliação imprecisa e o estigma social associado aos transtornos mentais.[29]

Nos primórdios da cirurgia bariátrica a presença da depressão no candidato era vista com certo receio pelos profissionais de saúde, contudo logo se comprovou que não deveria ser condição de exclusão, desde que tratada e acompanhada por profissional psiquiatra ou psicólogo. Desde 2015, com a Resolução nº 2 131/15 do CFM, a depressão passou a ser incluída entre as comorbidades indicativas para a cirurgia bariátrica, pois comprovadamente há uma melhora significativa desse transtorno, com a perda de peso que ocorre como consequência da cirurgia.[30]

Muitas evidências mostram que os sintomas depressivos melhoram a curto e médio prazo, após a cirurgia. Contudo, quando se analisa a longo prazo, verifica-se que com o passar do tempo, um subgrupo de pacientes apresenta perda dessa melhora ou novo início da depressão. Alguns estudos apontam aumento nos riscos de suicídio após a cirurgia, o que nos leva a reforçar a necessidade de avaliação cuidadosa por parte dos profissionais da saúde mental, identificando os pacientes mais vulneráveis à depressão, suicídio e outros comportamentos de automutilação após a cirurgia.[31]

Com o objetivo de investigar o impacto da doença mental pré-operatória no emagrecimento e manutenção do peso a longo prazo, após o tratamento cirúrgico da obesidade, um estudo acompanhou 254 pacientes operados, por quatro anos. Essa população foi dividida em dois grupos: pacientes com doença mental (MI) e pacientes sem doença mental (No-MI). Entre os pacientes com doença mental, o mais prevalente foi o transtorno depressivo (63,9%). No grupo de MI, a porcentagem de perda de peso total (% TWL) foi significativamente menor durante o período de estudo. Após 36 meses, a diferença de grupo média prevista de % TWL foi de 4,6% (IC 95% 1,9, 7,2; p = 0,001), e a razão de chances prevista para recuperação de peso foi de 4,9 (IC 95% 1,6, 15,1) para pacientes no grupo MI, concluindo que o transtorno mental pré-operatório leva a uma menor perda de peso em longo prazo e a um maior risco de ganho de peso (recorrência) após a cirurgia bariátrica.[32]

Em outro estudo, foram avaliados 281 pacientes, até 5 anos de pós cirurgia bariátrica. Com relação aos indicadores de ansiedade, depressão e compulsão alimentar, observou-se diminuição de todos os sintomas, mostrando melhoras significativas nos primeiros 23 meses após a operação, como demonstrado em outros estudos de follow-up. Já no grupo dos operados entre 2 e 5 anos, houve aumento de todos os indicadores, apontando piora de sintomas de ansiedade, depressão e compulsão alimentar. Portanto, em relação aos sintomas depressivos que frequentemente acompanham a obesidade grau III, foi observado que melhoram após a cirurgia bariátrica, no entanto, não se pode afirmar que essas mudanças se mantêm estáveis, já que após 24 meses os níveis desses sintomas voltaram a aumentar nos pacientes.[33]

Em um estudo longitudinal os pacientes foram avaliados 12 anos após a cirurgia bariátrica considerando recuperação do peso corporal significativa quando igual ou maior a 20% do peso perdido, encontrando uma frequência de pacientes com sintomas de depressão em 86,7%, em comparação com 52,0% dos pacientes sem sintomas depressivos (p = 0,026) (Figura 1). A recuperação de peso foi maior no grupo com sintomas depressivos do que no grupo sem sintomas (52,6 ± 30,0% vs. 19,5 ± 30,0%; p = 0,001; (Figura 2)[28]

Os estudos sobre a evolução da perda de peso e das condições de saúde mental dos pacientes após a cirurgia bariátrica, mostram que há considerável perda de peso após a cirurgia, com melhoras substanciais das comorbidades e na qualidade de vida dos pacientes operados, contudo essas conquistas não se mantêm para todos os pacientes ao longo dos anos, podendo haver recuperação das condições anteriores.[34]

### SINTOMAS ANSIOSOS

No que se refere aos sintomas ansiosos, a literatura não é conclusiva para afirmar a relação desses sintomas com a recuperação de peso após a cirurgia bariátrica. No estudo SOS foi observada queda na frequência de pacientes com sintomas ansiosos de 30% para 24% após 10 anos da

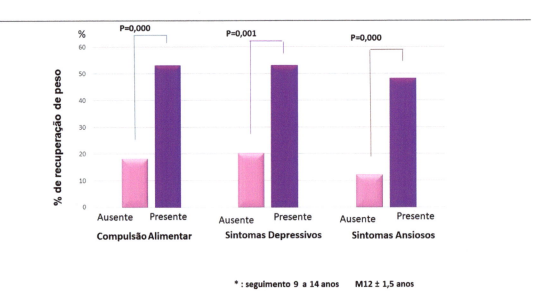

**Figura 2.** % de recuperação de peso ≥ 20% de acordo com a presença ou ausência dos transtornos psiquiátricos depois da avaliação de longo prazo após cirurgia bariátrica.

cirurgia, sem que houvesse relação entre as alterações nos escores obtidos na escala HAD e as alterações de peso.[35] Em outros estudos de menor duração, as frequências de pacientes com sintomas ansiosos se reduziram após a cirurgia, em paralelo à perda de peso que ocorre nos primeiros 2 anos, sem que pudesse ser estabelecida a associação entre a ocorrência de sintomas ansiosos e o grau de perda ou recuperação de peso.[36-39]

Este estudo avaliou os pacientes 12 anos após a cirurgia bariátrica considerando recuperação do peso corporal significativa quando igual ou maior a 20% do peso perdido, a frequência de pacientes com porcentagem de recuperação de peso ≥ 20% no grupo de pacientes com sintomas de ansiedade foi de 82,3%, comparada a 41,1% entre os pacientes sem sintomas de ansiedade (p = 0,008); (Figura 1). A porcentagem de recuperação de peso no grupo com sintomas ansiosos foi superior ao observado no grupo sem sintomas (48,1 ± 30,1 vs. 11,6 ± 27,9; p = 0,000) (Figura 2).[28]

É possível supor que pacientes com alteração do comportamento alimentar possam ser mais susceptíveis ao desenvolvimento de sintomas ansiosos diante de uma condição de recuperação de peso. Por outro lado, é possível admitir que a ocorrência de sintomas ansiosos também pode contribuir para a recuperação do peso.

### Estresse

Outro fator que aparece relacionado à recorrência da obesidade diz respeito à vivência de estressores da vida. Estudos apontam que a forma como os pacientes lidam com estresse pode atrapalhar a manutenção do peso a longo prazo.[40,41] Enquanto alguns indivíduos podem lidar, adaptativamente, com o estresse inesperado (perda do emprego), outros podem ter menos estratégias para lidar com fatores estressantes e podem lidar de forma inadequada (comer emocional, problemas com o álcool). Acredita-se que os indivíduos com maiores recursos de enfrentamento para lidar com o estresse da vida à medida em que ele surge teriam melhores resultados pós-cirúrgicos (ou seja, evitar o ganho de peso) e adesão ao tratamento.[40]

Este estudo com pacientes bariátricos que apresentaram recuperação de peso desenvolveu um projeto piloto de tratamento em grupo de 1 hora por semana, por 6 semanas, que utilizou técnicas da Terapia Cognitivo-Comportamental (TCC) e da Terapia Comportamental Dialética (TCD). Os pacientes que completaram a intervenção apresentaram diminuição do peso (média de 1,6 ± 2,38 kg; p ≤ 0,01), melhora nos sintomas depressivos (p ≤ 0,01), diminuição dos comportamentos de beliscar (grazing) (p ≤ 0,01) e dos episódios de compulsão alimentar (p ≤ 0,03). Resultados indicam que a intervenção foi útil para ajudar os pacientes a reverter seu padrão de recuperação de peso e que intervenções comportamentais individualizadas podem melhorar a manutenção da perda de peso em longo prazo.[42]

Um conceito importante e intimamente relacionado à literatura de estresse é o conceito de coping, que diz respeito a um conjunto de estratégias utilizada pela pessoa para favorecer o manejo de uma condição estressora.

Coping, ou estratégias de enfrentamento, se definem como "esforços cognitivos e/ou comportamentais adotados pelas pessoas para se adaptarem às demandas relacionadas às circunstâncias estressantes, adversas ou inéditas".[42-43]

Mensorio e Costa Jr.[56] realizaram uma revisão de literatura sobre estratégias de enfrentamento e obesidade e destacaram que "pessoas com um enfrentamento positivo, ativo e que priorize o foco no problema, têm mais probabilidade de serem bem sucedidas no combate à obesidade. Pacientes com estratégias não eficientes (descontrole emocional sobre a própria alimentação, sedentarismo, passividade), apresentam probabilidade de se manterem na condição de excesso de peso".[43]

As estratégias de enfrentamento podem ser definidas conforme sua função: focadas no problema (mudar hábitos em busca do emagrecimento) ou na emoção (buscar formas diversas para lidar com os sentimentos adversos diante da obesidade e do tratamento).[43]

Este estudo, que acompanhou 1085 pacientes submetidos à cirurgia bariátrica e que recuperaram peso, observou uma redução na utilização de estratégias de enfrentamento focadas no problema e aumento nas estratégias focadas na emoção, sugerindo, assim, que estratégias baseadas em conteúdos emocionais podem ser menos adaptativas que aquelas baseadas no problema. O que, por sua vez, levaria ao aumento de comportamentos indicadores de sofrimento, por afastar o paciente de comportamentos eficazes e eficientes para a mudança de hábito e redução da obesidade.[44]

Evidências apontam a necessidade de considerar, pesquisar e propor intervenções sobre a forma como os pacientes lidam com estresse visando a estratégias de enfrentamento (coping) mais eficientes para o objetivo do paciente e para o alcance de melhores resultados no tratamento.

## CONSIDERAÇÕES FINAIS

A obesidade é uma doença crônica e recorrênciante, qualquer que seja a modalidade terapêutica instituída.

A recorrência da obesidade deve ser diferenciada do simples ganho de peso no pós-operatório, porém a mensuração destes fenômenos e seus limites ainda não é totalmente consensual.

Há algumas evidências de que sintomas psicológicos estão associados à obesidade e à recuperação de peso após a cirurgia. Porém, a presença destes sintomas no período pré-operatório não é sempre preditora de mau prognóstico em relação à cirurgia. Muitos pacientes apresentam melhora dos quadros psiquiátricos, ao menos em curto e médio prazo. Há, contudo, poucos estudos longitudinais com prazos mais longos de acompanhamento para que se tirem conclusões mais claras sobre esta evolução.

Assim, a avaliação contínua pós-operatória torna-se muito importante, no sentido de diagnosticar o quanto antes qualquer um desses quadros para que ganhos de peso significativos sejam evitados ou atenuados.

## ► REFERÊNCIAS

1. Hruby A, Hu FB. The epidemiology of obesity: a big picture. Pharmacoeconomics, 2015; 33(7): p.673-689. doi:10.1007/s40273-014-0243-x
2. Ferreira APDS, Szwarcwald CL, Damacena GN. Prevalência e fatores associados da obesidade na população brasileira: estudo com dados aferidos da Pesquisa Nacional de Saúde. 2013. Revista Brasileira de Epidemiologia. 2019; 22: e190024. doi.org/10.1590/1980-549720190024.
3. Chooi YC, Ding C, Magkos F. The epidemiology of obesity. Metabolism. 2019; 92: p.6-10. doi.org/10.1016/j.metabol.2018.09.005.
4. Fruh SM. Obesity: Risk factors, complications, and strategies for sustainable long-term weight management. Journal of the American Association of Nurse Practitioners. 2017; 29(S1): S3-S14. doi.org/10.1002/2327-6924.12510
5. Dawes AJ, Maggard-Gibbons M, Maher AR, et al. Mental health conditions among patients seeking and undergoing bariatric surgery: a meta-analysis. JAMA. 2016; 315(2): 150-163. doi:10.1001/jama.2015.18118.
6. Bray GA, Kim KK, Wilding JPH, World Obesity Federation. Obesity: a chronic relapsing progressive disease process. A position statement of the World Obesity Federation. Obesity Reviews. 2017; 18(7): p.715-723. doi:10.1111/obr.12551.
7. Sjöstrm L, Narbro K, Sjöström CD, et al. Effects of bariatric surgery on mortality in Swedish obese subjects. New England Journal of Medicine. 2007; 357(8): p.741-752. doi:10.1056/NEJMoa066254.
8. Cardoso L, Rodrigues D, Gomes L, Carrilho F. Short-and long-term mortality after bariatric surgery: A systematic review and meta-analysis. Diabetes, Obesity and Metabolism. 2017; 19(9): p.1223-1232. doi.org/10.1111/dom.12922.
9. Magro DO, Geloneze B, Delfini R, et al. Long-term weight regain after gastric bypass: a 5-year prospective study. Obesity Surgery. 2008; 18(6): p.648-651. doi.org/10.1007/s11695-007-9265.
10. Cooper TC, Simmons EB, Webb K, et al. Trends in weight regain following Roux-en-Y gastric bypass (RYGB) bariatric surgery. Obesity Surgery. 2015; 25(8): p.1474-1481. doi.org/10.1007/s11695-014-1560-z.
11. Monaco-Ferreira DV, Leandro-Merhi VA. Weight regain 10 years after Roux-en-Y gastric bypass. Obesity Surgery. 2017; 27(5): p.1137-1144. doi:10.1007/s11695-016-2426-3.
12. Rogula TG. Weight regain after bariatric surgery – how should it be defined? Population. 2015; 25(10): p.1901-8. doi:10.1016/j.soard.2016.04.028.
13. Berti LV, Campos J, Ramos A, et al. Position of the SBCBM - Nomenclature and definition of outcomes of bariatric and metabolic surgery. ABCD (Arquivos Brasileiros de Cirurgia Digestiva – Brazilian Archives of Digestive Surgery). 2015; 28(Suppl 1): 2. doi:10.1590/S0102-6720201500S100002.
14. Karmali S, Brar B, Shi X, et al. Weight recidivism post-bariatric surgery: a systematic review. Obesity Surgery. 2013; 23(11): p.1922-1933. doi:10.1007/s11695-013-1070-4.

15. Van Hout GC, Verschure SK, Van Heck GL. Psychosocial predictors of success following bariatric surgery. Obesity Surgery. 2005; 15(4): p.552-560. doi: 10.1381/0960892053723484.
16. Livhits M, Mercado C, Yermilov I, et al. Preoperative predictors of weight loss following bariatric surgery: systematic review. Obesity Surgery. 2012; 22(1): p.70-89. doi:10.1007/s11695-011-0472-4.
17. Sala M, Haller DL, Laferrère B, et al. Predictors of attrition before and after bariatric surgery. Obesity Surgery. 2017; 27(2): p.548-551. doi.org/10.1007/s11695-016-2510-8.
18. de Zwaan M, Enderle J, Wagner S, et al. Anxiety and depression in bariatric surgery patients: a prospective, follow-up study using structured clinical interviews. Journal of Affective Disorders. 2011; 133(1-2): p.61-68. doi.org/10.1016/j.jad.2011.03.025.
19. Kovacs Z, Valentin JB, Nielsen RE. Risk of psychiatric disorders, self-harm behaviour and service use associated with bariatric surgery. Acta Psychiatrica Scandinavica. 2017; 135(2): p.149-158. doi.org/10.1111/acps.12669.
20. Meany G, Conceição E, Mitchell JE. Binge eating, binge eating disorder and loss of control eating: effects on weight outcomes after bariatric surgery. European Eating Disorders Review. 2014; 22(2): p.87-91. doi:10.1002/erv.2273.
21. American Psychiatric Association. Diagnostic and statistical manual of mental disorders. 4th ed. Washington, DC: Author, 1994.
22. White MA, Kalarchian MA, Masheb RM, et al. Loss of control over eating predicts outcomes in bariatric surgery: a prospective 24-month follow-up study. The Journal of Clinical Psychiatry. 2010; 71(2): p.175. dx.doi 10.4088/JCP.08m04328blu.
23. Quadros MRR, Bruscato GT, Branco Filho AJ. Compulsão alimentar em pacientes no pré-operatório de cirurgia bariátrica. Psicologia Argumento. 2017; 24(45): p.59-65.
24. White MA, Kalarchian MA, Masheb RM, et al. Loss of control over eating predicts outcomes in bariatric surgery: a prospective 24-month follow-up study. The Journal of Clinical Psychiatry. 2010; 71(2): p.175. dx.doi 10.4088/JCP.08m04328blu.
25. Kalarchian MA, Wilson GT, Brolin RE, Bradley L. Effects of bariatric surgery on binge eating and related psychopathology. Eating and weight disorders-studies on anorexia, bulimia and obesity. 1999; Mar 1;4(1): p.1-5. Disponível em: https://doi.org/10.1007/BF03376581.
26. Hsu LK, Sullivan SP, Benotti PN. Eating disorders and evolution of gastric bypass surgery: a pilot study. International Journal of Eating Disorders. 1997; May;21(4): p.385-90. Disponível em: https://doi.org/10.1002/(SICI)1098-108X(1997)21:4<385::AID-EAT12>3.0.CO;2-Y.
27. Meany G, Conceição E, Mitchell JE. Binge eating, binge eating disorder and loss of control eating: effects on weight outcomes after bariatric surgery. European Eating Disorders Review. 2014; 22.2: p. 87-91. Disponível em: https://doi.org/10.1002/erv.2273.
28. Freire, C.C., Zanella, M.T., Segal, A. et al. Associations between binge eating, depressive symptoms and anxiety and weight regain after Roux-en-Y gastric bypass surgery. Eat Weight Disord. 2021; 26, p.191–199 (2021). https://doi.org/10.1007/s40519-019-00839-w
29. WHO – World Health Organization. International Classification of Diseases, 10th Revision. 1992. Geneva: World Health Organization, 1987.
30. Faulconbridge LF, Wadden TA, Berkowitz RI, et al. Changes in symptoms of depression with weight loss: results of a randomized trial. Obesity. 2009; 17(5): p.1009-16. Disponível em: https://doi.org/10.1038/oby.2008.647.
31. Müller A, Hase C, Pommnitz M, Zwaan M. Depression and Suicide After Bariatric Surgery – PubMed https://pubmed.ncbi.nlm.nih.gov ›Department of Psychosomatic Medicine and Psychotherapy, Hannover Medical School, Carl-Neuberg-Str. 1, 30625, Hannover, Germany. 2019
32. Müller M, Nett PC, Borbély YM, Buri C, Stirnimann G, Laederach K, Kröll D. Berna, Suíça -2018 Journal of Gastrointestinal Surgery , 23 (2): p.232-238. Disponível em: https://doi.org/10.1007/s11605-018-3903-x
33. Ribeiro GANA, Giapietro HB, Belarmino LB, Salgado Junior W . ABCB Arq Bras Cir Dig 2018; 31(1): e1356 - doi:/10.1590/0102-672020180001e1356
34. Marese, ACM; Tanaka, C; Linartevich, VF. Interrelação entre Cirurgia Bariátrica e Transtorno Depressivo Maior - Revista Thêma et Scientia – Vol. 9, n° 2, jul/dez 2019
35. Mitchell JE, Lancaster KL, Burgard MA, et al. Long-term follow-up of patients' status after gastric bypass. Obesity Surgery. 2001; 11(4): p.464-68. Disponível em: https://doi.org/10.1016/j.soard.2014.10.026.
36. de Zwaan M, Hilbert A, Swan-Kremeier L, et al. Comprehensive interview assessment of eating behavior 18–35 months after gastric bypass surgery for morbid obesity. Surgery for Obesity and Related Diseases. 2010; 6(1): p.79-85. doi.org/10.1016/j.soard.2009.08.011.
37. Kalarchian MA, King WC, Devlin MJ, et al. Psychiatric disorders and weight change in a prospective study of bariatric surgery patients: a 3-year follow-up. Psychosomatic Medicine. 2016; 78(3): p.373. doi:10.1097/PSY.0000000000000277.
38. de Zwaan M, Enderle J, Wagner S, et al. Anxiety and depression in bariatric surgery patients: a prospective, follow-up study using structured clinical interviews. Journal of Affective Disorders. 2011;133(1-2): p.61-68. Disponível em: https://doi.org/10.1016/j.jad.2011.03.025.
39. Burgmer R, Legenbauer T, Müller A, et al. Psychological outcome 4 years after restrictive bariatric surgery. Obesity Surgery. 2014; 24(10): p.1670-1678. doi:10.1007/s11695-014-1226-x.
40. Koball, A.M., Himes, S.M., Sim, L. et al. Distress Tolerance and Psychological Comorbidity in Patients Seeking Bariatric Surgery. OBES SURG 26, 1559–1564 (2016). Disponível em: https://doi.org/10.1007/s11695-015-1926-x
41. Himes SM, Grothe KB, Clark MM, Swain JM, Collazo-Clavell ML, Sarr MG. Stop regain: a pilot psychological intervention for bariatric patients experiencing weight regain. Obes Surg. 2015; May;25(5): p.922-7. doi: 10.1007/s11695-015-1611-0. PMID: 25750006.
42. Folkman, S, Lazarus, RS. An analysis of coping in middle aged community sample. Journal of Health and Social Behaviour; 1980; 21, p.219-239. doi :10.2307/2136617
43. Mensorio, MS, Costa-Junior, AL. Obesity and coping strategies: What is highlighted by litarature? Psicologia, Saúde & Doenças; 2016; 17, p.468 - 482.
44. Rydén, A, Karlsson, J, Sullivan, M, Torgerson, JS, Taft, C. Coping and distress: What happens after intervention? A 2-year follow-up from the Swedish Obese Subjects (SOS) study. Psychosomatic Medicine; 2003; 65, p.435-442. doi: 10.1097/01.PSY.0000041621.25388.1

# 4

# Falhas Nutricionais
## e a Recorrência de Peso

Daniéla Oliveira Magro ▪ Maria Paula Carlin Cambi ▪ Carina Rossoni

## ▪ INTRODUÇÃO

Este capítulo tem como primícias descrever fatores relacionados as falhas nutricionais associada a recorrência de peso (RP) após o tratamento cirúrgico da obesidade.

A cirurgia bariátrica constitui um tratamento consagrado nas obesidades mórbida e severa, com resultados satisfatórios relacionados às comorbidades e diminuição da mortalidade[1-3]. Entretanto, nos anos 90, surgiram publicações que identificaram que a RP ocorria em 30% dos pacientes entre 18 e 24 meses de cirurgia[1,4] e, estudos com cinco a sete anos de seguimento, mostraram que 50% dos pacientes apresentavam recorrência de peso e, entre 5% a 10% falha cirúrgica[5-7]. Os super obesos apresentam maior proporção de falha cirúrgica (entre 20% e 33%) quando comparado aos obesos mórbidos[4,5,7,8].

Diante destes achados, no final da década de 90 e início dos anos 2000, os pesquisadores aventaram algumas possibilidades para a ocorrência da RP e, entre elas, a presença de transtornos alimentares[9,10], a baixa adesão do paciente aos grupos de suporte e acompanhamento multidisciplinar[7] e ao índice de massa corporal (IMC) antes da cirurgia[8,9].

A RP é um processo ativo, no qual o consumo excessivo de energia é depositado como

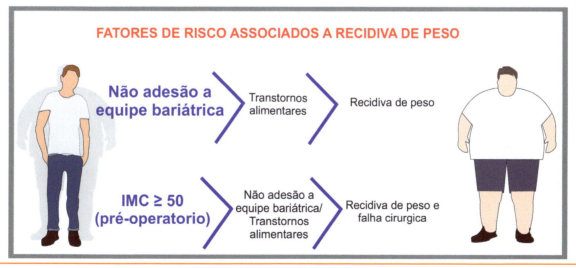

**Figura 1.** Fatores de risco associados a recorrência de peso

gordura corporal, denominado *"metabolic overfeeding"*. Os fatores associados ao balanço energético positivo podem ser categorizados em comportamental/ambiental; metabólico/médico e cirúrgico/anatômico[2] e são multifacetados em sua complexidade [11].

Nas sessões seguintes elegemos os aspectos nutricionais da recorrência de peso após a cirurgia bariátrica.

### ■ FATORES DIETÉTICOS:

A ingestão alimentar diminui significativamente após a cirurgia bariátrica levando a maior perda ponderal nos primeiros seis meses até atingir o menor peso (*nadir*) entre 12 e 24 meses de cirurgia. Neste período os indivíduos consomem alimentos suficientes para atender suas necessidades energéticas e manter um peso estável, sem sentir fome ou compulsão alimentar[2].

O efeito benéfico da perda de peso está associado as mudanças dos hormônios gastrointestinais reguladores como o GLP-1 (glucagon-like peptídeo 1) [12,13], GLP-2 (glucagon-like peptídeo 2) [12,14], colecistocinina (CCK) peptídeo YY, grelina e leptina[2]. Indivíduos que começam a apresentar recorrência de peso estão cientes das mudanças em sua percepção de saciedade e relatam recorrência de comportamento alimentar compulsivo. Supostamente, os efeitos benéficos das alterações dos hormônios gastrointestinais podem se tornar embotados ou contra-regulados por outras vias ao longo do tempo[15].

Os transtornos alimentares e RP na cirurgia bariátrica foram identificados na década de 90, e continuam em destaque[9,11]. Portanto, é fundamental que os pacientes passem por avaliações psicológicas frequentes para identificar e tratar os transtornos alimentares como também o rastreio de depressão. Os aspectos relacionados aos transtornos alimentares são discutidos no capítulo três.

*Hábitos alimentares desequilibrados* tais como beliscar com certa frequência (*grazing*), comer de forma compulsiva (*binge eating*) ou as síndromes de comedores noturno e de alimentos moles aumentam o risco de RP[2].

As *escolhas nutricionais de baixa qualidade* também podem acarretar na RP[2]. Massod et al, compararam os hábitos alimentares de indivíduos após a cirurgia bariátrica e identificaram que o hábito de ingerir refeições estruturadas ao longo do dia (café da manhã; almoço e jantar) foi menor no grupo que apresentou recorrência de peso (19% com RP *vs* 80% no grupo sem RP). Quanto as escolhas alimentares, menos de 15% consumiam de 3 a 5 porções de frutas e vegetais/dia e houve predominância no consumo de alimentos fonte de carboidrato simples e açucares (67%). Até mesmo o consumo de água (6-11 copos/dia) foi menor no grupo da RP (38% com RP *vs* 79% no grupo sem RP) [11].

A redução no número de refeições pode ser explicada pela falsa percepção de que reduzir o número de refeições ajuda a perder mais peso e manter a perda ponderal.

Um estudo sueco observou que a média calórica diária aumentou de 1.500 Kcal/dia, aos seis meses, para 2.000 Kcal/dia, entre quatro e dez anos de cirurgia, contribuindo para a recorrência de peso em longo prazo[16]. O maior tempo desde a cirurgia e a menor adesão às diretrizes nutricionais possuem relação direta com o RP.

Orientações nutricionais com alto teor de proteína (1 a 1,5 gramas/dia do peso ideal), carboidratos de baixo índice glicêmico e reduzida em gorduras, com pelo menos cinco porções de frutas e vegetais por dia, são recomendadas após a cirurgia bariátrica[2]. A abordagem dietética na recorrência de peso encontra-se no capítulo 11.

A *hipoglicemia pós-cirurgia bariatria*, que é um componente tardio da síndrome de dumping, também é fator de risco para a RP. Tipicamente, uma queda reativa nos níveis séricos de glicose ocorre após o consumo de açúcares, carboidratos refinados e gorduras, e é causada por hormônios gastrointestinais em resposta ao rápido trânsito de nutrientes para o jejuno[17,18].

Os fatores responsáveis pela hipoglicemia incluem um aumento na secreção de GLP-1, após o byass-gástrico, e aumento da sensibilidade à insulina resultante da perda de peso. A síndrome dumping é menos relatada no sleeve gástrico quando comparado ao by-pass-gástrico, variando de 15% a 70% respectivamente[19]. O efeito da presença de sintomas hipoglicêmicos, no ganho de peso é maior entre os pacientes menos aderentes as orientações nutricionais, com consumo elevado de carboidratos e açúcares, e confirmam o papel da hipoglicemia na recuperação do peso[18]. Muitas vezes o aumento de no consumo de alimentos com elevada densidade calórica está erroneamente associado a melhora dos quadros hiperglicêmicos.

Desde a década de 90, estabeleceu-se um componente importante na RP que é a falta de adesão ao acompanhamento na equipe multidisciplinar, observado em mais de 60% dos pacientes após cinco anos de cirurgia bariátrica (7). O acompanhamento nutricional, após a cirurgia bariátrica, está associado com maior sucesso na perda de peso[20] e deve ser encorajado continuamente [21, 22]. Os aspectos sobre a importância da equipe bariátrica multidisciplinar estão no capítulo dois.

- **EXERCÍCIO FÍSICO:**

Estima-se que a perda de massa muscular é de 29,7% em relação ao total do peso perdido após a cirurgia bariátrica, ou seja, quase um terço[23-25].

Os exercícios de resistência podem atenuar a perda de massa muscular[26] no entanto, as publicações demonstraram que apenas uma minoria de pacientes bariátricos (10% a 24%) (16), atinge os 150 minutos recomendados de exercício físico por semana. Ainda não foi exaustivamente investigado se a diminuição no gasto energético total, em função da perda de massa muscular, está associada a RP e se um programa de exercícios perioperatórios atenua a RP[2]. A ingestão de proteínas deve ser garantida para que o exercício físico seja maximamente benéfico[27].

- **RECOMENDAÇÕES DIETÉTICAS E COMPORTAMENTO ALIMENTAR PARA EVITAR A RECORRÊNCIA DE PESO**

O estilo de vida e o comportamento alimentar influenciam na RP após a cirurgia bariátrica. É fundamental que os pacientes se preparem para a cirurgia e compreendam que a dieta pós-operatória recomendada e a prática de exercício físico são essenciais para atingir o peso ideal e a perda ponderal sustentável, além do acompanhamento vitalício com a equipe bariátrica multidisciplinar.

Publicações sobre recorrência de peso confirmam que o comportamento nutricional negativo, com práticas de estilo de vida, incluía: lanches noturnos, compulsão alimentar e falta de conhecimento nutricional (2, 11). Diante destas constatações, supõe-se que a adesão ao acompanhamento com a equipe bariátrica é falha na maioria dos centros bariátricos do mundo.

A seguir algumas etapas que podem contribuir para estruturar os serviços bariátricos de nutrição[2, 11, 16, 28, 29] :

**Etapa 1:** A capacidade dos pacientes tolerarem alimentos sólidos imediatamente após a cirurgia são limitados, portanto nos dois primeiros meses o foco principal do aconselhamento dietético é otimizar a ingestão de fontes de proteína de alto valor biológico, começando com líquidos e avançando lentamente para alimentos sólidos. *A equipe bariátrica deve disponibilizar ao paciente, um encarte informativo com* *os alimentos que são fontes de proteína de alto valor biológico e a quantidade de proteínas preconizadas para esta fase do pós-operatório.*

**Etapa 2:** O papel da dieta e do aconselhamento nutricional é garantir que os pacientes façam adesão ao uso de suplementos de vitaminas e minerais prescritos, com a ciência que os suplementos serão utilizados de forma continuada e individualizada. Esta informação deve ser fortalecida no pré-operatório.

**Etapa 3:** As alterações anatômicas após as cirurgias bariátricas impõem limitações específicas nas escolhas e comportamentos alimentares. A prática de comer devagar, evitando grandes volumes e aderindo às restrições alimentares são componentes essenciais do aconselhamento nutricional no pós-operatório. Os pacientes devem receber informações sobre o tempo que deve dispor para realizar as refeições (30 minutos no mínimo), tamanho das porções, assim como saber identificar as restrições alimentares, principalmente as associadas a hipoglicemia e síndrome de Dumping.

**Etapa 4:** O paciente deve ser aconselhado a escolher alimentos saudáveis (escolhas inteligentes), assim como realizar o espaçamento das refeições (4-6 refeições/dia) para melhorar a tolerância aos alimentos e atingir a saciedade. Pular refeições e ficar sem se alimentar, por um longo período, pode levar à fome e excessos. Deve-se pesar e medir os alimentos, usar pratos e utensílios menores e limitar o volume por refeição, desde o início do pós-operatório. O consumo de proteínas e fibras promove a saciedade e melhoram a integridade muscular, o metabolismo energético e a microbiota intestinal.

**Etapa 5:** Nas consultas que antecedem a cirurgia o paciente deve receber informações que identifiquem precocemente os distúrbios, hábitos e escolhas alimentares inadequadas para reduzir o risco de recorrência de peso no pós-operatório. Pode ser sugerido um registro de alimentos inadequados desde o pré-operatório como identificação prévia. As refeições devem ser planejadas com antecedência, elaborando uma lista de compras para garantir a seleção adequada de alimentos.

**Etapa 6:** Presume-se que o exercício físico após a cirurgia bariátrica aumenta o gasto energético diário, melhora as funções cardiometabólica e preserva a massa muscular, tanto com exercícios de resistência como aeróbicos. Diante desses benefícios o paciente deve ser encorajado a praticar exercício físico de forma rotineira. Os aspectos relacionados ao sedentarismo e exercício físico estão no capítulo 13.

**Etapa 7:** Alimentos não saudáveis como as comidas processadas, lanches, *fast-food* alimentos fritos, doces, carboidratos refinados e bebidas calóricas como refrigerantes e sucos devem ser ingeridos esporadicamente, ou seja, menos de uma vez por semana. O paciente deve ser encorajado a cozinhar, a fazer leitura dos rótulos dos alimentos e priorizar os alimentos saudáveis.

**Etapa 8:** O hábito de ficar beliscando alimentos de forma repetitiva e não planejada ao longo do dia, frequentemente está associado à compulsão alimentar ou a volta de comportamentos anteriores à cirurgia bariátrica, levando ao acúmulo excessivo de energia e consequentemente a recorrência de peso. O alerta para este tipo de prática alimentar é evitar pular refeições, comer na frente da televisão, observar os tamanhos adequados das porções e identificar os gatilhos que possam intensificar essa atitude tais como o estresse, tédio e demais fatores emocionais. Fisiologicamente, o hábito de beliscar (*grazing*) é mais possível do que ingerir grandes quantidades de alimentos (*larges binges*).

As evidências sugerem que o comportamento de beliscar leva ao ganho de peso independentemente do tipo de cirurgia.

**Etapa 9:** Consumir mais calorias antes de dormir favorece positivamente o balanço de energia e ganho de peso. O paciente deve realizar a sua própria agenda de refeições durante o dia e auto monitorar a sua ingestão alimentar.

**Etapa 10:** O consumo de bebida alcoólica, ou seja, o excesso de calorias não nutritivas promove a desidratação assim como o aumento da fome e desejos por alimentos inadequados. O paciente deve evitar ou limitar o consumo de álcool ou deve considerar o encaminhamento para o tratamento deste descontrole comportamental.

A prática de ingerir líquidos com as refeições aumenta a capacidade da bolsa gástrica e leva ao rápido esvaziamento gástrico. O ideal é a ingestão de líquidos pelo menos 30 minutos antes ou após a ingestão de alimentos sólidos.

## ▪ CONSIDERAÇÕES FINAIS

Para manter a perda de peso tardia o paciente deve aderir a mudanças nos hábitos alimentares e estilo de vida e ser acompanhamento com um nutricionista bariátrico qualificado após a cirurgia

Os principais fatores que contribuem para a recorrência de peso são: a baixa adesão às diretrizes nutricionais; sedentarismo e à falta de acompanhamento dos déficits e transtornos nutricionais. As intervenções irão garantir ainda mais a adesão do paciente, impactando na perda de peso e facilitando a manutenção da perda ponderal.

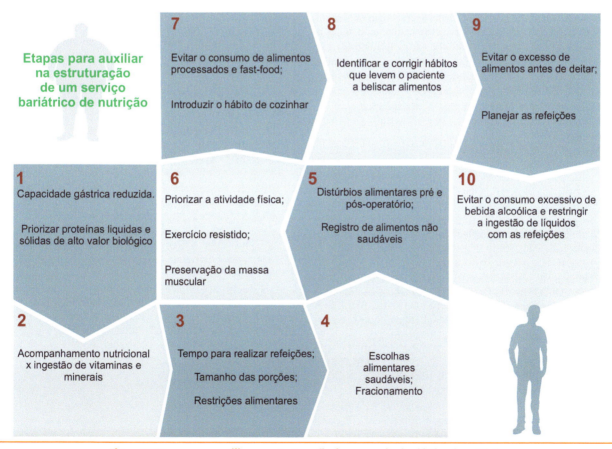

Figura 2- Etapas para auxiliar na estruturação de um serviço bariátrico de nutrição

## REFERÊNCIAS BIBLIOGRÁFICAS

1. Buchwald H, Avidor Y, Braunwald E, Jensen MD, Pories W, Fahrbach K, et al. Bariatric surgery: a systematic review and meta-analysis. JAMA. 2004;292(14):1724-37.
2. Istfan NW, Lipartia M, Anderson WA, Hess DT, Apovian CM. Approach to the Patient: Management of the Post-Bariatric Surgery Patient With Weight Regain. J Clin Endocrinol Metab. 2021;106(1):251-63.
3. Zenténius E, Andersson-Assarsson JC, Carlsson LMS, Svensson PA, Larsson I. Self-Reported Weight-Loss Methods and Weight Change: Ten-Year Analysis in the Swedish Obese Subjects Study Control Group. Obesity (Silver Spring). 2018;26(7):1137-43.
4. Hsu LK, Benotti PN, Dwyer J, Roberts SB, Saltzman E, Shikora S, et al. Nonsurgical factors that influence the outcome of bariatric surgery: a review. Psychosom Med. 1998;60(3):338-46.
5. Brolin RE, Kenler HA, Gorman JH, Cody RP. Long-limb gastric bypass in the superobese. A prospective randomized study. Ann Surg. 1992;215(4):387-95.
6. Fobi MA, Lee H, Igwe D, Felahy B, James E, Stanczyk M, et al. Revision of failed gastric bypass to distal Roux-en-Y gastric bypass: a review of 65 cases. Obes Surg. 2001;11(2):190-5.
7. Magro DO, Geloneze B, Delfini R, Pareja BC, Callejas F, Pareja JC. Long-term weight regain after gastric bypass: a 5-year prospective study. Obes Surg. 2008;18(6):648-51.
8. Biron S, Hould FS, Lebel S, Marceau S, Lescelleur O, Simard S, et al. Twenty years of biliopancreatic diversion: what is the goal of the surgery? Obes Surg. 2004;14(2):160-4.
9. Hsu LK, Betancourt S, Sullivan SP. Eating disturbances before and after vertical banded gastroplasty: a pilot study. Int J Eat Disord. 1996;19(1):23-34.
10. Malone M, Alger-Mayer S. Binge status and quality of life after gastric bypass surgery: a one-year study. Obes Res. 2004;12(3):473-81.
11. Masood A, Alsheddi L, Alfayadh L, Bukhari B, Elawad R, Alfadda AA. Dietary and Lifestyle Factors Serve as Predictors of Successful Weight Loss Maintenance Postbariatric Surgery. J Obes. 2019;2019:7295978.
12. Cazzo E, Pareja JC, Chaim EA, Coy CSR, Magro DO. Glucagon-Like Peptides 1 and 2 Are Involved in Satiety Modulation After Modified Biliopancreatic Diversion: Results of a Pilot Study. Obes Surg. 2018;28(2):506-12.
13. Cazzo E, Gestic MA, Utrini MP, Pareja JC, Chaim EA, Geloneze B, et al. CORRELATION BETWEEN PRE AND POSTOPERATIVE LEVELS OF GLP-1/GLP-2 AND WEIGHT LOSS AFTER ROUX-EN-Y GASTRIC BYPASS: A PROSPECTIVE STUDY. Arq Bras Cir Dig. 2016;29(4):257-9.
14. Cazzo E, Gestic MA, Utrini MP, Chaim FD, Geloneze B, Pareja JC, et al. GLP-2: A POORLY UNDERSTOOD MEDIATOR ENROLLED IN VARIOUS BARIATRIC/METABOLIC SURGERY-RELATED PATHOPHYSIOLOGIC MECHANISMS. Arq Bras Cir Dig. 2016;29(4):272-5.
15. Santo MA, Riccioppo D, Pajecki D, Kawamoto F, de Cleva R, Antonangelo L, et al. Weight Regain After Gastric Bypass: Influence of Gut Hormones. Obes Surg. 2016;26(5):919-25.
16. El Ansari W, Elhag W. Weight Regain and Insufficient Weight Loss After Bariatric Surgery: Definitions, Prevalence, Mechanisms, Predictors, Prevention and Management Strategies, and Knowledge Gaps-a Scoping Review. Obes Surg. 2021.
17. Abrahamsson N, Börjesson JL, Sundbom M, Wiklund U, Karlsson FA, Eriksson JW. Gastric Bypass Reduces Symptoms and Hormonal Responses in Hypoglycemia. Diabetes. 2016;65(9):2667-75.
18. Varma S, Clark JM, Schweitzer M, Magnuson T, Brown TT, Lee CJ. Weight regain in patients with symptoms of post-bariatric surgery hypoglycemia. Surg Obes Relat Dis. 2017;13(10):1728-34.
19. Ahmad A, Kornrich DB, Krasner H, Eckardt S, Ahmad Z, Braslow A, et al. Prevalence of Dumping Syndrome After Laparoscopic Sleeve Gastrectomy and Comparison with Laparoscopic Roux-en-Y Gastric Bypass. Obes Surg. 2019;29(5):1506-13.
20. Freire RH, Borges MC, Alvarez-Leite JI, Toulson Davisson Correia MI. Food quality, physical activity, and nutritional follow-up as determinant of weight regain after Roux-en-Y gastric bypass. Nutrition. 2012;28(1):53-8.
21. da Silva FB, Gomes DL, de Carvalho KM. Poor diet quality and postoperative time are independent risk factors for weight regain after Roux-en-Y gastric bypass. Nutrition. 2016;32(11-12):1250-3.
22. Rusch MD, Andris D. Maladaptive eating patterns after weight-loss surgery. Nutr Clin Pract. 2007;22(1):41-9.
23. Bond DS, Phelan S, Leahey TM, Hill JO, Wing RR. Weight-loss maintenance in successful weight losers: surgical vs non-surgical methods. Int J Obes (Lond). 2009;33(1):173-80.
24. Herring LY, Stevinson C, Carter P, Biddle SJH, Bowrey D, Sutton C, et al. The effects of supervised exercise training 12-24 months after bariatric surgery on physical function and body composition: a randomised controlled trial. Int J Obes (Lond). 2017;41(6):909-16.
25. Pouwels S, Wit M, Teijink JA, Nienhuijs SW. Aspects of Exercise before or after Bariatric Surgery: A Systematic Review. Obes Facts. 2015;8(2):132-46.
26. Hansen D, Decroix L, Devos Y, Nocca D, Cornelissen V, Dillemans B, et al. Towards Optimized Care After Bariatric Surgery by Physical Activity and Exercise Intervention: a Review. Obes Surg. 2020;30(3):1118-25.
27. Thivel D, Brakonieki K, Duche P, Morio B, Béatrice M, Boirie Y, et al. Surgical weight loss: impact on energy expenditure. Obes Surg. 2013;23(2):255-66.
28. Pizato N, Botelho PB, Gonçalves VSS, Dutra ES, de Carvalho KMB. Effect of Grazing Behavior on Weight Regain Post-Bariatric Surgery: A Systematic Review. Nutrients. 2017;9(12).
29. Tabesh MR, Maleklou F, Ejtehadi F, Alizadeh Z. Nutrition, Physical Activity, and Prescription of Supplements in Pre- and Post-bariatric Surgery Patients: a Practical Guideline. Obes Surg. 2019;29(10):3385-400.

# 5
# Recorrência de Peso no Pós-operatório:
## Importância do Sistema Nervoso Central

**Gisele de Castro**

A manutenção do balanço energético está primada de forma intuitiva aos animais, dada a necessidade de aporte energético para que as células desempenhem suas funções. Pensemos em uma situação em particular, onde as mudanças no meio onde o indivíduo se encontra podem resultar na redução ou total privação da fonte energética necessária para manutenção das funções celulares. Nesse contexto, os circuitos fisiológicos implicados na regulação do metabolismo energético, devem ser capazes de se adaptar rapidamente a essas mudanças.

Na sociedade moderna atual, o meio foi modificado de forma a tornar mais fácil o acesso à fonte alimentar energética, visto que, a atividade física demandada para a aquisição do mesmo não se faz mais necessária. Assim, tendemos a aumentar a ingestão de nutrientes nos tornando propensos a obesidade. Podemos concluir que o desenvolvimento da obesidade é consequência da influência do meio ambiente onde nos encontramos em desacordo com a evolução genômica.

Nesse contexto, a cirurgia bariátrica emerge como uma ferramenta efetiva no combate a obesidade mórbida e as comorbidades associadas. Como consequência, observamos um efeito direto na redução da fome e promoção da saciedade, parcialmente mediado por ações no sistema nervoso central. A cirurgia bariátrica age no sistema recompensa do sistema nervoso central e pode estar relacionado nas mudanças das preferências na escolha do alimento vistas após o procedimento cirúrgico.

O encéfalo de mamíferos apresenta na sua constituição uma diversidade de células especializadas precisamente interconectadas através do Sistema Nervoso Central (SNC) formando circuitos dinâmicos com funções específicas. A manutenção do balanço energético é controlada por um complexo sistema fisiológico, composto por sinais aferentes da periferia com informações sobre o status da reserva energética e sinais eferentes com efeito na ingestão alimentar e gasto energético. As interações entre o trato gastrointestinal, tecido adiposo e o sistema nervoso central, formam esse sistema regulatório influenciados por mecanismos comportamentais, sensoriais, autônomo, nutricional e endócrino.

No presente capítulo, abordaremos a princípio a heterogeneidade e funcionalidade das populações celulares hipotalâmicas, bem como as redes neurais que as integram. A seguir, discutiremos a correlação do sistema recompensa no controle do comportamento alimentar.

## MANUTENÇÃO DO EQUILÍBRIO ENERGÉTICO

As vias do controle homeostático da ingestão alimentar e gasto energético podem ser divididas em vias sensoriais, integrativas, aferentes e eferentes. Podemos ainda subdividir a via eferente nas que irão afetar a ingestão alimentar e gasto energético. Os nervos periféricos em conjunto com as substâncias humorais, formam parte das vias aferentes. No encéfalo, núcleos específicos, formam as vias integrativas, ao passo que, os núcleos mais distais em conjunto com os nervos periféricos irão formar as vias eferentes [1].

Nas últimas décadas uma gama de estudos identificou, o hipotálamo, como o principal centro responsável pelo controle da homeostase sistêmica corporal regulando o balanço energético, a temperatura corpórea, o sono, a pressão sanguínea e o ritmo circadiano. O hipotálamo, encontra-se alocado na região ventral do diencéfalo e apresenta na sua constituição populações celulares envolvidas no controle das funções de homeostase, incluindo o metabolismo sistêmico através da modulação da ingestão alimentar e gasto energético.

A definição do hipotálamo como o principal centro de controle da fome, surgiu de um estudo precursor no qual, Hetherington and Ranson observaram que lesões empreendidas em regiões específicas do hipotálamo, os núcleos ventromedial (VMH), dorsomedial, e paraventricular (PVN), resultaram em hiperfagia e obesidade. Ao passo que, lesão na região do hipotálamo lateral (LH) culminava em hipofagia. Podemos observar, portanto, que existe uma variação funcional entre as regiões hipotalâmicas na regulação do comportamento alimentar e peso corporal. Subsequentemente, diversos estudos identificaram populações de células hipotalâmicas responsivas a ação de hormônios metabólicos específicos, dentre eles a insulina, leptina e a grelina facilitando o entendimento das propriedades funcionais dos circuitos hipotalâmicos relacionados a alimentação [1].

## NÚCLEO ARQUEADO

O núcleo arqueado está localizado na região mediobasal do hipotálamo (MBH) adjacente ao terceiro ventrículo e à eminência mediana (ME). A eminência mediana é um órgão circunventricular, caracterizada pela presença de capilares fenestrados responsáveis pela difusão passiva de moléculas carregadas pela corrente sanguínea. Essa característica permite que ocorra a passagem de nutrientes e sinais energéticos entre o sangue e o fluido extracelular que banha de maneira adjacente as redes neurais do núcleo arqueado. Os neurônios do núcleo arqueado possuem receptores para hormônios gastrointestinais e adipocinas como a leptina, grelina, peptide YY (PYY) e glucagon-like peptide-1 (GLP-1). Assim, podemos considerar o núcleo arqueado como a "janela cerebral" do hipotálamo sendo responsivo as flutuações dos níveis energéticos metabólicos, como a glicose e os ácidos graxos livres e também a hormônios metabólicos [1].

As vias neurais tradicionalmente responsáveis por regular a homeostase energética e a ingestão alimentar, apresentam na sua constituição uma heterogeneidade de populações neurais. Os neurônios do núcleo arqueado, considerados neurônios de primeira ordem, projetam seus dendritos para a eminência mediana e convertem os sinais metabólicos em sinais neurais. Esses neurônios projetam seus axônios para diversos neurônios de segunda ordem, localizados nas regiões do hipotálamo lateral (LHA), núcleo paraventricular (PVN) e hipotálamo ventromedial (VMH), estudadas extensivamente por seu envolvimento na regulação da ingestão alimentar e peso corporal. Isso ocorre através de receptores e transportadores específicos expressos por duas populações neuronais com funções antagônicas, caracterizadas como, os neurônios com propriedade orexígena, o neuropeptídeo Y (NPY, do inglês neuropeptide Y) e o *Agouti-related peptide* (AgRP), através da liberação dos peptídeos NPY e AGRP, e outra população neuronal com propriedade anorexígena, o neurônio pro-opiomelanocortin (POMC), através da ação do seu produto pós-transducional o *α-melanocyte-stimulating hormone* (α-MSH)[1] (Figura 1). Os sinais metabólicos são integrados e retransmitidos para circuitos hipotalâmicos e áreas extra-hipotalâmicos relacionadas com a regulação metabólica, cujas projeções neurais, controlam a saciedade, o padrão alimentar, o gasto energético, o metabolismo de glicose e sensibilidade a insulina.

- **HORMÔNIOS METABÓLICOS COMO MODULADORES DO CONTROLE CENTRAL DA HOMEOSTASE ENERGÉTICA**

Durante a alimentação ocorrem mudanças na expressão de peptídeos gastrointestinais com efeitos diretos no SNC, especificamente nos centros de controle alimentar reduzindo a ingestão e promovendo a saciedade. Uma quantidade considerável de informações sobre o status periférico metabólico atingi o encéfalo através de nervos aferentes originários do trato gastrointestinal, incluindo o nervo vago que termina sua projeção no núcleo do trato solitário (NTS). Os neurônios do NTS, por sua vez irão se projetar para outras áreas do encéfalo, incluindo o hipotálamo [1].

- **INSULINA E LEPTINA NO EQUILÍBRIO ENERGÉTICO**

No núcleo arqueado os neurônios POMC e AgRP/NPY são responsivos a ação dos hormônios periféricos insulina e leptina através de receptores específicos. Dessa forma podemos considerá-los com os principais mediadores da regulação da glicose e homeostase energética em regiões hipotalâmicas e extra-hipotalâmicas.

Após a alimentação as células β pancreáticas secretam a insulina que irá regular a homeostase da glicose nos órgãos periféricos. A nível central, na região do hipotálamo, a insulina desempenha um papel importante na regulação da glicose e da homeostase energética. A ativação dos receptores de insulina em neurônios POMC resultam na hiperpolarização da membrana, redução de disparos neuronais e aumento na expressão de POMC culminando no efeito anorexígeno dele. A ação da insulina em neurônios AgRP/NPY está relacionada ao seu efeito inibitório na produção hepática de glicose. Nesses neurônios a insulina, induz a hiperpolarização e reduz os disparos neuronais, para que ocorra a liberação do neuropeptídeo AgRP e de outros neurotransmissores que irão afetar a inervação periférica hepática, aumentando a expressão da interleucina-6 (IL-6) pelas células parenquimatosas do fígado. O IL-6 no fígado reduz a expressão de glicose-6-fosfato e subsequentemente a gliconeogênese [2].

A leptina é outro hormônio metabólico importante no controle homeostático realizado pelo hipotálamo. As células armazenadoras de gordura (adipócitos) produzem esse peptídeo, o qual, é secretado na corrente sanguínea em quantidades proporcionais com os níveis de gordura armazenada. Sua ação ocorre pela excitação direta de neurônios POMC induzindo a expressão do neuropeptídeo POMC, em adição exerce um efeito inibitório em neurônios AgRP/NPY e consequentemente na expressão de AgRP. Assim, a cadeia de eventos iniciados pela ação da leptina no hipotálamo resulta na inibição da ingestão alimentar e aumento do gasto energético [2].

- **HORMÔNIOS GASTROINTESTINAIS**

O trato gastrointestinal é considerado como o maior órgão endócrino do organismo, no qual, diversos genes de hormônios são expressos e peptídeos bioativos são produzidos.

Muitos dos hormônios e peptídeos produzidos estão diretamente envolvidos com o controle periférico da ingestão alimentar por controlar o início o e o término da refeição.

A grelina, é um hormônio predominantemente secretado pelo estômago durante o jejum, e estimula a alimentação de maneira robusta ativando os neurônios AgRP/NPY. Dessa forma, promove o ganho de peso e adiposidade por seus efeitos diretos em neurônios do PVN. Outros hormônios secretados pelo intestino durante o processo de alimentação são, o *glucagon-like peptide 1* (GLP-1), *peptide YY3-36* (PYY3-36) e *cholecystokinin* (CCK). No geral todos possuem efeito anorexígeno em regiões do encéfalo, dentre elas ARC, núcleo do trato solitário, DMH, VMH e PVN [1].

**Vias hipotalâmicas envolvidas na disfunção da homeostase energética**

A obesidade por muito tempo foi caracterizada como o resultado da falta de disciplina e empenho em reduzir a caloria ingerida e aumentar a atividade física no sentido de reduzir peso corporal. Esse conceito, leva o indivíduo a uma estigmatização social relacionado ao seu peso com consequências psicológicas relevantes. Contudo, as últimas décadas de pesquisas na área nos mostram uma complexa interação entre genes e fatores ambientais com impacto direto em regiões do SNC responsáveis pelo controle de ingestão alimentar e homeostase energética, dessa forma impactando diretamente no desenvolvimento da obesidade.

**Inflamação Hipotalâmica**

A obesidade está correlacionada com uma inflamação de baixo grau e resistência a ação dos hormônios leptina e insulina não somente nos tecidos periféricos assim como no SNC. Nosso presente entendimento dos mecanismos hipotalâmicos associados com o desenvolvimento da obesidade, são advindos de experimentos elegantes realizados em animais.

Como um evento que precede o desenvolvimento da obesidade, a ingestão de dietas calóricas com alto teor de gordura aumentam o conteúdo de ácido graxo saturado (Fas). Os Fas advindos da periferia atravessam a barreira hematoencefálica e induzem a resposta inflamatória em neurônios hipotalâmicos [1].

A inflamação hipotalâmica é mediada pela ativação da micróglia, principal célula imune efetora no SNC que responde de forma eficiente a mudanças nesse ambiente, iniciando uma resposta neuroinflamatória através da secreção de importantes mediadores imunológicos. Esse padrão de resposta é denominado "microgliose" e envolve processos de retração e migração da célula para o local da injúria, além da liberação de proteases, citocinas e espécies reativas de oxigênio. A ativação da via da quinase pró-inflamatória *c-Jun N-terminal kinase 1* (JNK1) aumenta o disparo neuronal espontâneo de neurônios AgRP, juntamente com resistência central e periférica a ação do hormônio leptina, resultando em hiperfagia, ganho de peso e aumento da adiposidade. Além disso, a ativação constitutiva do inibidor da via inflamatória do fator nuclear *kappa-B kinase 2* (IKK2) atenua a resposta dos neurônios AgRP à ação do hormônio insulina prejudicando a homeostase sistêmica da glicose [3].

Como vimos anteriormente, em indivíduos com peso normal a leptina reduz a ingestão alimentar, ao mesmo tempo em que aumenta o gasto energético, a lipólise e a termogênese. A maioria dos indivíduos obesos apresentam altos níveis de leptina circulante, porém tornam-se insensíveis a ação desse hormônio. Os raros indivíduos que apresentam deficiência de leptina devido a mutação no gene da obesidade (ob) apresentam obesidade mórbida e hipotermia. A administração de leptina exógeno normaliza o peso e a temperatura corporal desses indivíduos [4].

Os níveis de insulina também se correlacionam com a massa de gordura. De forma similar a ação da leptina, a insulina reduz a ingestão alimentar e aumenta a termogênese. No jejum, os níveis de insulina e leptina são menores, de forma precedente a redução dos depósitos de gordura, de maneira a serem repostos rapidamente no momento da realimentação [4].

Coletivamente múltiplas respostas inflamatórias serão ativadas durante a ingestão de dieta com alto teor de gordura e assim irão promover o desenvolvimento da resistência a nível do SNC da ação dos hormônios insulina e leptina, reforçando a possibilidade de que o excesso de nutrientes per se é o fator desencadeador da inflamação hipotalâmica Figura 1.

O advento de métodos de análise por neuroimagem corroborou para a melhor identificação das estruturas hipotalâmicas e suas funções no contexto da obesidade. Indivíduos obesos submetidos ao exame de imagem por ressonância magnética funcional (do inglês *functional MRI, fMRI*), apresentaram redução no sinal do hipotálamo em resposta a glicose, frio e imagens de alimentos [1]. A disfuncionalidade na atividade hipotalâmica observada em indivíduos obesos é parcialmente restaurada após a cirurgia bariátrica seguida da redução da massa corpórea [5,6]. O restabelecimento dos níveis de neurotransmissores no hipotálamo

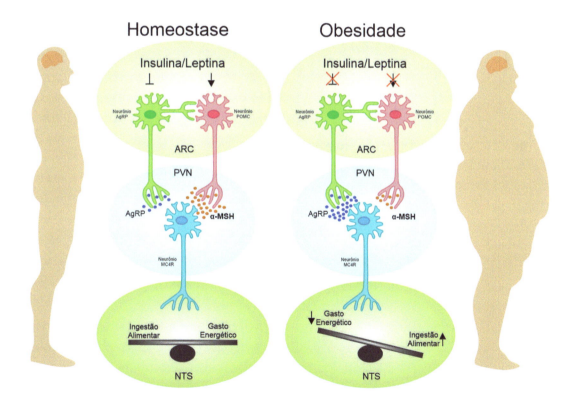

**Figura 1. Controle Hipotalâmico da Homeostase Energética.** O hipotálamo responde a sinais hormonais presentes na corrente sanguínea de maneira proporcional ao status nutricional e aos depósitos de gordura. Ambos os hormônios são percebidos por receptores no núcleo arqueado através da ativação de neurônios POMC e inibição de neurônios AgRP. No jejum, a expressão de AgRP aumenta e POMC é reduzida. No estado alimentado, os níveis de AgRP diminuem e POMC aumenta, o que irá ativar a sinalização via receptores MC4R resultando na saciedade e aumento do gasto energético. Na obesidade a inflamação hipotalâmica culmina na resistência a ação da insulina e leptina em neurônios ARC promovendo aumento da ingestão alimentar e ganho de peso. Núcleo arqueado do hipotálamo (ARC), núcleo paraventricular do hipotálamo (PVN), núcleo do trato solitário (NTS).

após a cirurgia bariátrica poderia restabelecer os efeitos dos mediadores humorais e dessa forma melhorar a homeostase sistêmica.

**Sistema Recompensa e Obesidade**

Como discutido até o momento os componentes fisiológicos, neuroendócrinos e neuroanatômicos, de forma concomitante, participam do controle da homeostase de energia. Porém, devemos considerar outra característica dos sistemas de controle homeostáticos, os estados motivacionais, responsáveis por direcionar as respostas comportamentais que irão nos fornecer elementos necessários como água e alimento. Em conjunto aos circuitos neuronais clássicos do controle da ingestão alimentar desempenhado pelo hipotálamo, estão estruturas encefálicas pertencentes ao sistema recompensa.

O sistema recompensa é constituído em sua magnitude por vias mesolímbicas, incluindo projeções da área tegumental ventral (VTA) para o *nucleus accumbens* (NAc). Estão também incluídas regiões como amígdala e hipocampo. A dopamina (DA) é o principal neurotransmissor de cotecolamina presente no encéfalo, sendo sintetizada na VTA. As projeções dopaminérgicas da VTA para o NAc e outras estruturas pró-encefálicas são o componente central dos circuitos de recompensa. Através dessas projeções a DA irá influenciar diversas funções fisiológicas, como a coordenação dos movimentos e secreção de hormônios, assim como comportamentos motivacionais e emocionais [7].

O sistema mesolímbico dopaminérgico vem sendo reconhecido por seu papel central na motivação comportamental, recompensa, processos cognitivos e, mais recentemente na regulação da alimentação hedônica. Alimentação hedônica é a ingestão regulada pelo prazer e está associada as concentrações de dopamina. A ingestão de alimentos palatáveis aumenta a liberação de dopamina na região do VTA, a qual ativa vias neurais que vão estimular outras estruturas do sistema mesolímbico como a amígdala, desencadeando a sensação de recompensa [7].

Nosso sistema recompensa pode atuar anulando a saciedade permitindo assim que comamos quando na verdade não estamos com fome e dessa forma enfraquece nossa habilidade de controle sobre a alimentação. Isso torna-se problemático quando contextualizado no ambiente "obesogênico" com acesso fácil a alimentos palatáveis com alto teor calórico. Em pacientes obesos submetidos à tomografia por emissão de pósitrons (do inglês *Positron emission tomography*, PET), há redução nos níveis de receptores de dopamina D2, resultando em um comportamento de alimentação excessivo [8]. A redução da sinalização de dopamina induz o indivíduo a "querer" o alimento mesmo sem a necessidade fisiológica de ingestão.

A cirurgia bariátrica rapidamente induz redução na fome e aumenta a saciedade. Dunn e colaboradores, sugeriu uma possível relação entre a cirurgia bariátrica e a atividade dopaminérgica. Após a realização dos procedimentos cirúrgicos de *Vertical Sleeve Gastrectomy* (VSG) ou *Roux-en-Y-Gastric Bypass* (RYGB), os pacientes apresentaram aumento na neurotransmissão dopaminérgica influenciando o comportamento alimentar assim podendo contribuir para os efeitos positivos consequentes da cirurgia bariátrica no que diz respeito a melhora da saciedade e redução da fome [9].

A cirurgia bariátrica é amplamente reconhecida como a mais eficiente intervenção no controle da obesidade, ajudando os pacientes a alcançar uma significante e sustentada perda de peso e melhora na saúde. Contudo, alguns pacientes podem apresentar recorrência de peso após a cirurgia.

Como apresentado, a regulação do apetite envolve um complexo equilíbrio entre fome e saciedade, processos do sistema recompensa e processos de controle cognitivos. No SNC esses processos são atribuídos a interações hipotalâmicas e ao circuito mesolímbico.

Mesmo não podendo pontuar de forma direta os mecanismos do SNC envolvidos na recorrência de peso, estudos de neuroimagem estão sendo usados para acessar como as diferenças no processamento do sistema recompensa podem participar da manutenção na perda de peso. Simon e colaboradores, demonstraram ativação do sistema recompensa de forma similar nos períodos de manutenção e recorrência de peso. No entanto, a ativação do sistema recompensa permaneceu somente nos indivíduos que apresentaram recorrência de peso, sugerindo um papel da ativação sustentada do sistema recompensa na recorrência de peso [10].

- **TÓPICOS RELEVANTES**

  ▶ A ingestão alimentar é regulada por uma rede central do sistema nervoso autônomo centralizada no hipotálamo e por vias do sistema mesolímbico.

  ▶ Hormônios gastrointestinais e adipocinas influenciam os sistemas de controle homeostático.

  ▶ Após a cirurgia bariátrica ocorrem mudanças nas vias neurais do controle homeostático e hedônico com impacto positivo na restauração da homeostase energética corporal.

  ▶ As mudanças nas vias de controle do sistema recompensa, podem desempenhar um papel deletério na recorrência de peso.

▶ **REFERÊNCIAS BIBLIOGRÁFICAS**

1. Timper K, Brüning JC. Hypothalamic circuits regulating appetite and energy homeostasis: pathways to obesity. Dis Model Mech. 2017;10(6):679-89.
2. Könner AC, Klöckener T, Brüning JC. Control of energy homeostasis by insulin and leptin: targeting the arcuate nucleus and beyond. Physiol Behav. 2009;97(5):632-8.
3. García-Cáceres C, Balland E, Prevot V, Luquet S, Woods SC, Koch M, et al. Role of astrocytes, microglia, and tanycytes in brain control of systemic metabolism. Nat Neurosci. 2019;22(1):7-14.
4. Jais A, Brüning JC. Hypothalamic inflammation in obesity and metabolic disease. J Clin Invest. 2017;127(1):24-32.
5. van de Sande-Lee S, Pereira FR, Cintra DE, Fernandes PT, Cardoso AR, Garlipp CR, et al. Partial reversibility of hypothalamic dysfunction and changes in brain activity after body mass reduction in obese subjects. Diabetes. 2011;60(6):1699-704.
6. van de Sande-Lee S, Melhorn SJ, Rachid B, Rodovalho S, De-Lima-Junior JC, Campos BM, et al. Radiologic evidence that hypothalamic gliosis is improved after bariatric surgery in obese women with type 2 diabetes. Int J Obes (Lond). 2020;44(1):178-85.
7. Arias-Carrión O, Stamelou M, Murillo-Rodríguez E, Menéndez-González M, Pöppel E. Dopaminergic reward system: a short integrative review. Int Arch Med. 2010;3:24.
8. Blum K, Thanos PK, Gold MS. Dopamine and glucose, obesity, and reward deficiency syndrome. Front Psychol. 2014;5:919.
9. Dunn JP, Cowan RL, Volkow ND, Feurer ID, Li R, Williams DB, et al. Decreased dopamine type 2 receptor availability after bariatric surgery: preliminary findings. Brain Res. 2010;1350:123-30.
10. Simon JJ, Becker A, Sinno MH, Skunde M, Bendszus M, Preissl H, et al. Neural Food Reward Processing in Successful and Unsuccessful Weight Maintenance. Obesity (Silver Spring). 2018;26(5):895-902.

# 6 Fatores Hormonais
## Associados à Recorrência Ponderal

Denis Pajecki ▪ Marco Aurelio Santo

### ▪ MECANISMOS DE FUNCIONAMENTO DAS OPERAÇÕES BARIÁTRICAS

A essência da fisiopatologia da obesidade está no desequilíbrio entre a ingestão e o gasto calórico, no sentido de um balanço energético positivo. Tal processo ocorre por meio de inúmeras e complexas vias metabólicas, chamadas de mapa da Obesidade [1].

O cérebro é o centro regulador do balanço energético. O seu sistema homeostático, de localização hipotalâmica, se comunica com o trato gastrintestinal por vias neuronais e hormonais, com influência de fatores como os nutrientes, a microbiota e os sais biliares presentes na luz intestinal (eixo cérebro-intestino) [2].

Neste capítulo, trataremos dos fatores hormonais relacionados ao eixo cérebro-intestino, ou seja, dos enterohormônios, por serem estes os mais influenciados pela cirurgia bariátrica [3]. Não serão motivos de nossa análise outros atores deste complexo cenário, como os hormônios tiroidianos, pancreáticos, adrenais, sexuais ou do tecido gorduroso.

Os neuropeptídios ou hormônios gastrointestinais com ação hipotalâmica podem ser divididos entre orexigênicos (grelina) e anorexigênicos (GLP-1, GLP-2, GIP, CKK, PYY). A grelina tem ação na região do hipotálamo lateral, conhecida como centro da fome e com ação inibidora do gasto energético. Os hormônios anorexígenos atuam no núcleo paraventricular do hipotálamo, conhecido como centro da saciedade, com ação também na indução do gasto energético [4].

O consumo de dieta rica em gordura saturada causa inflamação hipotalâmica, o que, por sua vez, interfere na sensibilidade dos referidos centros e influencia o balanço energético, aumentando a fome, reduzindo a saciedade e dificultando a perda de peso [5]. Por outro lado, processos de perda de peso são seguidos de mecanismos compensatórios, no sentido do aumento da secreção de hormônios orexigênicos e da redução do gasto energético (adaptação metabólica). Este fenômeno explica, em parte, a dificuldade na manutenção do peso perdido após tratamentos convencionais [6].

Historicamente, as operações bariátricas surgiram a partir dos anos 1950 e se desenvolveram, em três vertentes: cirurgias disabsortivas (primeiros procedimentos), restritivas e mistas. Até meados dos anos 1990, eram assim entendidos os mecanismos de ação dos procedimentos e o conceito dominante era o de que a restrição, acentuada por meio de anastomoses estreitas ou anéis, seria a responsável pelo controle da ingestão calórica e do peso [7].

Nas últimas três décadas, a evolução do conhecimento da fisiopatologia, permitiu uma melhor compreensão dos mecanismos de funcionamento das operações bariátricas, além dos conceitos clássicos de restrição e disabsorção. Nesse sentido, observou-se que as modificações anatômicas realizadas nos diferentes procedimentos cirúrgicos, influenciam o eixo cérebro-intestino por meio de diferentes fatores [8].

Entre os fatores influenciados pela cirurgia, destaca-se o aumento na secreção dos hormônios anorexígenos GLP-1 e o PYY, que é tão maior quanto mais distal for o contato do alimento com as áreas secretoras do intestino delgado (ricas em células L), e a redução do hormônio orexigênico Grelina, mais importante quando realizada a Gastrectomia Vertical, na qual se resseca completamente o fundo gástrico. Esses fenômenos são responsáveis pela sensação de saciedade, observada precocemente pelos pacientes depois da cirurgia, que é fundamental para a perda e manutenção do peso no longo prazo [9].

Como consequência dessas modificações e da perda de peso foi possível observar a redução da inflamação hipotalâmica. No estudo de van de Sande-Lee e cols. tal fenômeno foi identificado por meio de ressonância funcional do cérebro, de medição da captação de glicose pelo hipotálamo e pela dosagem de interleucinas no líquor [10].

Entretanto, esses efeitos são variáveis entre os diferentes indivíduos, o que contribui para alimentar polemica sobre o assunto e incentivar novos estudos. Comparando pacientes com maior e menor perda de peso 12 meses após o Bypass gástrico, de Holanda e cols. observaram menor secreção de GLP-1 e menor supressão de Grelina nos pacientes com pior resultado [11]. Cazzo e cols, por outro lado, não observaram correlação entre as curvas de GLP-1 e GLP-2 com a perda de peso após 1 ano de cirurgia [12], embora os mesmos se correlacionassem com os níveis de saciedade [13].

Em estudo que investigou a quantidade de células secretoras de Grelina no fundo gástrico de peças de gastrectomia vertical, não se observou correlação deste achado com os níveis plasmáticos de Grelina ou com a perda de excesso de peso em 12 meses [14]. Dayyeh e cols. também não observaram influência dos níveis de grelina na perda de peso após 1 ano, em 63 pacientes analisados retrospectivamente [15].

O metabolismo dos sais biliares e a microbiota intestinal também são influenciados pelos procedimentos cirúrgicos, com interferência na ativação de receptores celulares relacionados à secreção de enterohormônios [16]. Pudemos observar que o efeito da cirurgia na modulação da microbiota é variável e pode se correlacionar com o resultado cirúrgico, o que, por sua vez, abre perspectivas para eventual tratamento complementar, que influencie essa modulação [17].

O conjunto desses conhecimentos influenciaram na apresentação de propostas técnicas, seja no âmbito da cirurgia primaria ou da cirurgia revisional, com o racional de promover aumento da estimulação enterohormonal. São exemplos o Bypass gástrico com alça biliopancreática longa e as variações de derivação biliopancreática (duodenal switch clássico, bipartição intestinal, interposição ileal ou SADI). Em todos esses procedimentos, o contato do alimento com as porções mais distais do intestino delgado ocorre mais precocemente.

## RECORRÊNCIA DO PESO E ENTERO-HORMÔNIOS

Os fatores mais comuns relacionados com a recorrência do peso após a cirurgia são classificados como anatômicos, dietéticos, psiquiátricos, genéticos e temporais [18].

Não obstante, uma característica frequente nos pacientes com recorrência significativa do peso após a cirurgia é a sensação de perda de saciedade, fenômeno diretamente relacionado aos enterohormônios. É importante nesse contexto diferenciar saciedade (não ter fome ou demorar para ter fome após uma refeição) de saciação (volume máximo de alimento tolerado) [19]. A saciação, no paciente operado, está mais relacionada a fatores anatômicos e de restrição, como tamanho de bolsa e calibre de anastomose (*satiety x satiation*), que pode também estar comprometida.

Nesse sentido, Santo e cols., estudando pacientes submetidos ao Bypass gástrico, mostraram que na comparação entre pacientes com manutenção do peso e aqueles com recorrência, os primeiros apresentaram secreção pós-prandial de GLP-1 quase 3 vezes maior do que os segundos (Grafico1) [20]. Na mesma linha, Riccioppo e cols. mostraram que pacientes que tinham bolsa (pouch) pequena mas com bom esvaziamento e boa tolerância alimentar (independentemente do calibre da anastomose) apresentaram melhor perda de peso, sinalizando para a maior importância relativa do efeito da cirurgia sobre a saciedade, do que sobre a saciação [21].

Vieira e cols. observaram que a sensação de saciedade em pacientes submetidas ao Bypass gástrico e que tiveram recorrência de peso estava diretamente relacionada ao consumo de proteína e inversamente relacionada ao consumo de carbohidratos, demonstrando a importância da composição da dieta no estímulo enterohormonal e, portanto, na manutenção do peso [22].

Pereira e cols. identificaram correlações entre variações de composição corporal juntamente com a taxa metabólica e os níveis de secreção de enterohormônios anorexígenos (GLP-1 e PYY), demonstrando assim a associação dos efeitos fisiológicos [23].

Faria e cols. observaram diferenças na microbiota de pacientes que mantiveram o peso e aqueles com recorrência após 5 anos de pós-operatório, com maior abundância de alguns gêneros nos pacientes com melhor resultado [24]. Tal achado também foi observado em estudos experimentais e que associaram o perfil da microbiota com o estimulo a receptores de sais biliares na mucosa intestinal e a secreção enterohormonal, mostrando que todos esses fatores estão interligados e que a interpretação de achados isolados de apenas um deles pode ser difícil e sujeita a vieses [25].

## TRATAMENTO DA RECORRÊNCIA E ENTEROHORMÔNIOS

A observação de que a recorrência de peso está associada ao estímulo enterohormonal insuficiente, motivou a utilização de análogos desses hormônios, no sentido de compensar o baixo estímulo e melhorar a saciedade.

Em uma pequena série de casos, Pajecki e cols. [26] obtiveram perda média de 7,0% do peso após tratamento de 12 semanas com Liraglutida na dose de 1,2 a 1,8 mg/dia. Em outro estudo, a mesma perda de peso foi observada após 16 semanas, em pacientes utilizando a dose de 3,0 mg/dia [27].

Em uma série maior de casos, utilizando a dose máxima de 3,0 mg/dia, Wharton e cols. [28] obtiveram perda média de 5,5% do peso após seguimento médio de 7,6 meses. Observaram maior perda de peso quanto maior o tempo de utilização da medicação e melhor sustentação da perda de peso com a medicação em pacientes submetidos ao Bypass gástrico, em comparação aos submetidos à Gastrectomia Vertical. Embora sejam necessários estudos mais bem desenhados para que se avalie a eficácia desse tipo de tratamento, os dados das séries citadas apontam para a necessidade de se manter o uso da medicação por longo prazo.

Mais recentemente, Acosta e cols. [29] utilizaram a mesma medicação em pacientes obesos não operados, mas que apresentaram, após avaliação preliminar, padrão de

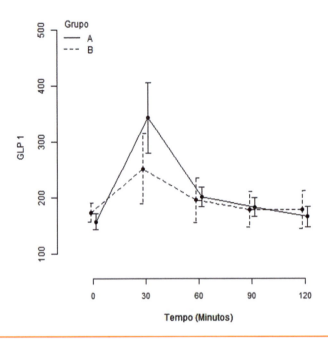

Grafico 1- Secreção de GLP-1 em pacientes com manutenção do peso (A) x recorrência (B) [20]

*fome –intestinal* (associada a pouca saciedade). Obtiveram 60% a mais de perda de peso quando comparado a utilização da medicação sem a avaliação, apontando para a importância da definição do fenótipo (padrão de fome e de gasto energético) na escolha do tratamento. É possível que este conceito também se aplique a pacientes submetidos a cirurgia bariátrica e que reganharam peso, mas isso ainda precisa ser demonstrado.

Nessa linha, será importante o desenvolvimento de método diagnóstico, que seja de fácil aplicação na prática clínica, com objetivo de identificar indivíduos nos quais o efeito do baixo estimulo enterohormonal na recorrência do peso seja mais relevante e, desta forma, orientar o tratamento de forma individualizada.

- **PONTOS CHAVE**
  - A cirurgia bariátrica e metabólica interfere em mecanismos enterohormonais relacionados ao controle da ingestão calórica e do gasto energético.
  - O nível de interferência que o procedimento desencadeia em um determinado indivíduo pode influenciar no percentual de perda de peso e na manutenção ou não do peso perdido.
  - O avanço no entendimento deste fenômeno, na prática clínica, poderá contribuir para a individualização do tratamento, em situações de recorrência.

- **REFERÊNCIAS**

1. Jagannadham J, Jaiswal HK, Agrawal S et al. Comprehensive map of molecules implicated in obesity. PlosOne 2016;11(2): e0146759.
2. Clemmensen C, Muller TD, Woods SC et al. Gut-Brain cross-talk in metabolic control Cell 2017;68(5):758-774.
3. Ionut V, Burch M, Youdim A et al. Gastrointestinal hormones and bariatric surgery induced weight loss. Obesity 2013;21(6):1093-1103.
4. Cavadas C, Aveleira C, Souza GFP et al. The pathophysiology of defective proteostasis in the hypothalamus- from obesity to ageing. Nat Rev Endocrinol 2016;12(12):723-733.
5. Thaler JP, Guyenet SJ, Dorfman MD et al. Hypothalamic inflammation: marker or mechanism of obesity pathogenesis? Diabetes 2013;62(8):2629-34.

6. Greenway FL. Physiological adaptations to weight loss and factors favouring weight regain. Int J Obes 2015;39(8):188-96.
7. Buchwald H, Buchwald JN Evolution of operative procedures for the management of morbid obesity 1950-2000. Obes Surg 2002;12(5):705-17.
8. Tewari N, Awad S, Lobo DN. Regulation of food intake after surgery and the gut brain axis. Curr Opin Clin Nutr Metab Care 2013;16(5):569-575.
9. Miras AD, Le Roux C. Mechanisms underlying weight loss after bariatric surgery. Nat Rev Gastroenterol Hepatol 2013;10(10):575-84.
10. van de Sande-Lee S, Melhorn SJ, Rachid B et al. Radiologic evidence that hypothalamic gliosis is improved after bariatric surgery in obese women with type 2 diabetes. Int J Obes 2020;44(1):178-185.
11. de Holanda A, Jimenez A, Corcelles R et al. Gastrointestinal hormones and weight loss response after Roux-em-Y gastric by-pass. Surg Obes Relat Dis 2014;10(5):814-819.
12. Cazzo E, Gestic MA, Utini MP et al. Correlation between pre and postoperative levels of GLP-1/ GLP-2 and weight loss after Roux-en-Y gastric bypass a prospective study. Arq. Bras Cir Dig 2016;29(4):257-259.
13. Cazzo E, Pareja JC, Chaim EA, et al. GLP-1 and GLP-2 levels are correlated wiith society regulation after Roux-en-Y gastric bypass: results of an exploratory prospective study. Obes Surg 2017;27(3):703-708.
14. Itlaybah A, Elbanna H, Emile S et al. Correlation between the number of Ghrelin-secreting cells in the gastric fundus and excess weight loss after Sleeve Gastrectomy. Obes Surg 2019;29(1):76-83.
15. Abdu Dayyeh BK, Jirapinyo P, Thompson PP Plasma ghrelin levels and weight regain after Roux-en-Y gastric bypass surgery. Obes Surg 2017;27(4):1031-1036.
16. Liu H, Hu C, Zhang X et al. Role of gut microbiota, bile acids and their cross-talk in the effects of bariatric surgery on obesity and type 2 diabetes. J Diabet Investig 2018;9(1):13-20.
17. Pajecki D, Oliveira LC, Sabino EC et al. Changes in the intestinal microbiota of superobese patients after bariatric surgery. Clinics 2019;74:e1198.
18. Athanasiadis DI, Martin A, Kapsampelis P et al. Factors associated to weight regain post-bariatric surgery: a systematic review. Surg Endosc 2021;doi: 10.1007/s00464-021-08329-w.
19. Garcia-Flores CL, Martinez Moreno AG, Beltran Miranda CP et al. Satiation and satiety in the regulation of energy intake. Rev. Med. Chil 2017;145(9):1172-1178.
20. Santo MA, Riccioppo D, Pajecki D et al. Weight regain after gastric by-pass: the role of gut hormones. Obes Surg 2016;26(5):919-25.
21. Riccioppo D, Santo MA, Rocha M et al. Small volume, fast emptying gastric pouch leads to better long term weight loss and food tolerance after Roux-en-Y gastric bypass. Obes Surg 2018;28(3):693-701.
22. Vieira ST, Faria SLCM, Dutra ES et al. Perception of hunger/satiety and nutrient intake in women who regain weight in the postoperative period after bariatric surgery. Obes Surg 2019;29(3):958-963.
23. Pereira S, Saboya C, Ramalho A. Relationship of body composition measures and metabolic basal rate with gastrointestinal hormones in weight regain 5 years after gastric bypass. Obes Surg 2020;30(4): 1536-1543.
24. Faria SL, Santos A, Magro DO et al. Gut microbiota modifications and weight regain in mobidly obese women after Roux-en-Y gastric bypass. Obes Surg 2020;30(12):4958-4966.
25. Ryan KK, Tremaroli V, Clemmensen C et al. FXR is a molecular target for the effects of vertical sleeve gastrectomy. Nature 2014;509(7499):183-8.
26. Pajecki D, Halpern A, Cercato C et al. Short-term use of Liraglutide in the management of patients with weght regain after bariatric surgery. Rev Col. Bras. Cir 2012;40(3):191-195.
27. Rye P, Modi R, Cawsey S et al. Efficacy of high dose Liraglutide as an adjunct for weight loss in patients with prior bariatric surgery. Obes Surg 2018;28(11):3553-3555.
28. Wharton S, Kuk J, Luszczynski M et al. Liraglutide 3,0 mg for the management of insufficient weight loss or excessive weight regain post bariatric surgery. Clin Obes 2019;9(4):e12323
29. Acosta A, Camilleri M, Dayyeh BA et al. Selection of antiobesity medications based on phenotypes enhances weight loss: a pragmatic trial in an obesity clinic.Obesity 2021;29(4):662-671.

# 7 Achados Endoscópicos Associados à Recorrência de Peso
## Visão do Endoscopista Bariátrico

Eduardo Guimarães Hourneaux de Moura ▪ Antonio Afonso de Miranda Neto ▪ Diogo Turiani Hourneaux de Moura

### ▪ INTRODUÇÃO

A cirurgia bariátrica corresponde atualmente a uma das principais modalidades terapêuticas no tratamento da obesidade. Dentre diversas técnicas já descritas e utilizadas, destacam-se o Bypass gástrico em Y-de-Roux (BGYR) e a Gastrectomia Vertical (GV) ou *Sleeve*, como técnicas minimamente invasivas e que correspondem como sendo as mais realizadas ao redor do mundo atualmente[1,2].

Apesar dos excelentes resultados apresentados na perda de peso e resolução das comorbidades, entre 10 a 20% dos pacientes submetidos ao BGYR e entre 19,2 a 75,6% dos pacientes submetidos a GV evoluem com recorrência de peso ao longo do seguimento pós cirúrgico, o que pode impactar de maneira negativa na qualidade de vida e saúde clínica de cada paciente[1,2].

A avaliação da recorrência de peso destes pacientes implica na realização de diversos exames, dentre eles a endoscopia digestiva alta (EDA). Este é de fundamental importância para avaliar se há alguma alteração anatômica pós cirúrgica que seja compatível com o quadro de recorrência (Figura 1). Desta forma, é necessário também que haja uma comunicação efetiva entre cirurgião e endoscopista para que uma avaliação adequada e minuciosa do paciente seja realizada[3].

### ▪ BYPASS GÁSTRICO EM Y-DE-ROUX (BGYR)

No BGYR (Figura 2) ocorre o grampeamento gástrico com consequente secção e formação de um *pouch* que corresponderá ao novo estômago, com volume estimado entre 20 a 40 ml, com um tamanho total de 5 cm aproximadamente e exclusão do estômago remanescente,

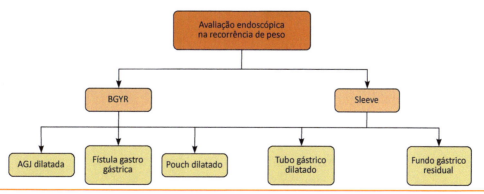

**Figura 1.** Avaliação endoscópica da recorrência de peso em pacientes submetidos ao BGYR ou a GV.

bem como do duodeno e porção inicial do jejuno do trânsito alimentar. Além disso, ocorre também desvio do trânsito intestinal com a realização de uma anastomose de alça jejunal com o *pouch* gástrico, chamada de anastomose gastrojejunal (AGJ), medindo entre 12 e 15 mm aproximadamente[3,4]. Os tamanhos das alças intestinais alimentar e biliopancreática variam entre os mais variados serviços, podendo alcançar entre 50 a 150 cm aproximadamente, a depender do objetivo disabsortivo a ser empregado pelo cirurgião assistente.

Dentre as possíveis causas de recorrência de peso em pacientes submetidos ao BGYR, podemos destacar o aumento do *pouch* gástrico, o aumento do tamanho da AGJ, além da presença de fístula gástro gástrica. A correta identificação de tais achados é de fundamental importância pois, quando presentes, em algumas situações pode indicar a necessidade da realização de cirurgias revisionais, que podem ser acompanhadas de maiores taxas de complicações pós operatórias, ou terapêuticas endoscópicas específicas[5,6].

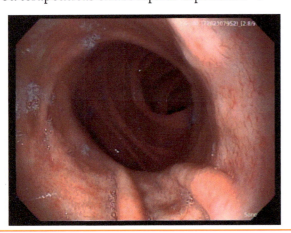

**Figura 2.** Aspecto endoscópico habitual pós BGYR.

Durante o exame endoscópico é importante avaliar o tamanho e a integridade da bolsa, uma avaliação detalhada da mucosa gástrica e do jejuno proximal, bem como do aspecto da linha de sutura e do diâmetro da AGJ. O *pouch* gástrico também pode estar associado com a presença de um anel que envolve externamente o mesmo, garantindo um caráter ainda mais restritivo ao procedimento cirúrgico, conhecido como cirurgia de Fobi-Capella, cirurgia esta que habitualmente não é mais realizada[5]. Endoscopicamente, pode-se identificar a presença do anel através de uma impressão anelar em torno da bolsa, ou seja, antes da AGJ, associado a uma área de estreitamento com convergência de pregas (Figura 3).

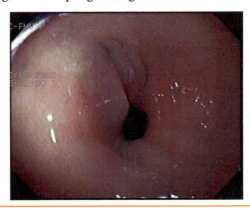

**Figura 3.** Aspecto endoscópico da presença do anel envolvendo o *pouch* gástrico na cirurgia de Fobi-Capella.

### ALTERAÇÕES ANATÔMICAS

#### Tamanho do pouch

Como mencionado anteriormente, o tamanho ideal do *pouch* é aproximadamente 5 cm, com um volume total variando entre 20 a 40 ml (Figura 4). *Pouchs* largos podem estar associados a maior capacidade de armazenamento de alimento, e, consequentemente, predispor a recorrência de peso a longo prazo. Para medição adequada do *pouch* utilizam-se as medidas do gastroscópio partindo da altura da anastomose até a transição esofagogástrica, pela pequena curvatura.

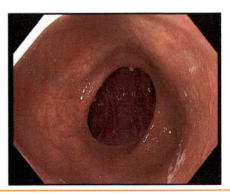

**Figura 4.** *Pouch* gástrico.

## Tamanho da AGJ

Para avaliação da anastomose, pode-se utilizar uma pinça de corpo estranho aberta ou qualquer outro acessório endoscópico que permita uma avaliação objetiva ou comparativa do seu diâmetro (Figura 5). Como mencionado anteriormente, o tamanho ideal da anastomose varia entre 12 a 15 mm e AGJ com largura acima desses valores podem contribuir de forma definitiva para a recorrência de peso por impedir a restrição alimentar de forma adequada[3].

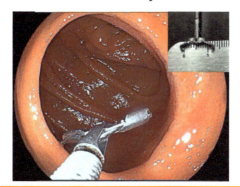

**Figura 5.** Medição do tamanho da AGJ utilizando pinça de corpo estranho[4].

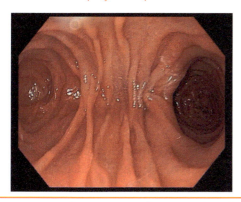

**Figura 6.** Aspecto da AGJ com visualização da alças aferente (a esquerda) e eferente, ou alimentar (a direita)

No interior da anastomose, é importante avaliar de forma detalhada as alças aferentes (coto jejunal) e eferente (alça alimentar), permitindo a identificação quando presente de alterações da mucosa, como por exemplo a presença de úlceras, estenoses ou fístulas, que podem trazer sintomas ao paciente (Figura 6). Diferentes terapias endoscópicas para o tratamento desta condição já foram propostas, dentre elas a realização de terapia com plasma de argônio (APC), sutura endoscópica e terapia combinada (APC + sutura)[7] apresentando sucesso clínico significativo, com consequente perda de peso.

## Fístula Gastro-gástrica

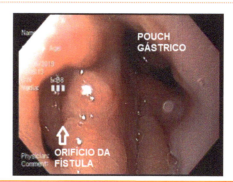

**Figura 7.** Aspecto endoscópico de uma fístula gastro gástrica.

Após a detecção da fístula, e caso o paciente apresente sintomas compatíveis com o quadro clínico, o tratamento definitivo em geral é cirúrgico apresentando bons resultados. Alternativas de tratamento endoscópico e minimamente invasivo já foram propostas dentre eles a utilização de cola de fibrina, clipes, *stents* e sutura endoscópica, porém com resultados não muito satisfatórios e com maior índice de recorrência. Recentemente, De Moura et al[9] relatou a utilização de um oclusor de septo cardíaco no orifício da fístula gastro gástrica em uma paciente com quadro de recorrência de peso pós BGYR, evoluindo 3 meses após o procedimento de colocação do oclusor com perda de 10 kg, mostrando ser uma terapia promissora porém que necessita de mais estudos para ser estabelecida como possibilidade de tratamento (Figura 8).

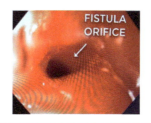 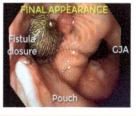

**Figura 8.** Aspecto pós utilização do oclusor de septo cardíaco para fechamento de fístula gastro gástrica[9].

### GASTRECTOMIA VERTICAL OU SLEEVE (GV)

Já na GV ocorre um grampeamento linear partindo do antro gástrico, próximo ao piloro, se estendendo pela grande curvatura e fundo gástrico, resultando na formação final de um tubo vertical com dimensões reduzidas em comparação ao estômago pré cirúrgico, evidenciando o caráter restritivo do procedimento (Figura 9)[1,3].

O estômago adquire formas e contornos reduzidos em virtude do procedimento cirúrgico, apresentando um aspecto tubulizado característico da GV. Importante ressaltar também a presença habitual de erosões elevadas lineares, que normalmente encontram-se ao longo da grande curvatura do antro e corpo, compatíveis com a linha de grampeamento cirúrgica. O aumento da câmara gástrica associado a presença de fundo residual, são achados que podem muitas vezes estarem associados a recorrência de peso em virtude da maior capacidade de armazenamento alimentar e maior possibilidade de liberação de grelina[10]. (Figura 10).

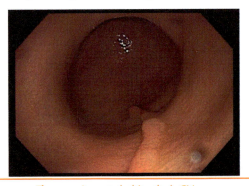

**Figura 9.** Aspecto habitual pós GV.

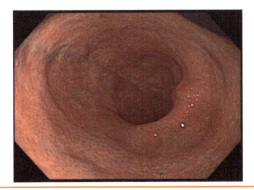

**Figura 10.** Tubo gástrico dilatado. Observar ao longo da parede anterior e grande curvatura do corpo, presença de cicatriz esbranquiçada linear compatível com linha de grampeamento cirúrgica prévia.

Em virtude das altas taxas de recorrência de peso em pacientes submetidos a GV ao longo do seguimento cirúrgico, usualmente estes pacientes acabam necessitando serem submetidos a cirurgias revisionais, dentre elas podemos destacar como mais habitualmente a realização de um novo *Sleeve* ou a conversão em BGYR. Apesar da importante perda de peso associado a estes procedimentos, estes são acompanhados de uma maior morbidade peri e pós operatória, em virtude das dificuldades técnicas encontradas no ambiente cirúrgico[1].

### CONSIDERAÇÕES FINAIS

A recorrência de peso pós cirurgia bariátrica é uma situação onde sempre o endoscopista e o cirurgião assistente do paciente devem trabalhar juntos para promover uma avaliação adequada e individual de cada caso, visando o melhor resultado clínico, e com menores índices de complicação.

A endoscopia digestiva alta, portanto, é exame fundamental nesta avaliação inicial pois permite em muitas vezes a identificação exata do problema a ser tratado, além de cada vez mais oferecer possibilidades terapêuticas diferentes para cada tipo de problema visualizado. Tal abordagem permite oferecer ao paciente a possibilidade de intervenções minimamente invasivas, com menores índices de complicações, além de resultados satisfatórios na perda de peso e qualidade de vida dos pacientes.

### PONTOS CHAVES

- A endoscopia digestiva alta é um exame de grande importância na avaliação da recorrência de peso, em pacientes submetidos à cirurgia bariátrica;
- O conhecimento da anatomia pós cirúrgica é fundamental para determinação de possíveis causas envolvidas neste processo;
- Dentre as diferentes técnicas de cirurgia bariátrica, podemos destacar o BGYR e

a GV como as mais realizadas em todo o mundo;

- No BGYR as principais causas de recorrência envolvem o tamanho do pouch gástrico, uma anastomose dilatada, bem como a presença de fístula gastro gástrica;
- Em relação a GV, podemos destacar o tubo gástrico dilatado, e a presença de fundo gástrico que está associada a maior liberação de gastrina, e, portanto, relacionada a recorrência de peso;
- Havendo a identificação de possíveis causas anatômicas que estejam associadas ao processo de recorrência de peso, terapêuticas endoscópicas ou cirúrgicas poderão ser empregadas visando promover o tratamento adequado ao paciente.

## REFERÊNCIAS

1. de Moura DTH, de Moura EGH, de Moura DTH, Jirapinyo P, Thompson CC, Barrichello S, et al. Endoscopic sleeve gastroplasty in the management of weight regain after sleeve gastrectomy. Endoscopy. 2020;52(3):202–10.
2. Yimcharoen P, Heneghan HM, Singh M, Brethauer S, Schauer P, Rogula T, et al. Endoscopic findings and outcomes of revisional procedures for patients with weight recidivism after gastric bypass. Surgical Endoscopy. 2011;25(10):3345–52.
3. Anderson MA, Gan SI, Fanelli RD, Baron TH, Banerjee S, Cash BD, et al. Role of endoscopy in the bariatric surgery patient. Gastrointestinal Endoscopy. 2008;68(1):1–10.
4. Hourneaux De Moura DT, Thompson CC. Endoscopic management of weight regain following Roux-en-Y gastric bypass. Expert Review of Endocrinology and Metabolism [Internet]. 2019;14(2):97–110. Available from: https://doi.org/10.1080/17446651.2019.1571907.
5. Abu Dayyeh BK, Lautz DB, Thompson CC. Gastrojejunal Stoma Diameter Predicts Weight Regain After Roux-en-Y Gastric Bypass. Clinical Gastroenterology and Hepatology [Internet]. 2011;9(3):228–33. Available from: http://dx.doi.org/10.1016/j.cgh.2010.11.004.
6. Heneghan HM, Yimcharoen P, Brethauer SA, Kroh M, Chand B. Influence of pouch and stoma size on weight loss after gastric bypass. Surgery for Obesity and Related Diseases [Internet]. 2012;8(4):408–15. Available from: http://dx.doi.org/10.1016/j.soard.2011.09.010.
7. Brunaldi VO, Jirapinyo P, de Moura DTH, Okazaki O, Bernardo WM, Galvão Neto M, et al. Endoscopic Treatment of Weight Regain Following Roux-en-Y Gastric Bypass: a Systematic Review and Meta-analysis. Obesity Surgery. 2018;28(1):266–76.
8. Chahine E, Kassir R, Dirani M, Joumaa S, Debs T, Chouillard E. Surgical Management of Gastrogastric Fistula After Roux-en-Y Gastric Bypass: 10-Year Experience. Obesity Surgery. 2018;28(4):939–44.
9. de Moura DTH, da Ponte-Neto AM, Hathorn KE, do Monte Junior ES, Baptista A, Ribeiro IB, et al. Novel Endoscopic Management of a Chronic Gastro-Gastric Fistula Using a Cardiac Septal Defect Occluder. Obesity Surgery. 2020;30(8):3253–4.
10. Lauti M, Kularatna M, Hill AG, MacCormick AD. Weight Regain Following Sleeve Gastrectomy—a Systematic Review. Obesity Surgery [Internet]. 2016;26(6):1326–34. Available from: http://dx.doi.org/10.1007/s11695-016-2152-x.

# 8 Aspectos Relacionados à Falha da Cirurgia Bariátrica e Recorrência Ponderal

## Visão do cirurgião bariátrico

**Alexandre Amado Elias ▪ Walter Takeiti Sasaki ▪ Thiago Luiz de Macedo Vidal**

A obesidade é uma doença complexa, crônica, progressiva, multifatorial e sem perspectiva de cura, necessitando de tratamento e acompanhamento médico multidisciplinar contínuo.[1]

Ao longo de 25 anos de experiência no tratamento cirúrgico para obesidade, tem sido possível comprovar que a utilização de técnicas cirúrgicas como forma de tratamento para a mesma se tornou padrão ouro para o controle da obesidade grave e de suas comorbidades, oferecendo melhor desfecho clínico e sustentável a médio e longo prazo. Embora os tratamentos cirúrgicos se apresentem como uma excelente opção, não são isentos de riscos e complicações.[2]

A recorrência do peso é considerada por alguns autores, a complicação mais importante a longo prazo após a realização da Cirurgia Bariátrica[2], ocorrendo a maior porcentagem de perda do excesso de peso após o tratamento cirúrgico.[3]

Em se tratando de cirurgia bariátrica existem controvérsias quando se fala de recorrência de peso ou insucesso da cirurgia ou por que deveria ser considerado ideal uma perda 50% do excesso do peso (EWL).[4]

De acordo com os parâmetros baseados nos Critérios de Reinhold,[3] a perda de peso insuficiente é frequentemente definida como: nunca ter atingido mais de 50% de perda do excesso de peso (EWL), ou mesmo ter retornado ao índice de massa corporal (IMC) maior 35 Kg/m², situações que apontam o insucesso da cirurgia.

Através de uma pesquisa coletada em mídia social de cirurgiões de grande parte do mundo que atuam rotineiramente com cirurgia Bariátrica, chamada de *International Bariatric Club* (IBC)[5], relativo a definições de recuperação de peso perdido é possível observar que não há consenso sobre qual seria a melhor definição ou parâmetro ou se teríamos uma única definição quando se trata de Recorrência do peso ou Perda do peso Insuficiente[4].

A Sociedade Brasileira de Cirurgia Bariátrica e Metabólica (SBCBM) visando estabelecer um consenso e parâmetros sobre a Recorrência da Obesidade ou Perda de Peso Insuficiente após a cirurgia bariátrica, realizou um Simpósio com diversos especialistas na área do tratamento da obesidade sobre o assunto dentre eles Cardiologistas, Endócrinologistas e deste encontro houve o entendimento que haveria vários outros itens a serem considerados para avaliar o resultado do tratamento cirúrgico a médio e longo prazo, não somente considerando apenas a perda de peso ou do percentual de excesso de peso perdido e índice de massa corporal (IMC), mas também, outros fatores importantes como a resolução de comorbidades, expectativa do paciente, qualidade de vida e aumento na expectativa de vida[6].

Considerando a realização do grande número de cirurgias bariátricas e metabólicas realizadas no mundo e em nosso país, de acordo com a publicação da Sociedade Internacional de Cirurgia Bariátrica (IFSO) em um levantamento mundial de procedimentos primários, endoluminais e de revisão em cirurgias bariátricas em todo o mundo em 2016 foram mais de 685.874 milhões de cirurgias bariátricas realizadas no mundo, sendo que (92,6%) dos quais eram procedimentos primários e 50.977 eram revisionais (7,4%)[7] (Fluxograma 1 e Figura 1).

Entre as intervenções primárias 609.897 (96%) foram cirúrgicas e 25.359 (4%) endoluminais. O procedimento cirúrgico primário bariátrico/ metabólico no mundo mais realizado até aquele momento foi a gastrectomia vertical (GV) (N = 340.550; 53,6%), seguida de derivação gástrica em Y de Roux (RYGB) (N = 191.326; 30,1%).[7] (Figura 2)

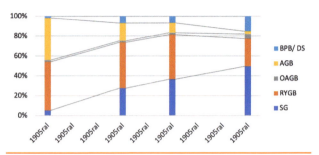

**Figura 1.** Número dos principais procedimentos cirúrgicos bariátricos / metabólicos primários de 2008 a 2016. Banda gástrica ajustável (AGB), Roux-en-Y bypass gástrico (RYGB), Gastrectomia vertical (SG), Derivação biliopancreático (BPD)--Swith duodenal (DS), anastomose única gástric by-pass (OAGB). Fonte: Angrisani et al, Obesity Surgery /2018.

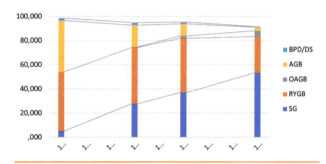

**Figura 2.** Tendência de longo prazo nos principais procedimentos cirúrgicos bariátricos/ metabólicos do mundo. Banda gástrica ajustável (AGB), Roux-en-Y bypass gástrico (RYGB), Gastrectomia vertical (SG), Derivação biliopancreático

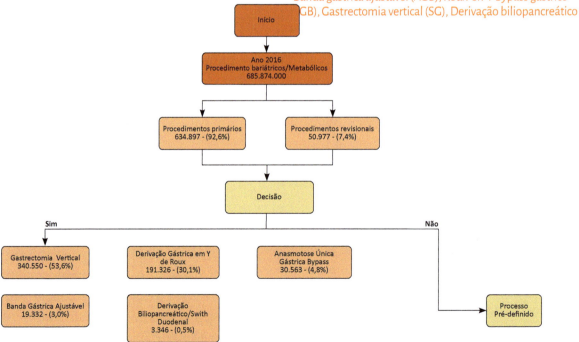

**Fluxograma 1.** Levantamento de procedimentos bariátricos e metabólicos realizados no ano de 2016.

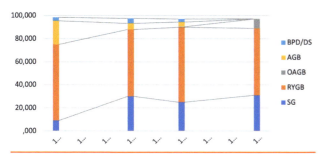

(BPD) / Swith duodenal (DS), Anastomose única gástric bypass (OAGB). Fonte: Angrisani et al, Obesity Surgery /2018.

**Figura 3.** Tendência de longo prazo em Latino / América do Sul de procedimentos cirúrgicos bariátricos / metabólicos. Fonte: Angrisani et al, Obesity Surgery /2018.

Por outro lado, quando analisado o número de procedimentos realizados na América Latina e principalmente em nosso país, apesar do crescimento dos procedimentos realizados pela técnica de Gastrectomia Vertical (GV) nos Estados Unidos, ainda o Bypass Gástrico têm sido a técnica cirúrgica mais predominante no Brasil.[7] (Figura 3).

De acordo com as tendências internacionais, o número de Gastrectomia Vertical continuará a aumentar no futuro próximo, mas seu percentual pode diminuir com a crescente predominância de outros procedimentos e com a ocorrência de complicações a médio e longo prazo identificadas ao longo do tempo. Como em geral acontece com a maioria dos novos procedimentos, há um entusiasmo inicial, seguido por uma diminuição gradual quando mais se sabe sobre os problemas de longo prazo de cada intervenção, principalmente quando se trata de procedimentos com maior predominância do componente restritivo, haja visto que historicamente vimos isto acontecer com o procedimento conhecido de Banda Gástrica ajustável que chegou a ser no passado um dos principais procedimentos realizados nos Estados Unidos e Canadá, que ao longo do tempo deixou ser realizada por conta de seus efeitos negativos como recorrência e complicações realizadas ao próprio material da banda gástrica (silicone). No caso da Gastrectomia Vertical, a Doença do Refluxo Gastroesofágico (DRGE) têm sido uma preocupação inicial quando aplicado este método, juntamente com outras patologias como o Esofagites de refluxo em graus avançados, podendo levar ao conhecido esôfago de Barrett, ou Refluxo de novo, além de haver uma maior tendência de recorrência do peso mais precoce devido principalmente pela grande variabilidade técnica e consequentemente dilatação da câmara gástrica quando comparado ao Bypass Gástrico.[8]

Percebe-se que na América do Norte e Europa, as cirurgias revisionais representam uma porcentagem substancial (10% e 11%, respectivamente); enquanto, na América Latina, as revisões representam apenas 1% de todas as intervenções bariátricas. Este fato pode corresponder devido ainda o Bypass Gástrico ser o procedimento mais realizado com resultados mais consistentes e sustentáveis a médio e a longo prazo na maioria dos pacientes no Brasil.[7]

No mundo, 26% dos procedimentos foram realizados para complicações, 63% para problemas de recorrência; insucesso do peso perdido ou pela recorrência de comorbidades e 11% para ambos.[7]

Dados de acompanhamento de longo prazo mostraram uma taxa de falha de cerca de 20% em pacientes obesos mórbidos e 35% em pacientes super obesos, considerando as taxas de falha relatadas, podemos hipotetizar que, no futuro próximo, um percentual importante destes pacientes precisará de uma intervenção revisional.[8]

Estes números nos trazem grande preocupação, pois podem refletir a futura realidade em nosso país e da Sociedade Brasileira de Cirurgia Bariátrica e Metabólica (SBCBM), já que verificamos mais de 84 % de aumento no número de cirurgias realizadas nos últimos 8 anos.[8] (Figura 4).

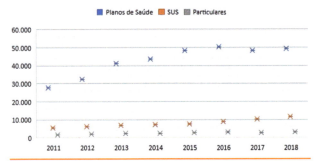

**Figura 4.** Análise segmentar de cirurgias bariátricas realizadas entre 2011 e 2018 no Brasil. Fonte: ANS e Sistema de In formações Hospitalares/DATASUS.

De acordo com estes números podemos imaginar que devemos ter nos próximos 5 a 10 anos um aumento significativo no número de cirurgias revisionais em nosso País. Sendo assim, se faz necessário que os estudos e pesquisas científicas continuem sendo realizados para o melhor entendimento dos mecanismos, resultados e evolução a médio e a longo prazo do tratamento cirúrgico da obesidade para que assim, seja possível, evitarmos e/ou pelo menos minimizarmos a ocorrência deste difícil desafio que representa hoje a recorrência da obesidade e de suas comorbidades.

De acordo com uma revisão sistemática realizada de acompanhamento pós-operatório em 5 anos da Gastrectomia Vertical e comparado com Bypass Gástrico e Duodenal Swith foi possível verificar que as taxas de recuperação especificamente após Gastrectomia Vertical são relatadas em nove estudos heterogêneos como: 5,7% em 2 anos a 75,6% em 6 anos. A revisão atual de recuperação de peso, especificamente após Gastrectomia Vertical em pacientes pelo menos 2 anos após a cirurgia, identificou o tamanho inicial da manga, dilatação da manga, aumento dos níveis de grelina, suporte de acompanhamento inadequado e comportamentos de estilo de vida inadequados como mecanismos propostos que contribuem para o ganho de peso no paciente submetido a Gastrectomia Vertical.[7]

A combinação de vários fatores como genéticos, anatômicos, comportamentais e psicológicos podem colaborar com a recorrência do peso ou a perda de peso insuficiente após uma cirurgia bariátrica e, como consequência, pode levar não só a progressão ou recorrência das comorbidades, como também, declínios na qualidade de vida relacionada à saúde e satisfação com a cirurgia. Dessa forma, deparamos com um grande desafio no desenvolvimento adequado de tratamentos com diferentes opções e estratégias a longo prazo no manejo da doença visando buscar o melhor controle e tentativa de minimizar a recorrência do peso e de suas comorbidades.

Torna-se fundamental o conhecimento aprofundado de todos mecanismos que envolvam a obesidade e sua fisiopatologia, buscando identificar possíveis fatores preditivos para o sucesso do tratamento da Obesidade e suas complicações. Dentre esses mecanismos temos, por exemplo, a relação entre o balanço energético com conhecimento da composição corporal e da genética de cada paciente no sentido de buscar o melhor procedimento para cada paciente e identificar possíveis mal respondedores ao tratamento, aprofundar a busca do entendimento do sistema Neuro cortical no controle da ingestão e do comportamento, maior compreensão no complexo sistema de sinalização hormonal que envolve a fome entre o cérebro e os principais órgãos do sistema digestivo, pâncreas, músculo e tecido adiposo, entender o que a Cirurgia Bariátrica têm impactado com as mudanças anatômicas realizadas cirurgicamente em nosso aparelho digestivo e consequentemente causando alterações em nossa microbiota intestinal, juntamente com ação dos ácidos biliares e a gluconeogênese, dentre vários outros mecanismos a serem estudados no sentido de buscarmos uma melhor solução e melhor desfecho clínico aos nossos pacientes.[9]

Com o importante desenvolvimento da indústria farmacêutica e o grande arsenal terapêutico disponível hoje, a associação preventiva de medicamentos anti obesidade poderá ajudar alguns pacientes quando isso se fizer necessário na busca de melhores resultados e até mesmo evitar insucessos ou recorrência a médio e longo prazo. Esta combinação de maior conhecimento e seleção mais detalhada poderá servir como alternativa antes de se considerar a cirurgia revisional.

Quando falamos em recorrência de peso ou insucesso após a cirurgia bariátrica temos uma grande variabilidade nas estimativas publicadas pelos estudos, o que dificulta a confiabilidade dos mesmos. Dessa forma, torna-se fundamental a definição das expectativas do paciente e do médico e o adequado planejamento das intervenções para ajudar a maximizar a manutenção da perda de peso individualmente para cada paciente.[10]

Embora o número de cirurgias revisionais bariátricas realizadas nos EUA tenha aumentado de 6% em 2011 para 13,9% em 2016, permanece uma quantidade limitada de dados disponíveis sobre sua segurança e eficácia.

Uma revisão retrospectiva dos procedimentos revisionais de cirurgia bariátrica realizadas na Universidade de Boston entre janeiro de 2015 e dezembro de 2017, analisou a indicação para revisão – insucesso / recorrência de peso (grupo W) e / ou complicações refratárias (grupo C) após cirurgia bariátrica primária. O estudo foi composto por 70 cirurgias revisionais realizadas em 3 anos, com 40 pacientes do grupo W (57,14%) e 18 pacientes do grupo C (25,71%), 12 pacientes (17,14%) estavam em ambos os grupos. Um ano após a cirurgia revisional, os pacientes do grupo W perderam em média 20% do peso corporal pré operatório, todas as complicações entre o grupo C foram resolvidas, 7 pacientes (10%) necessitaram de readmissão dentro de 30 dias após a cirurgia revisional, 1 (1,43%) necessitou de reoperação. Houve 1 vazamento, que não exigiu reoperação. Este estudo conclui que os pacientes do grupo W experimentaram boa perda de peso após um ano e que as taxas de complicações para cirurgias revisionais foram comparáveis às relatadas na literatura para procedimentos primários e que a cirurgia bariátrica revisional parece ser segura e é uma opção viável para pacientes que não respondem ou que tenham complicações refratárias após a cirurgia bariátrica primária.[8]

Em nosso serviço no Instituto Garrido de São Paulo, foi feita uma revisão de pacientes operados no período de 5 anos entre janeiro de 2015 a dezembro de 2019, durante este período forma realizados aproximadamente 5 mil procedimentos bariátricos, sendo o Bypass Gástrico e a Gastrectomia Vertical as principais técnicas realizadas.

Neste período, foram realizados 30 procedimentos revisionais, sendo consideradas indicações quando o paciente apresentava recorrência de peso e/ou insucesso de acordo com critérios de Reinhold, levando em consideração a perda do % do excesso de peso. Além disso, outras indicações foram por complicações refratárias como Refluxo Gastroesofágico e suboclusão da anastomose gastrojejunal causada por complicações do anel de silicone utilizado nas cirurgias denominadas de Fobi-Capella (Bypass Gástrico com anel). Os pacientes foram revisados entre o período de 12 a 48 meses do NADIR. É importante frisar que todos pacientes foram submetidos a um acompanhamento médico e multidisciplinar intensivo prévio antes de indicarmos quaisquer cirurgia revisional, e que todos pacientes operados passaram por uma investigação cuidadosa no aspecto anatômico do procedimento com exame contrastado avaliando esôfago, câmara gástrica e anastomose gastrojejunal, além de análise volumétrica gástrica através de tomografia contrastada em terceira dimensão e endoscopia digestiva alta em todos pacientes, visando esclarecer possíveis problemas que poderiam aumentar a complexidade da cirurgia revisional ou mesmo conduta, otimizando melhores resultados e minimizando riscos já que sabidamente há um risco de maior chance de complicações em cirurgias revisionais.

Os procedimentos revisonais realizados foram: Revisão de Bypass Gástrico/ Cirurgia de Fobi-Capela (N-6), Conversão de Banda Gástrica ajustável para Bypass (N-14), Conversão de Gastrectomia Vertical para Bypass (N-7) e Conversão de Bypass Jejuno Ileal (Cirurgia de Lazzaroto – N-3). O IMC médio dos pacientes no momento da revisão ficou entre 40.49 e 45.8. (Tabela 1)

Os pacientes foram analisados após a cirurgia de revisão no período entre 12 a 24 meses e a média do percentual (%) da perda do excesso de peso entre os pacientes foi entre 14% e 70%. Dentre os pacientes submetidos a cirurgia revisional da técnica Bypass/Fobi-Capella houve ganho de peso para um paciente. (Tabela 2)

Em nossa experiência e de acordo com os resultados que obtivemos, os pacientes que mais se beneficiaram com a cirurgia revisional foram aqueles que tinham uma cirurgia com componente mais restritivo como Banda Gástrica e a Gastrectomia Vertical quando associados a um desvio intestinal do tipo Bypass Gástrico, reforçando que o intestino têm um valor importante de acordo com os mecanismos de sinalização hormonal, alterações da microbiota intestinal e ação dos ácidos biliares, podendo tornar o procedimento cirúrgico mais efetivo e sustentável a médio e a longo prazo quando analisado perda de peso.

Já os procedimentos revisados do tipo Bypass/Fobi Capela, quando acrescido de mais restrição seja colocando anel e reduzindo ainda mais a pequena câmara gástrica, ou mesmo aumentando o componente disabsortivo seja com alongamento de alças (mais comumente a biliar), o benefício tem se demonstrado muito pequeno em termos de percentual de perda de peso e por contrapartida um risco grande de desenvolver má absorção com deficiências nutricionais importantes e diarreia de difícil tratamento.

**Tabela 1.** Procedimentos revisionais, número de pacientes e IMC médio dos pacientes no momento da revisão.

| Procedimentos Revisonais | N | IMC |
|---|---|---|
| Bypass/Fobi-Capella | 6 | 45.8 |
| Banda Gástrica | 14 | 40.49 |
| Gastretomia Vertical | 7 | 40.5 |
| Bypass Jejuno-ileal | 3 | 43.0 |

**Tabela 2.** Média do percentual (%) da perda do excesso de peso.

| Procedimentos Revisonais | Min – Max (%) | Média (%) |
|---|---|---|
| Bypass/Fobi-Capella | 10 - 18 | 14 |
| Banda Gástrica | 34 - 106 | 70 |
| Gastretomia Vertical | 47 - 60 | 52.3 |
| Bypass Jejuno-ileal | 24 - 50 | 37 |

Sendo assim, podemos nos questionar que talvez a cirurgia revisional poderia vir a ser uma solução para este problema ou se a associação de uma abordagem endoscópica ou também em conjunto com terapêutica medicamentosa deveria estar dentre os procedimentos a serem explorados.

Em nossa prática clínica, adotamos como conduta lançar mão de todos os recursos disponíveis dietéticos como restrição de alimentos de rápida absorção (como carboidratos ricos em calorias), estabelecer um programa alimentar hiper proteico personalizado, mudança do estilo de vida com exercícios regulares monitorado e um trabalho psicoterapêutico individualizado no sentido de envolver a paciente a aderir a este novo programa para tentarmos resgatar os efeitos que a cirurgia pode oferecer. Este programa, uma vez bem sucedido, poderá minimizar a recorrência do peso ou insucesso destes pacientes antes mesmo de adotarmos alguma outra terapêutica seja endoscópica, medicamentosa e até mesmo um procedimento de cirurgia revisional, já que na maioria dos estudos fica evidente um maior risco de complicações e resultados pouco satisfatórios.

Considerando que a farmacoterapia poderia auxiliar como tratamento da obesidade e na recorrência pós cirurgia bariátrica, os análogos do GLP1 têm sido amplamente utilizados como opção terapêutica de escolha. Um estudo realizado para investigar se a Liraglutida (GLP1) poderia ajudar ou se seria igualmente eficaz na reversão do ganho de peso após de 6 anos do bypass gástrico em Y de Roux (RYGB), na busca de tentar restaurar o mecanismo de saciedade que havia após a cirurgia bariátrica. O estudo foi composto com 95 pacientes consecutivos submetidos ao Bypass Gástrico entre 4 á 9 anos atrás. Dentre os pacientes 11 eram homens, 84 mulheres; IMC médio de 5 kg/m2, os pacientes foram tratados por 24 meses da seguinte forma: pacientes que ganharam menos de 10% do peso NADIR serviram como controles e receberam aconselhamento sobre estilo de vida (30 pacientes). Os outros foram autorizados a escolher entre três grupos de tratamento diferentes: um grupo com a administração de Liraglutida (LG, n = 34); outro grupo com Endosutura da anastomose gastrojejunal usando Overstitch SystemTM da Apollo (ES, n = 15) e outro grupo com a colocação de um anel de silicone do tipo (Fobi) com redimensionamento da câmara gástrica (FP, n = 16). Como resultados os controles mantiveram seu peso estável durante 24 meses de estudo e a perda de peso foi 4,8 ± 2,9 kg / m2 para LG e 5,5 ± 2,9 kg / m² para FP, ambos perdendo mais de 85% do peso recuperado do NADIR de peso (p <0,001). Em contraste, a perda de peso no ES foi de 1,0 ± 0,9 kg / m² (ou seja, 20% do peso recuperado).

Apesar dos pacientes que colocaram anel terem apresentado melhor resultado na perda de peso com significância estatística, trinta e sete por cento destes pacientes (FP) apresentaram complicações graves relacionadas ao anel de silicone (p <0,05) em contraste com os outros grupos. Uma melhora na prevalência de hipertensão e dislipidemia foi observada nos grupos que receberam a Liraglutida e anel de Fobi (p <0,02) com 24 meses após a intervenção. Como conclusões, o estudo demonstrou que o ganho de peso durante mais de 6 anos após o Bypass Gástrico pode ser revertido com segurança e eficácia na terapia medicamentosa com a Liraglutida. Este estudo concluiu que em comparação com a cirurgia revisional, a farmacoterapia com liraglutida foi de baixo risco e resultou em uma melhora importante na hipertensão e dislipidemia. Portanto, os autores concluem que injeções subcutâneas diárias de Liraglutida poderiam ser mais uma opção terapêutica dentre os diferentes métodos para tratar a recorrência de peso após Gastric Bypass.[10]

Do ponto de vista prático em nossa experiência em clínica privada, poucos pacientes se beneficiam desta opção terapêutica devido a dificuldade de adesão ao tratamento relativo aos custos mensais necessários para manter o tratamento a longo prazo, também decorrente da necessidade de aplicações diárias deste medicamento no subcutâneo podendo trazer desconforto aos pacientes, também a frequente ocorrência de maus respondedores a este tratamento. Desta forma nos resta saber, qual seria o perfil de pacientes que poderiam responder bem ao tratamento, qual seria o melhor momento ou a partir de quanto de aumento do percentual de recorrência do peso ou até mesmo quando, deveria ser iniciado o tratamento medicamentoso ou se deveria ser empregado mesmo antes da recorrência do peso ocorrer para obtermos os possíveis benefícios desta opção terapêutica.

Desta forma vários fatores devem ser extremamente acompanhados e monitorados por um time multidisciplinar de forma permanente, visando evitar que os pacientes passem a ter hábitos alimentares inadequados, falta de atividade física e sedentarismo. Pois a perda do seguimento e falta de aderência das orientações no pós operatório por parte dos pacientes nos parece ser um início para o aparecimento de futuros problemas de recorrência e insucesso a médio e a longo prazo.

## ▶ REFERÊNCIAS BIBLIOGRÁFICAS

1. Bray, G. A., et al. "Obesity: a chronic relapsing progressive disease process. A position statement of the World Obesity Federation." *Obesity reviews* 18.7 (2017): 715-723. https://doi.org/10.1111/obr.12551

2. Neto, Rafael M. Laurino, et al. "Comorbidities remission after Roux-en-Y gastric bypass for morbid obesity is sustained in a long-term follow-up and correlates with weight regain." *Obesity surgery* 22.10 (2012): 1580-1585. https://doi.org/10.1007/s11695-012-0731-z

3. Bastos, Emanuelle Cristina Lins, et al. "Fatores determinantes do reganho ponderal no pós-operatório de cirurgia bariátrica." *ABCD. Arquivos Brasileiros de Cirurgia Digestiva (São Paulo)* 26 (2013): 26-32. https://doi.org/10.1590/S0102-67202013000600007

4. Andalib A, Alamri H, Almuhanna Y, et al. Short-term outcomes of revisional surgery after sleeve gastrectomy: a comparative analysis of re-sleeve, Roux en-Y gastric bypass, duodenal switch (Roux en-Y and single-anastomosis). Surg Endosc. 2020; https://doi.org/10.1007/s00464-020-07891-z

5. Khwaja HA, Nedelcu M, Galvao Neto M, et al. The International Q7 Bariatric Club—a worldwide web educational network for bariatric professionals. Obes Surg 2013;23(12):2121–3. https://doi.org/10.1007/s11695-013-1063-3

6. Berti, Luis V., et al. "Position of the SBCBM-nomenclature and definition of outcomes of bariatric and metabolic surgery." *ABCD. Arquivos Brasileiros de Cirurgia Digestiva (São Paulo)* 28 (2015): 2-2. https://doi.org/10.1590/S0102-6720201500S100002

7. Luigi Angrisani[1], A Santonicola[2], P Iovino[2], A Vitiello[3], K Higa[4,5], J Himpens[6], H Buchwald[7], N Scopinaro[8] IFSO Worldwide Survey 2016: Primary, Endoluminal, and Revisional Procedures - Obes Surg - 2018 Dec;28(12):3783-3794. doi: 10.1007/s11695-018-3450-2.

8. Magro, Daniéla Oliveira, et al. "Long-term weight regain after gastric bypass: a 5-year prospective study." *Obesity surgery* 18.6 (2008): 648-651. https://doi.org/10.1007/s11695-007-9265-1

9. Boguszewski, César Luiz, Gilberto Paz-Filho, and Licio A. Velloso. "Neuroendocrine body weight regulation: integration between fat tissue, gastrointestinal tract, and the brain." *Endokrynologia Polska* 61.2 (2010): 194-206.

10. Horber, Fritz F., and Rudolf Steffen. "Reversal of long-term weight regain after roux-en-y gastric bypass using liraglutide or surgical revision. A prospective study." *Obesity Surgery* 31.1 (2021): 93-100. https://doi.org/10.1007/s11695-020-04856-y

# 9 A Microbiota Intestinal, Ácidos Biliares e a Genética na Recorrência de Peso

**Andrey Santos ▪ Mário José Abdala Saad ▪ Daniéla Oliveira Magro**

## ▪ INTRODUÇÃO

O conjunto de microrganismos presentes em um determinado ambiente é denominado microbiota. Embora dominada por bactérias e sendo estas as mais estudadas, a microbiota também inclui populações comensais de fungos, vírus, arquéias e protistas. A composição da microbiota varia conforme a sua localização e sofre influência de diversos fatores. No trato gastrointestinal, ela sofre influência do pH, oxigênio e disponibilidade de nutrientes, variando de aproximadamente 1000 bactérias na cavidade oral, chegando a $10^{14}$ no colón. As bactérias presentes no intestino estão distribuídas em quatro grandes filos: Bacteroidetes e Proteobactérias que são bactérias gram-negativas e Actinobacteria e Firmicutes que são bactérias gram-positivas. Aproximadamente 90% delas pertencem aos filos dos Bacteroidetes e Firmicutes [1-3]. Nas últimas duas décadas a microbiota se consolidou como elemento chave para a manutenção da saúde do indivíduo. Foi demonstrado a sua participação em diversos mecanismos fisiológicos como homeostase de glicose, modulação da extração de energia da dieta, modulação do sistema imune, modulação do sistema nervoso central entre outros, que dependem de um equilíbrio entre microrganismos potencialmente patogênicos ou não, para a manutenção de um sistema saudável [4].

As interações entre o organismo humano e a microbiota intestinal começam no nascimento e, a partir daí, a composição da microbiota sofre várias alterações. Crianças alimentadas exclusivamente com leite materno, são colonizadas com uma grande quantidade de *Bifidobacterium* em seus primeiros dias de vida, resultando em uma grande produção de acetato e lactato, o que restringe o crescimento de bactérias patogênicas, como *Escherichia coli* e *Clostridium perfringens* [5,6]. De outro prisma, crianças alimentadas com fórmula têm predomínio de bactérias do gênero *Clostridium* [7,8]. Um estudo recente com dez recém-nascidos japoneses saudáveis mostrou que a microbiota intestinal é desenvolvida gradativamente por meio do padrão definido em associação com a maturação do metabolismo de ácidos biliares (ABs) [9]. Os autores verificaram que, aos três anos de idade, os ácidos biliares secundários, desoxicólico (DCA) e litocólico (LCA), se tornaram os principais componentes de ABs nas fezes. A maior quantidade de DCA e LCA foi associado à colonização por uma ampla gama de bactérias pertencentes aos filos Bacteroidetes e Firmicutes.

Os ácidos biliares influenciam a composição da microbiota gastrointestinal e, por sua vez, são quimicamente modificados por enzimas bacterianas no intestino. São considerados mediadores de interferência recíproca microbiota/hospedeiro com a capacidade de influenciar tanto as vias metabólicas do hospedeiro como a composição da microbiota [10-12].

A alimentação é claramente um fator importante na regulação da composição da microbiota intestinal. Uma dieta inadequada gera perturbações na microbiota, que por sua vez, altera a composição dos ABs, modificando sua sinalização e afetando o metabolismo do hospedeiro, ou seja, a composição dos ABs está intimamente associada à obesidade e é modificada pela microbiota intestinal, porém, até o momento, não está elucidado como essa interação ocorre.

Neste capítulo, discutiremos como a microbiota intestinal e os ABs se correlacionam na indução tanto da recorrência como da perda de peso.

### ÁCIDOS BILIARES

Os ácidos biliares são moléculas anfipáticas, ou seja, apresentam tanto características hidrofílicas como hidrofóbicas. A síntese dos ABs é dividida em várias etapas, envolvendo diversas enzimas localizadas no retículo endoplasmático, mitocôndria, citosol e peroxissomos. Os ABs a partir do colesterol podem ser sintetizados por meio de duas vias: A) a via clássica, que ocorre nos hepatócitos e é conhecida como a rota neutra, B) via alternativa, que acontece no intestino. A via clássica medeia a síntese dos ABs primários e é considerada a via principal por ser responsável por cerca de 90% da síntese dos ABs. A via alternativa é responsável pela síntese dos ABs secundários e medeia menos de 10% de sua síntese [10,13,14]. A via entero-hepática é extremamente importante para os ABs, uma vez que são sintetizados no fígado a partir do colesterol, sendo armazenados na vesícula biliar e posteriormente liberados no intestino delgado após a ingestão alimentar. Após uma refeição, o duodeno secreta colecistocinina, que estimula a contração da vesícula biliar liberando o ABs no trato intestinal. No intestino delgado, os ABs agem tanto como detergentes eficazes para facilitar a solubilização de monoacilgliceróis e ácidos graxos como também na digestão e absorção de lipídios e vitaminas lipossolúveis [15]. Por fim, os ABs são reabsorvidos no íleo e transportados novamente para o fígado através da veia porta para excreção na bile.

Acreditava-se que os ABs tinham apenas a função de facilitar a emulsificação de gorduras dietéticas facilitando a absorção intestinal de lipídios e vitaminas lipossolúveis. Porém, nas últimas décadas os ABs deixaram de ser apenas moléculas emulsificantes e passaram a ser vistas como moléculas sinalizadoras que exercem inúmeras funções como regulações de lipídio, glicose, respostas inflamatórias, função de barreira e prevenção da translocação bacteriana no trato intestinal. Esse papel regulatório se deve a sua capacidade de ativar receptores nucleares como o farnesóide X (FXR) e receptores acoplados à proteína G da superfície celular (GPCRs) como o TGR5. Além disso, a ativação de FXR induz TGR5 a secretar peptídeo-1, semelhante ao glucagon like peptide (GLP-1), melhorando a sensibilidade à insulina e o metabolismo hepático [16,17]. Os resultados ainda são contraditórios e a maioria baseados em experimentação animal, os quais demonstraram uma ação do FXR possivelmente dependente da sua localização [18,19,20,21].

Ao estudar os efeitos do ácido obeticólico (OCA), agonista do receptor FXR em humanos e camundongos, Friedman e col. encontram evidências de interações entre os ABs e a microbiota intestinal. Estas descobertas indicam que a ativação do receptor FXR altera a microbiota intestinal e pode sinalizar oportunidades para a descoberta de novos biomarcadores [22].

A microbiota intestinal de animais alimentados com dieta hiper lipídica induziu ganho de peso e esteatose hepática de maneira dependente de FXR, e os perfis dos ABs e composição da microbiota fecal diferiram entre camundongos knockdown (animais com inativação ou deleção de um gene específico) para o gene FXR (Fxr⁻/⁻) e camundongos do tipo selvagem. Nestes animais a microbiota promoveu a diversidade de ácidos biliares independente da presença do gene FXR, cuja ausência contribuiu para o fenótipo magro independente da dieta.[18]

Outro estudo que utilizou antibióticos para modificar a microbiota de camundongos alimentados com dieta hiper lipídica resultou na diminuição de fenótipos metabólicos adversos. Esta alteração estava associada aos níveis mais baixos do gênero *Lactobacillus* e à diminuição da atividade da hidrolase dos sais biliares (BSH). A BSH diminuída resultou em níveis aumentados de TβMCA (ácido tauro-β-muricólico), um substrato de BSH e um potente antagonista do FXR. Os camundongos sem expressão intestinal de FXR eram resistentes à obesidade, induzida por este tipo de dieta, resistência à insulina e doença hepática gordurosa não alcoólica, demonstrando que o FXR intestinal pode estar envolvido na potencialização da doença metabólica[19]. A administração de ácido glicina-β-muricólico (Gly-MCA) um antagonista de FXR, em camundongos, melhorou o perfil metabólico e está associado a diminuição do filo Firmicutes (filo ao qual pertence o gênero *Lactobacillus*) e aumento Bacteroides [20].

Por outro lado, Pathak e col. [21], referem que a ativação especifica do FXR, no intestino, pode modular a microbiota intestinal para ativar a sinalização TGR5/GLP-1 (Glucagon-like peptide–1) melhorando a glicose hepática e a sensibilidade à insulina e aumentando o efeito "*Browning*" do tecido adiposo - processo de escurecimento do tecido adiposo branco - capaz de promover a termogênese e o aumento do gasto energético basal. Ao tratar camundongo com antibiótico, os autores demonstraram a reversão dos efeitos metabólicos benéficos do FEX (Fexaramina) em animais obesos e diabéticos[21]. O eixo FXR-microbiota intestinal-TGR-5-GLP-1, no intestino, desempenha um papel crítico na mediação da sinalização do receptor de ácido biliar intestinal para regular o metabolismo e a homeostase do fígado, porém estudos em humanos precisam ser realizados para elucidar esses achados.

- **OBESIDADE E MICROBIOTA INTESTINAL**

Os mecanismos pelos quais a microbiota pode modular o ganho de peso e o aumento do tecido adiposo em obesos começaram a ser esclarecidos recentemente e incluem: A) microbiota com capacidade de extrair e oferecer mais calorias ao hospedeiro; B) alteração, com aumento da permeabilidade do trato gastrointestinal, com translocação de produtos bacterianos como o LPS (lipopolissacarídeo, componente da membrana de bactérias gram negativas) que podem também induzir resistência à insulina; C) redução da produção de substâncias que podem proteger contra a resistência à insulina, como os ácidos graxos de cadeia curta (butirato, acetato e propionato); D) modulação dos ácidos biliares, e outros em fase de investigação [23]. Esses mecanismos não são mutuamente excludentes e podem variar individualmente.

Um estudo recente, com gêmeos, estimou que a herdabilidade geral da microbiota intestinal varia entre 1,9% e 8,1% [24]. Outros pesquisadores demonstraram que a microbiota não está associada com o ancestral genético, e que a genética do hospedeiro tem um papel diminuído na determinação da sua composição. Ao contrário do que se esperava, verificou-se que há uma similaridade na composição da microbiota de indivíduos não relacionados geneticamente e que compartilham a mesma casa, demonstrando que os hábitos alimentares são os principais responsáveis pela modulação da microbiota intestinal.[25]

Os indivíduos portadores de obesidade mórbida e super obesidade geralmente consomem uma dieta rica em gorduras e carboidratos simples e baixa em fibras que está associada a mudanças na composição da microbiota intestinal podendo ocasionar disbiose. Este tipo de hábito alimentar modifica a integridade epitelial [26], causando alterações na circulação de metabólitos tais como o aumento nos níveis circulantes LPS e diminuição da fermentação de ácidos graxos de cadeia curta (AGCC), pelas bactérias intestinais, a partir de fibras dietéticas[8,27-29] (Figura 1).

O mecanismo pelo qual o LPS aumenta a inflamação subclínica se dá por estímulo dos receptores do sistema imune inato [toll like receptores (TLR)], principalmente o TLR4 [8]. Alguns estudos demonstraram que indivíduos obesos apresentam aumento na razão Firmicutes/Bacteroidetes quando comparados a controles magros, independente do consumo alimentar [30,31], porém estes achados não foram confirmados em outras publicações, sugerindo que esta relação pode variar entre as populações e que bactérias diferentes podem produzir os metabólitos [32] [33]. Finalmente, a diversidade bacteriana pode ser mais relevante do que a razão entre diferentes tipos de filos ou taxas [34]. Indivíduos obesos mórbidos e super obesos apresentam diminuição da diversidade bacteriana [30]. Quanto maior o grau de obesidade, menor a diversidade [35]. O mais relevante é que a maior perda de peso, após a cirurgia bariátrica, está associada ao aumento da diversidade bacteriana [30](Figura 2).

### MICROBIOTA E CIRURGIA BARIÁTRICA

A cirurgia bariátrica (CB) é atualmente a mais efetiva estratégia para o tratamento da

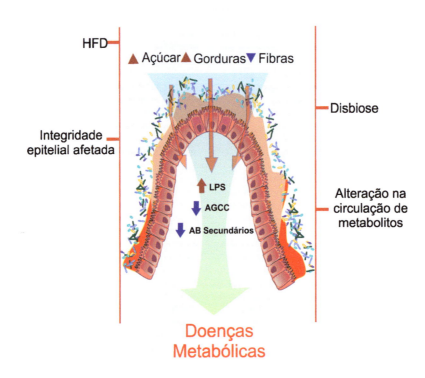

**Figura 1. Dieta inadequada vs microbiotata intestinal.** Influência da dieta rica em gorduras e carboidratos simples e baixa em fibras na composição da microbiota intestinal levando disbiose/alteração do epitélio intestinal/translocação do LPS e diminuição AGCC resultando em um quadro de doença metabólica.

obesidade mórbida com perda de peso sustentável e taxas de sucesso [36,37]. Os dois principais procedimentos cirúrgicos são o Bypass gástrico (gastroplastia com desvio intestinal em Y de Roux - BGYR) e o Sleeve gástrico (SG) [38].

Há mais de uma década a microbiota gastrointestinal, após a cirurgia bariátrica, tornou-se uma área de pesquisa de grande interesse. Vários estudos sustentam que a microbiota desempenha um papel fundamental na obesidade mórbida [37,39]. Tremaroli et al. (2015) analisaram os efeitos de longo prazo da CB na microbiota de camundongos *"germ free"* (animais sem microbiota) transplantados com amostras fecais coletadas de humanos nove anos após BGYR, SG e de controles obesos[40]. Apenas duas semanas de transplante foram suficientes para observar que os animais que receberam a microbiota de pacientes com BGYR e SG ganharam menos massa gorda (43% e 26%, respectivamente) do que camundongos colonizados com microbiota de pacientes obesos. Além disso, os camundongos colonizados com microbiota BGYR tiveram o maior aumento médio de massa magra[40].

O BGYR leva a mudanças na exposição aos ácidos no estômago remanescente e na porção proximal do intestino delgado, limitando a quantidade e os tipos de alimentos que podem ser ingeridos confortavelmente, promove

| Filo/família/espécies | Bypass gástrico | Sleeve Gástrico | Referências |
|---|---|---|---|
| Diversidade bacteriana | Aumenta** | Aumenta* | 46 |
| Firmicutes | Diminui | Diminui Firmicutes/Bacteroidetes | 46 |
| Bacteroidetes; Proteobacterias; Actinobactéria e Fusobactéria | Aumentam |  | 30, 46, 51, 53 |
| *Escherichia coli* (adherent-invasive) | Aumenta | Aumenta | 46, 53 |
| Bacteroides | Diminui |  | 46 |
| *Faecalibascterium prausnitzii* | Diminui | Diminui | 46 |
| *Enterobacter hormanechei* | Aumenta |  | 30, 46 |
| *Bifidobacterium* | Diminui/Aumenta |  | 46, 51, 54 |
| *Lactobacillus* | Diminui |  | 46 |
| Clostridiaceae | Diminui |  | 46 |
| *Akkermansia muciniphila* | Aumenta |  | 46 |
| *Roseburia* | Diminui | Diminui | 46, 53 |
| *Fusobacterium nucleatum* | Aumenta |  | 46 |
| Ruminococaceae | Diminui | Diminui | 52 |
| *Bacteroides vulgatus* |  | Diminui | 47 |
| *Bacteroides thetaiotaomicron* |  | Aumenta | 47 |
| *Klebisiella pneumoniae* | Aumenta |  | 45, 53 |

uma má absorção leve de nutrientes por meio de uma redução do comprimento do intestino delgado, e pode resultar em dismotilidade intestinal. Essas alterações anatômicas podem afetar substancialmente a microbiota intestinal, promovendo aumento relativo dos filos de Bacteroidetes e Proteobacteria e redução de Firmicutes[41]. Furet e col. sugerem que os componentes da microbiota intestinal se adaptam rapidamente à situação de fome induzida pelo BGYR e que a espécie *Faecalibacterium prausnitzii* está diretamente relacionada à redução da inflamação subclínica presente na obesidade e no diabetes tipo 2[42]. Além disso, o BGYR, aumenta os níveis de GLP-1, GLP-2 (Glucagon-like peptíde– 2) e PYY (Peptídeo YY 3-36), promovendo melhora metabólica através da restrição na quantidade e qualidade do alimento, no pH (encontra-se diminuído no jejuno), na motilidade gastrointestinal e na perda de peso [43,44]. O aumento da secreção de GLP-1 pode estar relacionado a maior abundância da bactéria *Akkermansia muciniphila*, uma vez que esta secreta a proteína denominada P9 capaz de induzir a secreção de GLP-1 em camundongos C57BL/6J. Tanto o GLP-1 como a espécie *Akkermansia muciniphila* estão aumentados nos pacientes após BGYR[45,46].

No SG foram observadas mudanças mais graduais, sem reconfiguração completa da população da microbiota intestinal, além de diminuições do filo dos Firmicutes e na abundância das bactérias anti-inflamatórias tais como a *F. Prausnitzii* [29,47]. Já outros estudos mostraram aumento dessa espécie, associada à diminuição dos níveis séricos de glicose, em pacientes diabéticos [48,49]. A *Bacteroides vulgatus*, uma espécie que está aumentada na obesidade severa e tem correlação positiva com a HbA1c (hemoglobina glicosilada) e reduz após o SG [47]. *Bacteroides thetaiotaomicron*, encontra-se diminuída na obesidade e, após três meses de SG, houve aumento desta espécie associada com à diminuição do IMC[47], assim como das espécies

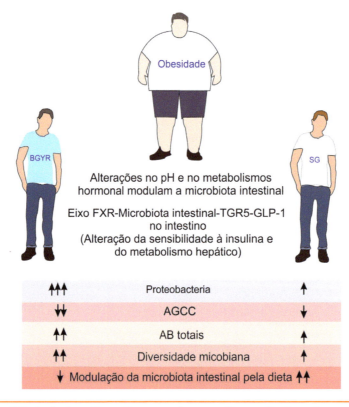

**Figura 2.** Principais alterações após os procedimentos: Bypass gástrico e sleeve gástrico.

*Streptococcus, Enterococcus* e *Atopobium*, que foram mais abundantes, no mesmo período de pós-operatório, associados a perda ponderal[48].

Alterações anatômicas e fisiológicas do trato gastrointestinal, após CB, modificam a motilidade intestinal, secreção de ácido gástrico, processamento de ácido biliar e secreção de hormônios intestinais, modulando a microbiota intestinal após o BGYR e o SG, com notáveis similaridades e diferenças [37,50] (Tabela 1) (Figura 2).

### ■ MICROBIOTA INTESTINAL E RECORRÊNCIA DE PESO

O aumento das Proteobacterias, principalmente a *E coli*, ocorre pelo aumento do PH, em ambas as técnicas cirúrgicas e estão associadas à redução da exposição luminal à acidez gástrica[53] (Figura 2). Faria e col. demonstraram diferenças no perfil da microbiota intestinal de indivíduos que se submeteram ao BGYR, com recorrência de peso, ou não, após cinco e sete anos de cirurgia[55]. Além disso, alguns gêneros que estão geralmente associados a um perfil metabólico anti-obesogênico foram inerentes ao próprio BGYR [56,57]. O gênero *Enterococcus* um produtor de butirato (AGCC com efeito anti-inflamatório) está aumentado tanto em humanos como em animais após a cirurgia[46,52]. Este gênero evita a colonização de bactérias patogênicas ao competir por locais de aderência no epitélio intestinal [58]. Após o BGYR existe um aumento de proteínas mal digeridas, decorrente da diminuição da secreção de ácido gástrico, resultando na produção de putrescina[59]. Bactérias capazes de produzir putrescina encontram-se aumentadas após BGYR, independente da recorrência do peso. A putrescina pode ser metabolizada em GABA, estimulando o aumento dos níveis de GLP-1, melhorando a resistência à insulina[60,61].

A CB produz mudanças específicas na microbiota que persiste por até uma década, independente do IMC ou do grau de perda de peso e percentual de gordura corporal, revelando mudanças na microbiota que são inerentes às técnicas cirúrgicas. No entanto, os hábitos alimentares são capazes de alterar parte da microbiota influenciando a perda ou recuperação de peso[55] (Figura 2).

### ■ CIRURGIA BARIÁTRICA E ÁCIDOS BILIARES

As principais técnicas cirúrgicas (BGYR e SG) são marcadas por um aumento crônico de ABs sistêmicos, entre um mês e dois anos de cirurgia (Figura 2). Esses aumentos foram consistentes com melhorias na tolerância à glicose e sensibilidade à insulina[62]. Após um mês de cirurgia observou-se acréscimos significativos no AB secundário, UCDA (ácido ursodeoxicólico) e conjugados GUDCA (ácido glicoursodeoxicólico) e TUDCA (ácido tauroursodesoxicólico), enquanto aos dois anos encontravam-se aumentados os CA (ácido cólico) e CDCA (ácido quenodesoxicólico).

Essas melhorias podem decorrer de: 1) no BGYR a bile e as secreções pancreáticas percorrem o jejuno proximal até chegar ao jejuno distal por meio da entero-entero anastomose, onde a continuidade do intestino é restaurada. A exclusão do intestino delgado superior pode evitar a secreção de sinais "inibitórios" que promovem a resistência à insulina e a indução de diabetes tipo 2 [63]; 2) o uso aprimorado de glicose no canal alimentar altera favoravelmente a eliminação de glicose [64]; 3) O desvio da bile afeta o metabolismo pós-prandial da glicose modulando o cotransporte intestinal de sódio-glicose [65]; 4) o BGYR redireciona a gordura ingerida, mobilizando a produção da molécula de saciedade oleoiletanolamida e ABs pelo intestino delgado distal associado a aumentos na liberação de dopamina e uma regulação positiva da expressão do receptor da dopamina 1 (D1R) especificamente em dieta hiper lipídica[66] (Figura 3).

Os procedimentos BGYR e SG estão associados à entrega de ABs para os segmentos distais do intestino delgado e grosso, para os locais onde as células enteroendócrinas responsivas aos ABs são enriquecidas, levando a um aumento das respostas hormonais. Estes incluem aumento da liberação de GLP-1, PYY e FGF15/19, os quais têm efeitos de sensibilização à insulina no fígado e tecido periférico (músculo esquelético e tecido adiposo).[45,62,67-71].

- **TÓPICOS RELEVANTES**
  - O eixo FXR-Microbiota-TGR5-GLP-1, no intestino, desempenha papel crítico na mediação da sinalização do receptor de ácido biliar intestinal para regular o metabolismo e a homeostase do fígado.
  - Os procedimentos BGYR e SG gástrico estão associados à entrega de ABs para os segmentos distais do intestino delgado e grosso, levando a um aumento das respostas hormonais.
  - A CB produz mudanças específicas na microbiota que são inerentes às técnicas cirúrgicas. No entanto, os hábitos alimentares são capazes de alterar parte da microbiota influenciando a perda ou recuperação de peso.
  - A maior perda de peso, após a cirurgia bariátrica, está associada ao aumento da diversidade bacteriana.

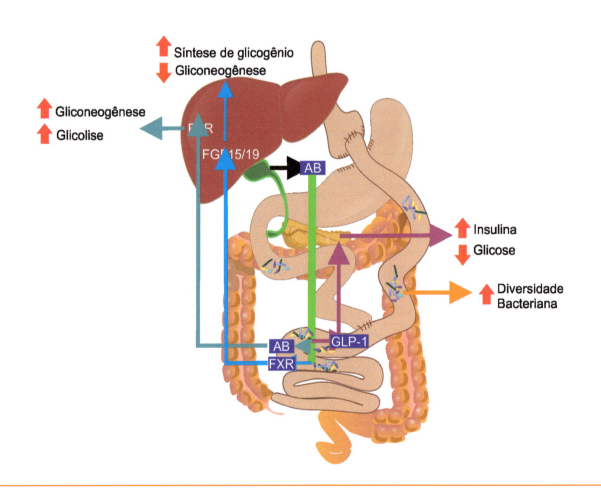

**Figura 3. Regulação do metabolismo da glicose após o Bypass jejunal.** O procedimento Bypass jejunal, além aumentar a diversidade bacteriana, está associado à entrega de Abs para os segmentos distais do intestino delgado e grosso, levando a um aumentado das respostas hormonais. Os Abs são liberados no intestino, onde ativam o FXR e o TGR5. A ativação do FXR estimula o FGF15/19, que participa da síntese de glicogênio e da gliconeogênese. A ativação de TGR5 aumenta os níveis de GLP-1, promovendo a secreção de insulina e diminuindo os níveis de glicose sérica. Os Abs que são reabsorvidos pela circulação entero-hepática ativam o FXR no fígado, que também participa da gliconeogênese e da glicólise.

## ▶ REFERÊNCIAS BIBLIOGRÁFICAS

1. Suau, A. *et al.* Direct analysis of genes encoding 16S rRNA from complex communities reveals many novel molecular species within the human gut. *Appl Environ Microbiol* 65, 4799-4807 (1999).

2. Ley, R. E. *et al.* Obesity alters gut microbial ecology. *Proc Natl Acad Sci U S A* 102, 11070-11075 (2005).

3. Backhed, F. *et al.* The gut microbiota as an environmental factor that regulates fat storage. *Proc Natl Acad Sci U S A* 101, 15718-15723 (2004).

4. Hooper LV, G. J. Commensal host-bacterial relationships in the gut. *Science Translational Medicine* 292, 4 (2001).

5. Favier, C. F., de Vos, W. M. & Akkermans, A. D. Development of bacterial and bifidobacterial communities in feces of newborn babies. *Anaerobe* 9, 219-229, doi:10.1016/j.anaerobe.2003.07.001 (2003).

6. Turroni, F. *et al.* Diversity of bifidobacteria within the infant gut microbiota. *PLoS One* 7, e36957, doi:10.1371/journal.pone.0036957 (2012).

7. Balmer, S. E. & Wharton, B. A. Diet and faecal flora in the newborn: breast milk and infant formula. *Arch Dis Child* 64, 1672-1677 (1989).

8. Saad, M. J. A., Santos, A. & Prada, P. O. Linking Gut Microbiota and Inflammation to Obesity and Insulin Resistance. *Physiology* 31, 283-293, doi:10.1152/physiol.00041.2015 (2016).

9. Tanaka, M. *et al.* The association between gut microbiota development and maturation of intestinal bile acid metabolism in the first 3 y of healthy Japanese infants. *Gut Microbes* 11, 205-216, doi:10.1080/19490976.2019.1650997 (2020).

10. Russell, D. W. The enzymes, regulation, and genetics of bile acid synthesis. *Annu Rev Biochem* 72, 137-174, doi:10.1146/annurev.biochem.72.121801.161712 (2003).

11. Torres-Fuentes, C., Schellekens, H., Dinan, T. G. & Cryan, J. F. The microbiota-gut-brain axis in obesity. *Lancet Gastroenterol Hepatol* 2, 747-756, doi:10.1016/S2468-1253(17)30147-4 (2017).

12. Kurdi, P., Kawanishi, K., Mizutani, K. & Yokota, A. Mechanism of growth inhibition by free bile acids in lactobacilli and bifidobacteria. *J Bacteriol* 188, 1979-1986, doi:10.1128/JB.188.5.1979-1986.2006 (2006).

13. Arrese, M., Trauner, M., Sacchiero, R. J., Crossman, M. W. & Shneider, B. L. Neither intestinal sequestration of bile acids nor common bile duct ligation modulate the expression and function of the rat ileal bile acid transporter. *Hepatology* 28, 1081-1087, doi:10.1002/hep.510280424 (1998).

14. Axelson, M., Aly, A. & Sjövall, J. Levels of 7 alpha-hydroxy-4-cholesten-3-one in plasma reflect rates of bile acid synthesis in man. *FEBS Lett* 239, 324-328, doi:10.1016/0014-5793(88)80944-x (1988).

15. Begley, M., Sleator, R. D., Gahan, C. G. & Hill, C. Contribution of three bile-associated loci, bsh, pva, and btlB, to gastrointestinal persistence and bile tolerance of Listeria monocytogenes. *Infect Immun* 73, 894-904, doi:10.1128/IAI.73.2.894-904.2005 (2005).

16. Cariou, B. *et al.* The farnesoid X receptor modulates adiposity and peripheral insulin sensitivity in mice. *J Biol Chem* 281, 11039-11049, doi:10.1074/jbc.M510258200 (2006).

17. Abdelkarim, M. *et al.* The farnesoid X receptor regulates adipocyte differentiation and function by promoting peroxisome proliferator-activated receptor-gamma and interfering with the Wnt/beta-catenin pathways. *J Biol Chem* 285, 36759-36767, doi:10.1074/jbc.M110.166231 (2010).

18. Parséus, A. *et al.* Microbiota-induced obesity requires farnesoid X receptor. *Gut* 66, 429-437, doi:10.1136/gutjnl-2015-310283 (2017).

19. Gonzalez, F. J., Jiang, C. & Patterson, A. D. An Intestinal Microbiota-Farnesoid X Receptor Axis Modulates Metabolic Disease. *Gastroenterology* 151, 845-859, doi:10.1053/j.gastro.2016.08.057 (2016).

20. Zhang, L. *et al.* Farnesoid X Receptor Signaling Shapes the Gut Microbiota and Controls Hepatic Lipid Metabolism. *mSystems* 1, doi:10.1128/mSystems.00070-16 (2016).

21. Pathak, P. *et al.* Intestine farnesoid X receptor agonist and the gut microbiota activate G-protein bile acid receptor-1 signaling to improve metabolism. *Hepatology* 68, 1574-1588, doi:10.1002/hep.29857 (2018).

22. Friedman, E. S. *et al.* FXR-Dependent Modulation of the Human Small Intestinal Microbiome by the Bile Acid Derivative Obeticholic Acid. *Gastroenterology* 155, 1741-1752. e1745, doi:10.1053/j.gastro.2018.08.022 (2018).

23. Swann, J. R. *et al.* Systemic gut microbial modulation of bile acid metabolism in host tissue compartments. *Proceedings of the National Academy of Sciences* 108, 4523-4530, doi:10.1073/pnas.1006734107 (2011).

24. Goodrich, J. K. *et al.* Genetic Determinants of the Gut Microbiome in UK Twins. *Cell Host Microbe* 19, 731-743, doi:10.1016/j.chom.2016.04.017 (2016).

25. Rothschild, D. *et al.* Environment dominates over host genetics in shaping human gut microbiota. *Nature* 555, 210-215, doi:10.1038/nature25973 (2018).

26. Jain, A. K. *et al.* Proceedings of the 2017 ASPEN Research Workshop-Gastric Bypass: Role of the Gut. *JPEN J Parenter Enteral Nutr* 42, 279-295, doi:10.1002/jpen.1121 (2018).

27. Cani, P. D. *et al.* Metabolic endotoxemia initiates obesity and insulin resistance. *Diabetes* 56, 1761-1772 (2007).

28. Debédat, J., Amouyal, C., Aron-Wisnewsky, J. & Clément, K. Impact of bariatric surgery on type 2 diabetes: contribution of inflammation and gut microbiome? *Semin Immunopathol* 41, 461-475, doi:10.1007/s00281-019-00738-3 (2019).

29. Muscogiuri, G. *et al.* Gut microbiota: a new path to treat obesity. *Int J Obes Suppl* 9, 10-19, doi:10.1038/s41367-019-0011-7 (2019).

30. Aron-Wisnewsky, J., Doré, J. & Clement, K. The importance of the gut microbiota after bariatric surgery. *Nat Rev Gastroenterol Hepatol* 9, 590-598, doi:10.1038/nrgastro.2012.161 (2012).

31. Koulas, S. G. *et al.* Gut Microbiota in Patients with Morbid Obesity Before and After Bariatric Surgery: a Ten-Year Review Study (2009-2019). *Obes Surg* 31, 317-326, doi:10.1007/s11695-020-05074-2 (2021).

32. Cani, P. D. Human gut microbiome: hopes, threats and promises. *Gut* 67, 1716-1725, doi:10.1136/gutjnl-2018-316723 (2018).

33. Tseng, C. H. & Wu, C. Y. The gut microbiome in obesity. *J Formos Med Assoc* 118 Suppl 1, S3-S9, doi:10.1016/j.jfma.2018.07.009 (2019).

34. Yatsunenko, T. *et al.* Human gut microbiome viewed across age and geography. *Nature* 486, 222-227, doi:10.1038/nature11053 (2012).
35. Aron-Wisnewsky, J. *et al.* Major microbiota dysbiosis in severe obesity: fate after bariatric surgery. *Gut* 68, 70-82, doi:10.1136/gutjnl-2018-316103 (2019).
36. Zenténius, E., Andersson-Assarsson, J. C., Carlsson, L. M. S., Svensson, P. A. & Larsson, I. Self-Reported Weight-Loss Methods and Weight Change: Ten-Year Analysis in the Swedish Obese Subjects Study Control Group. *Obesity (Silver Spring)* 26, 1137-1143, doi:10.1002/oby.22200 (2018).
37. Farin, W. *et al.* Impact of laparoscopic Roux-en-Y gastric bypass and sleeve gastrectomy on gut microbiota: a metagenomic comparative analysis. *Surg Obes Relat Dis* 16, 852-862, doi:10.1016/j.soard.2020.03.014 (2020).
38. Melissas, J. *et al.* Sleeve Gastrectomy vs Roux-en-Y Gastric Bypass. Data from IFSO-European Chapter Center of Excellence Program. *Obes Surg* 27, 847-855, doi:10.1007/s11695-016-2395-6 (2017).
39. Stefura, T. *et al.* Relationship between bariatric surgery outcomes and the preoperative gastrointestinal microbiota: a cohort study. *Surg Obes Relat Dis*, doi:10.1016/j.soard.2021.01.011 (2021).
40. Tremaroli, V. *et al.* Roux-en-Y Gastric Bypass and Vertical Banded Gastroplasty Induce Long-Term Changes on the Human Gut Microbiome Contributing to Fat Mass Regulation. *Cell Metab* 22, 228-238, doi:10.1016/j.cmet.2015.07.009 (2015).
41. Wagner, N. R. F., Zaparolli, M. R., Cruz, M. R. R., Schieferdecker, M. E. M. & Campos, A. C. L. POSTOPERATIVE CHANGES IN INTESTINAL MICROBIOTA AND USE OF PROBIOTICS IN ROUX-EN-Y GASTRIC BYPASS AND SLEEVE VERTICAL GASTRECTOMY: AN INTEGRATIVE REVIEW. *Arq Bras Cir Dig* 31, e1400, doi:10.1590/0102-672020180001e1400 (2018).
42. Furet, J. P. *et al.* Differential adaptation of human gut microbiota to bariatric surgery-induced weight loss: links with metabolic and low-grade inflammation markers. *Diabetes* 59, 3049-3057, doi:10.2337/db10-0253 (2010).
43. Larraufie, P. *et al.* Important Role of the GLP-1 Axis for Glucose Homeostasis after Bariatric Surgery. *Cell Rep* 26, 1399-1408.e1396, doi:10.1016/j.celrep.2019.01.047 (2019).
44. Cazzo, E. *et al.* GLP-2: A POORLY UNDERSTOOD MEDIATOR ENROLLED IN VARIOUS BARIATRIC/METABOLIC SURGERY-RELATED PATHOPHYSIOLOGIC MECHANISMS. *Arq Bras Cir Dig* 29, 272-275, doi:10.1590/0102-6720201600040014 (2016).
45. Pournaras, D. J. *et al.* The role of bile after Roux-en-Y gastric bypass in promoting weight loss and improving glycaemic control. *Endocrinology* 153, 3613-3619, doi:10.1210/en.2011-2145 (2012).
46. Ulker, İ. & Yildiran, H. The effects of bariatric surgery on gut microbiota in patients with obesity: a review of the literature. *Biosci Microbiota Food Health* 38, 3-9, doi:10.12938/bmfh.18-018 (2019).
47. Nehra, V., Allen, J. M., Mailing, L. J., Kashyap, P. C. & Woods, J. A. Gut Microbiota: Modulation of Host Physiology in Obesity. *Physiology (Bethesda)* 31, 327-335, doi:10.1152/physiol.00005.2016 (2016).
48. Luijten, J. C. H. B., Vugts, G., Nieuwenhuijzen, G. A. P. & Luyer, M. D. P. The Importance of the Microbiome in Bariatric Surgery: a Systematic Review. *Obes Surg* 29, 2338-2349, doi:10.1007/s11695-019-03863-y (2019).
49. Magouliotis, D. E., Tasiopoulou, V. S., Sioka, E., Chatedaki, C. & Zacharoulis, D. Impact of Bariatric Surgery on Metabolic and Gut Microbiota Profile: a Systematic Review and Meta-analysis. *Obes Surg* 27, 1345-1357, doi:10.1007/s11695-017-2595-8 (2017).
50. Paganelli, F. L. *et al.* Roux-Y Gastric Bypass and Sleeve Gastrectomy directly change gut microbiota composition independent of surgery type. *Sci Rep* 9, 10979, doi:10.1038/s41598-019-47332-z (2019).
51. Guyton, K. & Alverdy, J. C. The gut microbiota and gastrointestinal surgery. *Nat Rev Gastroenterol Hepatol* 14, 43-54, doi:10.1038/nrgastro.2016.139 (2017).
52. Guo, Y. *et al.* Modulation of the gut microbiome: a systematic review of the effect of bariatric surgery. *Eur J Endocrinol* 178, 43-56, doi:10.1530/EJE-17-0403 (2018).
53. Valentina Tremaroli, F. K., Malin Werling, Marcus Stahlman, Petia Kovatcheva-Datchary, & Torsten Olbers, L. F., Carel W. le Roux, Jens Nielsen and Fredrik Backhed. Roux-en-Y Gastric Bypass and Vertical Banded Gastroplasty Induce Long-Term Changes on the Human Gut Microbiome Contributing to Fat Mass Regulation. *Cell Metabolism* 22, 10 (2015).
54. Kootte, R. S. *et al.* The therapeutic potential of manipulating gut microbiota in obesity and type 2 diabetes mellitus. *Diabetes Obes Metab* 14, 112-120, doi:10.1111/j.1463-1326.2011.01483.x (2012).
55. Faria, S. L. *et al.* Gut Microbiota Modifications and Weight Regain in Morbidly Obese Women After Roux-en-Y Gastric Bypass. *Obesity Surgery*, 1-9 (2020).
56. Cornejo-Pareja, I. *et al.* Eradication Treatment Alters Gut Microbiota and GLP-1 Secretion in Humans. *J Clin Med* 8, doi:10.3390/jcm8040451 (2019).
57. Zupancic, M. L. *et al.* Analysis of the gut microbiota in the old order Amish and its relation to the metabolic syndrome. *PLoS One* 7, e43052, doi:10.1371/journal.pone.0043052 (2012).
58. Avram-Hananel, L., Stock, J., Parlesak, A., Bode, C. & Schwartz, B. E durans strain M4-5 isolated from human colonic flora attenuates intestinal inflammation. *Dis Colon Rectum* 53, 1676-1686, doi:10.1007/DCR.0b013e3181f4b148 (2010).
59. Palleja, A. *et al.* Roux-en-Y gastric bypass surgery of morbidly obese patients induces swift and persistent changes of the individual gut microbiota. *Genome Med* 8, 67, doi:10.1186/s13073-016-0312-1 (2016).
60. Kurihara, S., Kato, K., Asada, K., Kumagai, H. & Suzuki, H. A putrescine-inducible pathway comprising PuuE-YneI in which gamma-aminobutyrate is degraded into succinate in Escherichia coli K-12. *J Bacteriol* 192, 4582-4591, doi:10.1128/JB.00308-10 (2010).
61. Urbain, J. L. *et al.* Effect of proximal vagotomy and Roux-en-Y diversion on gastric emptying kinetics in asymptomatic patients. *Clin Nucl Med* 15, 688-691 (1990).
62. Albaugh, V. L. *et al.* Early Increases in Bile Acids Post Roux-en-Y Gastric Bypass Are Driven by Insulin-Sensitizing, Secondary Bile Acids. *J Clin Endocrinol Metab* 100, E1225-1233, doi:10.1210/jc.2015-2467 (2015).
63. Hansen, E. N. *et al.* Role of the foregut in the early improvement in glucose tolerance and insulin sensitivity following Roux-en-Y gastric bypass surgery. *Am J Physiol*

*Gastrointest Liver Physiol* 300, G795-802, doi:10.1152/ajpgi.00019.2011 (2011).

64. Saeidi, N. *et al*. Reprogramming of intestinal glucose metabolism and glycemic control in rats after gastric bypass. *Science* 341, 406-410, doi:10.1126/science.1235103 (2013).
65. Baud, G. *et al*. Bile Diversion in Roux-en-Y Gastric Bypass Modulates Sodium-Dependent Glucose Intestinal Uptake. *Cell Metab* 23, 547-553, doi:10.1016/j.cmet.2016.01.018 (2016).
66. Hankir, M. K. *et al*. Gastric Bypass Surgery Recruits a Gut PPAR-α-Striatal D1R Pathway to Reduce Fat Appetite in Obese Rats. *Cell Metab* 25, 335-344, doi:10.1016/j.cmet.2016.12.006 (2017).
67. Albaugh, V. L. *et al*. Role of Bile Acids and GLP-1 in Mediating the Metabolic Improvements of Bariatric Surgery. *Gastroenterology* 156, 1041-1051.e1044, doi:10.1053/j.gastro.2018.11.017 (2019).
68. Flynn, C. R. *et al*. Bile diversion to the distal small intestine has comparable metabolic benefits to bariatric surgery. *Nat Commun* 6, 7715, doi:10.1038/ncomms8715 (2015).
69. Kohli, R. *et al*. A surgical model in male obese rats uncovers protective effects of bile acids post-bariatric surgery. *Endocrinology* 154, 2341-2351, doi:10.1210/en.2012-2069 (2013).
70. Ryan, K. K. *et al*. FXR is a molecular target for the effects of vertical sleeve gastrectomy. *Nature* 509, 183-188, doi:10.1038/nature13135 (2014).
71. Kohli, R. *et al*. Weight loss induced by Roux-en-Y gastric bypass but not laparoscopic adjustable gastric banding increases circulating bile acids. *J Clin Endocrinol Metab* 98, E708-712, doi:10.1210/jc.2012-3736 (2013).

# Parte 2

## Como Abordar?

# 10 Tratamento Farmacológico na Recorrência Ponderal

**Marcio C. Mancini ▪ Paula Waki Lopes da Rosa**

Neste capítulo, discorreremos a abordagem clínica da recorrência de peso pós cirurgia bariátrica (CB), focando principalmente na parte medicamentosa. No entanto, é importante salientar que existem diferentes definições de recorrência de peso pós CB[1-3]. Abaixo, revisamos as sete principais:

- Retorno a IMC ≥35kg/m² após sucesso de perda de peso
- Exemplo: paciente com IMC = 37 kg/m² chega a um IMC= 26 kg/m² 1 ano após CB, mas reganha peso e volta a apresentar IMC = 35kg/m².
- Recorrência de >25% do peso total perdido (PTP).
- Exemplo: paciente com 75 kg de excesso de peso perde 50 kg pós CB, mas reganha 20 kg (recorrência de 40% do PTP).
- Reapresentar >50% de excesso de peso após já ter perdido > 50% do excesso de peso.
- Exemplo: paciente com 80 kg de excesso de peso perde 60 kg pós CB(>50% do excesso de peso), mas reganha 42 kg (52,5% do excesso de peso inicial).
- Ganho de >10 kg após ter atingido o nadir
- Exemplo: paciente com peso pré operatório de 140 kg perde 50 kg 1 ano após CB e passa a pesar 90 kg. 2 anos depois, paciente está pesando 110 kg.
- Manter-se com <20% do PTP.
- Exemplo: paciente perde 50 kg após CB, mas reganha peso e, 2 anos depois, está com apenas 9 kg (18% do PTP) a menos do peso pré-operatório.
- Aumento >15% do peso perdido inicial
- Exemplo: paciente perde 60 kg, mas 3 anos após a CB, reganha 12 Kg (20% do PTP).
- Aumento de 5 pontos no IMC (5 kg/m²) após ter atingido o nadir de peso.
- Exemplo: paciente com IMC de 47 kg/m² atinge nadir de IMC de 31 kg/m² 1 ano após CB. No entanto, 5 anos depois, está com IMC de 37 kg/m².

Aumento de 15% do PTP pode ocorrer em 25-35% dos pacientes 2-5 anos após a CB, e na maior parte das vezes, essa recorrência vem acompanhado com recorrência das comorbidades associadas a obesidade[4], o que consequentemente significa maior risco de mortalidade.

O manejo da recorrência de peso pós CB deve ser abordado por toda a equipe multidisciplinar, que idealmente inclui endocrinologista, nutricionista, educador físico, psicólogo, psiquiatra e cirurgião (Figura 1). A abordagem pode ser comportamental, medicamentosa, endoscópica ou cirúrgica.

Tanto a reabordagem cirúrgica como procedimentos endoscópicos são procedimentos invasivos, não isentos de complicações, e não são de eficácia garantida no longo prazo. Sendo assim, o ideal é que essas opções sejam consideradas apenas após esgotadas todas as outras comportamentais e farmacológicas.

- **ABORDAGEM PSICOLÓGICA**

Embora a etiologia da recorrência de peso pós CB seja multifatorial, problemas psicológicos são uma causa importante, e por isso é fundamental haver uma avaliação psicológica antes da CB.

Pacientes obesos, embora não apresentem um padrão psiquiátrico específico, têm maior dificuldade de controlar seus impulsos do que a população geral[6].

Para melhor identificar possíveis fatores desencadeantes para a recorrência, é importante abordar qual a motivação do paciente, quanto ele está disposto a aderir às mudanças comportamentais pós CB e qual a sua relação atual com a comida, além de também pesquisar pela presença de transtornos de humor, risco para dependência química e transtornos alimentares, e qual o grau de suporte familiar e social[7]

- **ABORDAGEM NUTRICIONAL**

Mesmo quando existe a recorrência de peso, podem ocorrer diversas deficiências nutricionais. As mais comuns são de ferro, zinco, vitamina A, Vitamina D, Vitamina B12, deficiência de pré-albumina e aumento do paratormônio (PTH). Existem algumas alterações que podem ser avaliadas durante a anamnese e exame físico na consulta e que, se presentes,

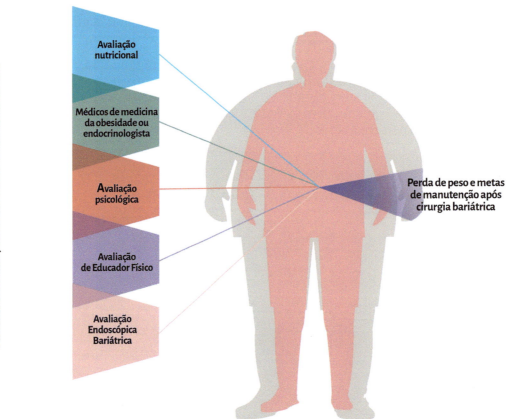

**Figura 1.** Abordagem multidisciplinar na recorrência de peso pós bariátrica (5)

sugerem determinadas deficiências nutricionais (tabela 1).

Determinados comportamentos alimentares, como comer muito rápido, não mastigar direito, beber líquidos com alto índice glicêmico ou de alta densidade energética, e até mesmo simplesmente não tomar os suplementos prescritos, podem facilitar quadros de deficiência protéica, menor saciedade, e recorrência de peso.

**Tabela 1.** Alterações de exame físico sugestivas de deficiências nutricionais no paciente com recorrência de peso pós CB - adaptado de Cambi et al, 2021(5)

| Órgão | Alteração | Deficiência nutricional |
|---|---|---|
| Cabelo | Fino, opaco, quebradiço | Proteínas, biotina, zinco, vitamina A. |
| Pele | Flácida | Proteínas e ácidos graxos essenciais |
| Olhos | Mucosas hipocrômicas diminuição da acuidade visual | Ferro, anemia Vitamina A |
| Unhas | Com linhas esbranquiçadas Em formato de relógio Quebradiças | Proteínas Ferro, anemia Biotina, vitamina A e zinco |
| Cérebro | Esquecimento, dificuldade de concentração | B12 (anemia megaloblástica) |
| Pés e mãos | Formigamento | B12 (anemia megaloblástica) |

Garantir o consumo protéico adequado é fundamental. Embora não exista ainda um consenso sobre o assunto, recomenda-se o consumo de 1,05 g de proteína/ kilo/dia (considerando-se o peso ideal), ou 60-120 g de proteína por dia[8,9]

### ABORDAGEM DE ATIVIDADE FÍSICA

A inatividade física é um dos fatores de risco para recorrência de peso.

Após 30 dias de cirurgia, o paciente já poderá se exercitar, e quanto antes começar melhor. Quanto maior o tempo de inatividade no pós operatório, maior será a perda de massa magra, o que pode limitar a perda de peso pós CB no longo prazo, além de predispor a maior risco de recorrência[10].

Em geral, sugere-se realizar 150-250 minutos por semana de exercício físico moderado a intenso (1200-2000kcal/semana) para prevenção de recorrência de peso[11] pós CB, com a regularidade e intensidade que o paciente melhor se adequar, de preferência sob orientação de um educador físico[12].

### ABORDAGEM FARMACOLÓGICA

O uso de medicações anti-obesidade quando há perda insuficiente ou de recorrência de peso pós CB ainda é considerado *off label*, já que os grandes estudos realizados para aprová-las exclui os pacientes submetidos a CB.

Um estudo retrospectivo realizado em 2017, que incluiu participantes submetidos a diferentes tipos de tratamento farmacológico após recorrência de peso pós CB, evidenciou que a perda adicional promovida pelas medicações anti-obesidade correspondeu a uma média de 7,6% do peso pós CB[13]. Nessa pesquisa, 56% dos pacientes submetidos ao tratamento farmacológico obtiveram uma perda ponderal adicional >5%, 30% perdeu >10%, e 16% perdeu >15%.

Os fatores identificados como preditores de melhor resposta foram:

Quando a prescrição dessas medicações ocorreu na fase de plateau de peso, e não após recorrência, houve maior perda ponderal total.

Pacientes que tinham sido submetidos ao by-pass gástrico em Y de Roux perderam mais peso em relação aos submetidos à gastrectomia vertical ou banda gástrica ajustável

Mulheres responderam melhor ao tratamento medicamentoso do que homens.

Quanto maior IMC pré-operatório, maior a perda de peso adicional com o uso de medicações anti-obesidade.

A presença de comorbidades psiquiátricas também foi um fator preditor de melhor resposta. Os autores atribuem esse fato à melhora do humor com a perda ponderal, e consequentemente, à redução do uso de medicações psiquiátricas, que sabidamente contribuem para o ganho de peso e dificultam o emagrecimento.

Pesquisas realizadas com liraglutida em pacientes com recorrência de peso ou perda insuficiente pós CB evidenciaram efetividade no tratamento, independentemente do tipo de cirurgia realizada anteriormente[14,15].

Os estudos com pacientes submetidos ao uso de topiramato[13,16] após recorrência de peso pós CB evidenciaram que grande parte dos usuários obteve perda adicional do excesso de peso. No estudo de Zilberstein *et al*[16], 16 pacientes com transtorno de compulsão alimentar periódica que tinham realizado colocação de banda gástrica ajustável evoluíram de uma perda de peso inicial de 20,4% para 34,1%, sem a necessidade de reajuste da banda, após o uso de topiramato na dose de 25-50 mg por 3 meses.

No entanto, ainda são necessárias evidências mais concretas sobre o papel exato das medicações na abordagem pós CB.

### PONTOS-CHAVE

- Existe mais de uma definição de recorrência de peso pós CB.
- Considerando como aumento de 15% do PTP, ele pode ocorrer em 25-35% dos pacientes 2-5 anos após a CB, e na maior parte das vezes, vem acompanhado com recorrência das comorbidades associadas a obesidade.
- O manejo da recorrência de peso pós CB deve ser abordado por toda a equipe multidisciplinar, que idealmente inclui endocrinologista, nutricionista, educador físico, psicólogo, psiquiatra e cirurgião.
- A avaliação psicológica antes da cirurgia é fundamental para identificar possíveis fatores desencadeantes para a recorrência de peso, abordar qual a motivação do paciente, e o quanto ele está disposto a aderir às mudanças comportamentais pós CB.
- Mesmo quando existe a recorrência de peso, podem ocorrer diversas deficiências nutricionais. As mais comuns são de ferro, zinco, vitamina A, Vitamina D, Vitamina B12, deficiência de pré-albumina e aumento do paratormônio (PTH).
- Existem algumas alterações que podem ser avaliadas durante a anamnese e exame físico na consulta e que, se presentes, sugerem determinadas deficiências nutricionais.
- Quanto maior o tempo de inatividade física no pós operatório, maior será a perda de massa magra, o que pode limitar a perda de peso pós CB no longo prazo, além de predispor a maior risco de recorrência.
- Embora bastante utilizadas na prática clínica, as medicações anti-obesidade pós CB ainda são consideradas *off label*.
- Ainda são necessárias evidências mais concretas sobre o papel exato das medicações na abordagem pós CB

### ▶ REFERÊNCIAS BIBLIOGRÁFICAS:

1. Voorwinde V, Steenhuis IHM, Janssen IMC, Monpellier VM, van Stralen MM. Definitions of Long-Term Weight Regain and Their Associations with Clinical Outcomes. Obes Surg. 2020;30(2):527-36.
2. Nedelcu M, Khwaja HA, Rogula TG. Weight regain after bariatric surgery-how should it be defined? Surg Obes Relat Dis. 2016;12(5):1129-30.

3. Lauti M, Lemanu D, Zeng ISL, Su'a B, Hill AG, MacCormick AD. Definition determines weight regain outcomes after sleeve gastrectomy. Surg Obes Relat Dis. 2017;13(7):1123-9.
4. Courcoulas AP, Belle SH, Neiberg RH, Pierson SK, Eagleton JK, Kalarchian MA, et al. Three-Year Outcomes of Bariatric Surgery vs Lifestyle Intervention for Type 2 Diabetes Mellitus Treatment: A Randomized Clinical Trial. JAMA Surg. 2015;150(10):931-40.
5. Cambi MPC, Baretta GAP, Magro DO, Boguszewski CL, Ribeiro IB, Jirapinyo P, et al. Multidisciplinary Approach for Weight Regain-how to Manage this Challenging Condition: an Expert Review. Obes Surg. 2021;31(3):1290-303.
6. Karmali S, Brar B, Shi X, Sharma AM, de Gara C, Birch DW. Weight recidivism post-bariatric surgery: a systematic review. Obes Surg. 2013;23(11):1922-33.
7. Shukla AP, He D, Saunders KH, Andrew C, Aronne LJ. Current concepts in management of weight regain following bariatric surgery. Expert Rev Endocrinol Metab. 2018;13(2):67-76.
8. Lupoli R, Lembo E, Saldalamacchia G, Avola CK, Angrisani L, Capaldo B. Bariatric surgery and long-term nutritional issues. World J Diabetes. 2017;8(11):464-74.
9. Kanerva N, Larsson I, Peltonen M, Lindroos AK, Carlsson LM. Changes in total energy intake and macronutrient composition after bariatric surgery predict long-term weight outcome: findings from the Swedish Obese Subjects (SOS) study. Am J Clin Nutr. 2017;106(1):136-45.
10. Sjöström L. Review of the key results from the Swedish Obese Subjects (SOS) trial - a prospective controlled intervention study of bariatric surgery. J Intern Med. 2013;273(3):219-34.
11. Evans RK, Bond DS, Wolfe LG, Meador JG, Herrick JE, Kellum JM, et al. Participation in 150 min/wk of moderate or higher intensity physical activity yields greater weight loss after gastric bypass surgery. Surg Obes Relat Dis. 2007;3(5):526-30.
12. Amundsen T, Strømmen M, Martins C. Suboptimal Weight Loss and Weight Regain after Gastric Bypass Surgery-Postoperative Status of Energy Intake, Eating Behavior, Physical Activity, and Psychometrics. Obes Surg. 2017;27(5):1316-23.
13. Stanford FC, Alfaris N, Gomez G, Ricks ET, Shukla AP, Corey KE, et al. The utility of weight loss medications after bariatric surgery for weight regain or inadequate weight loss: A multi-center study. Surg Obes Relat Dis. 2017;13(3):491-500.
14. Pajecki D, Halpern A, Cercato C, Mancini M, de Cleva R, Santo MA. Short-term use of liraglutide in the management of patients with weight regain after bariatric surgery. Rev Col Bras Cir. 2013;40(3):191-5.
15. Wharton S, Kuk JL, Luszczynski M, Kamran E, Christensen RAG. Liraglutide 3.0 mg for the management of insufficient weight loss or excessive weight regain post-bariatric surgery. Clin Obes. 2019;9(4):e12323.
16. Zilberstein B, Pajecki D, Garcia de Brito AC, Gallafrio ST, Eshkenazy R, Andrade CG. Topiramate after adjustable gastric banding in patients with binge eating and difficulty losing weight. Obes Surg. 2004;14(6):802-5.

# Abordagem Dietoterápica
## Após a Recorrência Ponderal

Maria Paula Carlin Cambi ▪ Carina Rossoni ▪ Daniéla Oliveira Magro

## ▪ INTRODUÇÃO

Este capítulo aborda o diagnóstico, o tratamento e a educação nutricional, ou seja, a tríade que constitui a abordagem nutricional na recorrência de peso (RP). A intervenção nutricional está inserida no tratamento da recorrência de peso tanto farmacológico, endoscópico quanto o cirúrgico.

## ▪ DIAGNÓSTICO NUTRICIONAL

A avaliação do estado nutricional abrangente, por meio dos métodos objetivos e subjetivos (Figura 1), permitirá a obtenção do diagnóstico e a partir deste, definir as estratégias de tratamento na recorrência de peso.

A avaliação antropométrica compreende o peso, altura, Índice de Massa Corporal (IMC) e circunferência abdominal e devem ser aferidas ao longo do tempo.[1] Assim, recomenda-se verificar:

1. qual era o peso usual e o peso no momento da cirurgia;

2. qual foi o menor peso e IMC atingido após a cirurgia (peso *nadir*);

3. como foi a recuperação de peso e IMC ao longo do tempo, em que momento e em que circunstância;

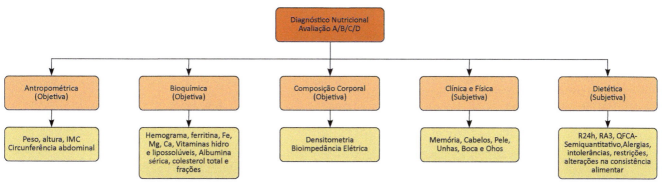

(R24h: registro de 24h, RA3: registro alimentar de três dias, QFCA: questionário de frequência alimentar).

**Figura 1.** Métodos de avaliação do Estado Nutricional de pacientes bariátricos com recorrência de peso

4. a classificação da recorrência ou perda insuficiente de peso pode ser consultada no capítulo 1 deste livro;

5. a circunferência abdominal que é um método rápido, simples, econômico, que indica a deposição do tecido adiposo visceral e o risco de comorbidades como as doenças crônico-degenerativas. Medidas consideradas de risco para a saúde são valores acima de 102 cm para homens e 88 cm para mulheres.[2] O novo consenso sobre circunferência abdominal propõe medidas específicas para indivíduos brancos, relacionada ao IMC e ao sexo de acordo com os dados descritos na Tabela 2.

**Tabela 2.** Parâmetros Circunferência abdominal e IMC de acordo com o sexo

| IMC (Kg/m²) | Circunferência abdominal — risco (cm) ||
|---|---|---|
| | Mulheres | Homens |
| Eutrófico (18,5 – 24,9) | >=80 | >= 90 |
| Sobrepeso (25 – 29,9) | >= 90 | >=100 |
| Obesidade Grau I (30 – 34,9) | >=105 | >=110 |
| Obesidade Grau II e III (>35) | >= 115 | >=125 |

**Fonte:** [3]

A avaliação bioquímica de possíveis deficiências nutricionais devem ser investigadas e a suplementação realizada mediante o diagnóstico de deficiências [1,4,5,6,7,8,9]. Estas podem estar relacionadas com o aumento da expressão de transportadores de proteínas (como o ferro), pela inflamação crônica, com o hipercrescimento bacteriano no intestino delgado (como vitaminas B1, B12, A, D, E, K) e com falhas dietéticas [7,8]. Dessa forma, recomenda-se realizar a triagem bioquímica através do hemograma completo, albumina sérica, vitaminas: B9, B12, C, A, D, E, ferro, ferritina, índice de saturação de transferrina, cobre, zinco, magnésio, selênio, glicemia de jejum, hemoglobina glicada, peptídeo C, colesterol total e frações, cálcio ionizado, vitamina D, fosfatase alcalina, hormônio da paratireoide, transaminases, ureia e creatinina.[1,4,5,6,7,8,9]

A avaliação da composição corporal é de suma importância para analisar os componentes da composição corporal (teor de gordura, percentual de gordura visceral e a massa livre de gordura) [10]. Estes parâmetros permitirão a definição de metas e da estratégia no tratamento da recorrência de peso, associado à prescrição do exercício físico. Recomenda-se o uso do densitometria corporal total ou da bioimpedância elétrica multifrequencial segmentada.[10]

A avaliação clínica e física visa identificar possíveis carências nutricionais, entre elas:

A avaliação dietética é determinante no processo de diagnóstico nutricional no tratamento da recorrência de peso. Recomenda-se realizar:

1. Anamnese completa: apetite, nível de saciedade, mudanças no paladar, aversões, sintomas gastrointestinais (náuseas, vômitos, hábitos intestinais – diarreia, constipação ou esteatorreia), intolerâncias alimentares[1], habilidade para mastigar e deglutir, dentição, incidência de outras doenças que afetam a absorção dos nutrientes. Ritmo de atividade laboral, local e horário das refeições, e a habilidade para assegurar e preparar os alimentos também devem ser investigados.[1]

2. Recordatório de 24 horas, registro alimentar de 3 dias e(ou) questionário de frequência alimentar semiquantitativo (QFA-SQ). O QFA-SQ, deve ser adaptado ao RP, logo constituído de alimentos considerados calóricos, de fácil tolerância e aceitação como bebida alcoólica, doces, biscoitos e frituras. Estes instrumentos de avaliação dietética permitirão conhecer o padrão alimentar, identificar possíveis intolerâncias alimentares e determinar o seu consumo energético e de nutrientes.[1]

| Órgão | Aspecto | Possível diagnóstico |
|---|---|---|
| Cabelos | Quebradiço, sem brilho | Desnutrição protéica Biotina silício vitamina A ou deficiência de zinco |
| Pele | Ressecada, sem brilho | Desnutrição proteica Desidratação Deficiência de ácidos graxos essenciais |
| Olhos | Mucosa hipocorada Diminuição da acuidade visual | Anemia ferropriva Deficiência de vitamina A |
| Unhas | Forma de colher Com traços brancos Quebradiças | Anemia ferropriva Desnutrição proteica Biotina, silício, vitamina A ou deficiência de zinco. |
| Memória | Esquecimento Dificuldade de concentração | Anemia perniciosa |
| Mãos e pés | Formigamento | Anemia perniciosa |

Fonte: [11]

| Falha alimentar | Cuidado Nutricional |
|---|---|
| Mastigação inadequada | Observar a dentição. Encorajar o consumo de alimentos secos e sólidos como carnes e vegetais crus. Mastigar 20 a 30 vezes cada garfada. |
| Consumo de líquidos hipercalóricos como refrigerantes, *milk shakes*, bebidas alcoólicas, *smoothies* e sucos concentrados | Demonstrar o valor calórico destes líquidos e propor alternativas que são nutritivas, ricas em fibras e de baixo valor calórico. Encaminhar à avaliação psiquiátrica, se suspeita de etilismo. |
| Não atingir a recomendação diária de proteínas | Encorajar o consumo de proteínas fontes de ferro e cálcio e suplementação proteica em pó, ou liquida, iogurtes enriquecidos com proteínas para promover a preservação de massa muscular e estimular a taxa metabólica basais. |
| Não usar os suplementos prescritos | Avaliar o estado nutricional através de exames laboratoriais e suplementar vitaminas, minerais e fibras se necessário. Oferecer alternativas de suplementos em gomas, cápsulas, líquidos ou em pó para promover a melhor adesão ao uso. |
| Consumir carboidratos de alto índice glicêmico | Propor nova educação nutricional baseada no Modelo de Prato Bariátrico e do Semáforo Bariátrico. |

Fonte: [13]

- **TRATAMENTO NUTRICIONAL NA RECORRÊNCIA DE PESO**

O tratamento nutricional é definido a partir do diagnóstico nutricional e deve abordar os aspectos detectados na avaliação dietética.[12]

1. **Padrão alimentar:** a identificação de erros alimentares permite o desenvolvimento de cuidados nutricionais associados ao plano alimentar personalizado. Assim, recomenda-se:

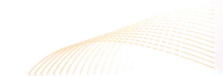

2. **Energia e nutrientes:** a recomendação nutricional em longo prazo para o paciente bariátrico é de 1200-1400 kcal sendo a distribuição de macronutrientes: 45% de carboidratos, 35% de proteínas (80g para mulheres e 100g para homens), com 3 porções ao dia de leite e derivados, 20-30% de lipídios, e 30 gramas de fibras, além de 1000mg de ômega 3 diário.[1,14]

3. **Proteínas:** é recomendado proteínas de alto valor biológico, o uso de suplementos - whey protein® (proteína isolada ou hidrolisada do leite) é uma opção para atingir as necessidades proteicas diárias, além de gerar benefícios no controle glicêmico e parâmetros lipídicos em pacientes com síndrome metabólica.[15]

4. **Carboidratos:** frutas e vegetais e alimentos com baixo índice glicêmico, contribuem no aumento da saciedade, mantém os níveis de insulina e glicose estáveis e ainda favorecem a perda de peso.[16,17]

Os alimentos fontes de fibras solúveis como aveia, cevada, chia, linhaça, farelo de arroz, soja, maçã, limão, banana, laranja, morango, couve-flor, batata, batata-doce, cenoura, feijão, ervilha, lentilha e as fibras insolúveis como os grãos (feijão, soja), cereais integrais (arroz, centeio, trigo e farelos), vegetais (brócolis, couve-flor), verduras folhosas, frutas, devem ser incluídos no tratamento nutricional.[17]

Os pacientes também devem ser informados sobre fracionar as refeições a cada três horas, com três refeições principais (desjejum, almoço e jantar) e pelo menos dois lanches com proteínas e fibras para garantir a integridade da microbiota intestinal.[1]

### Tratamentos nutricionais após procedimentos endoscópicos

O acompanhamento nutricional para os procedimentos endoscópicos plasma endoscópico de argônio e a gastroplastia endoscópica,

| Alimentos com I.G. baixo | IG | Alimentos com I.G. moderado | IG | Alimentos com I.G. alto | IG |
|---|---|---|---|---|---|
| Amendoim | 15 | Pêssego | 42 | Pizza de queijo | 60 |
| Soja | 18 | Laranja | 44 | Sorvete de creme | 61 |
| Cereja | 22 | Macarrão | 45 | Passas | 64 |
| Lentilhas | 29 | Arroz Instantâneo | 46 | Beterraba | 64 |
| Feijão preto | 30 | Uva | 46 | Sopa de feijão preto | 64 |
| Damasco seco | 31 | Arroz parbolizado | 48 | Abacaxi | 66 |
| Fettuccine | 32 | Cenoura | 49 | Nhoque | 67 |
| Iogurte | 36 | Inhame | 51 | Croissant | 67 |
| Espaguete | 36 | Kiwi | 53 | Purê de batata | 70 |
| Pêra | 37 | Banana | 54 | Pão branco de trigo | 71 |
| Maçã | 38 | Pipoca | 55 | Melancia | 72 |
| Sopa de tomate | 38 | Manga | 56 | Abóbora | 75 |
| Ameixa | 39 | Damasco | 57 | Waffles | 76 |
| Ravioli | 39 | Arroz branco | 58 | Corn flakes | 83 |

**Fonte:** [15] A avaliação do índice é feita com porções de 50 g de carboidratos (200 calorias) como base: glicose = 100 I.G..

deve seguir a evolução de consistência alimentar similar à cirurgia bariátrica. Não há um consenso para este tratamento, dessa forma Cambi et al[13] propuseram uma progressão de consistências de dietas após procedimentos endoscópicos.

### Procedimentos Endoscópicos: plasma endoscópico e endosutura gástrica

**Fase 1: 10 a 15 dias – Dieta de Consistência Líquida**

**Característica:** hipocalórica (500 a 700 Kcal) e hiperprotéica (0,8 a 1g de proteínas/Kg/dia, ideal que não seja abaixo de 60g, associado a fonte ao uso de proteína sintética).

**Objetivo:** repouso do trato gastrointestinal e cicatrização interna

*Fase 2:* **2 a 7 dias – Dieta de Consistência Pastosa**

**Característica:** hipocalórica (700 a 900 Kcal) e hiperprotéica (0,8 a 1g de proteínas/Kg/dia, ideal que não seja abaixo de 60g).

**Objetivo:** repouso do trato gastrointestinal e cicatrização interna. Início do uso de suplementos nutricionais.

**Fase 3: 7 a 15 dias – Dieta de Consistência Branda**

**Característica:** hipocalórica (700 a 900 Kcal) e hiperprotéica (0,8 a 1g de proteínas/Kg/dia, ideal que não seja abaixo de 60g).

**Objetivo:** aprimoramento da mastigação, inclusão de novos alimentos.

**Fase 4: a partir de então – Dieta de Consistência Normal**

**Característica:** hipocalórica (1000 a 1200 Kcal) e hiperprotéica (0,8 a 1g de proteínas/Kg/dia, ideal que não seja abaixo de 60g), 45% de carboidratos e 20 a 30% de lipídios.

**Objetivo:** promover o emagrecimento saudável e a manutenção do peso

**Fonte:** [13]

Cada serviço de endoscopia deve adaptar as fases da dieta a sua realidade, a qual pode chegar a 30 dias apenas com uso de módulos proteicos. Na prática clínica percebe-se pouca adesão as restrições severas em função da fome e necessidade de mastigação. A fase da dieta de consistência pastosa pode ser ampliada até 10 dias para que o paciente aperfeiçoe a mastigação, entretanto, alimentos hipercalóricos moles podem comprometer o emagrecimento e por isso a brevidade da etapa proposta. A cicatrização da anastomose, após o argônio, inicia-se após o procedimento e naturalmente dificulta a ingestão alimentar. Assim, é importante respeitar a evolução de consistência da dieta para evitar sangramentos.[13]

**Tratamento nutricional na cirurgia revisional:**

A conduta dietética na cirurgia revisional é semelhante ao realizado na cirurgia primária e segue as diretrizes mundiais já instituídas, que preveem 1000 a 1200 Kcal diárias, sendo 1,5g/kg/dia de proteínas 70 a 90g (desde o primeiro dia de pós-operatório, 20-30% de lipídeos, 45% de carboidratos (se, diabético 130g/dia) e 14g de fibras/dia[1,4,5,6]

| Consistência da Dieta | Duração (dias) | Início no pós-operatório (dia) |
|---|---|---|
| Líquida clara | 1 – 2 | 1°- 2° |
| Líquida completa | 10 – 14 | 2°- 16° |
| Pastosa | 10 -14+ | 16°- 30° |
| Branda | ≥ 14 | 30°- 60° |
| Normal | - | 60° |

### ■ EDUCAÇÃO NUTRICIONAL NA RECORRÊNCIA DE PESO

O nutricionista especialista em cirurgia bariátrica pode orientar o paciente com RP em relação a adequação do comportamento alimentar. A compreensão das mudanças no padrão alimentar deve ser reforçada a cada consulta. Podem ser usados instrumentos de educação nutricional de fácil manejo e visualização sobre grupos alimentares, tipos e quantidades de alimentos e alternativas de substituições. Deve respeitar a individualidade seguindo o padrão alimentar exigido pela cirurgia. Não há como ter perda e manutenção ponderal sem alimentação saudável com adequação de proteínas e calorias, vitaminas, minerais e fibras.[18] Os instrumentos especializados para a população bariátrica são:

### PIRÂMIDE BARIÁTRICA

A pirâmide bariátrica propõe na sua base a importância do exercício físico, ingestão de água e suplementos nutricionais diariamente. No segundo nível as proteínas ricas em ferro e cálcio são o principal grupo alimentar, seguidos de vitaminas e minerais (frutas de baixo índice glicêmico), vegetais coloridos e azeite de oliva. No terceiro nível, a ingestão de carboidratos integrais e no topo, desencoraja-se o consumo dos alimentos gordurosos, doces, bebidas alcoólicas e gaseificadas. Com este guia o nutricionista pode propor cardápios individuais, mencionando as quantidades necessárias para cada fase alimentar.[19]

### PRATO BARIÁTRICO

O Modelo de Prato Bariátrico proposto por Cambi et al[18] pode ser uma ferramenta de educação nutricional do paciente bariátrico. Os pratos foram desenvolvidos de acordo com as principais refeições: café da manhã e lanches; almoço e jantar. Visualmente o paciente pode planejar suas refeições de forma prática, ao priorizar alimentos proteicos (50%), seguidos

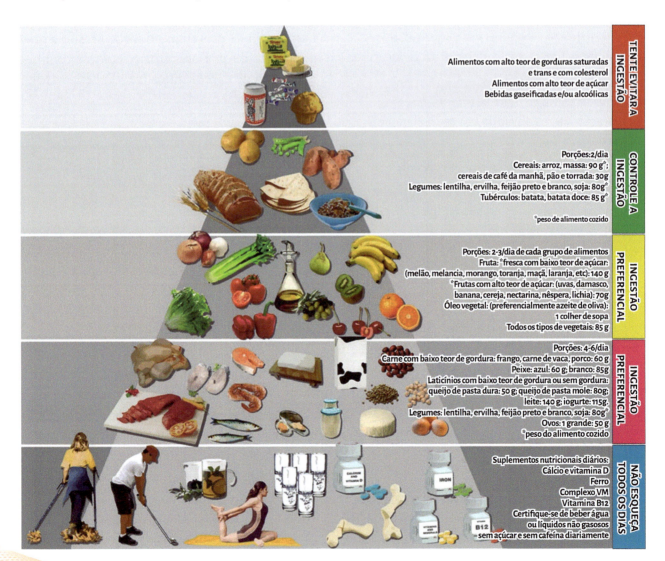

de alimentos ricos em vitaminas e minerais (30%) e carboidratos integrais (20%). As quantidades devem ser individualizadas em cardápios específicos para cada fase alimentar, de acordo com a prescrição e orientação do Nutricionista.[18]

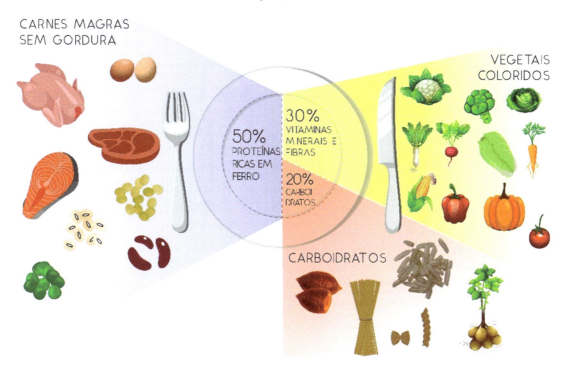

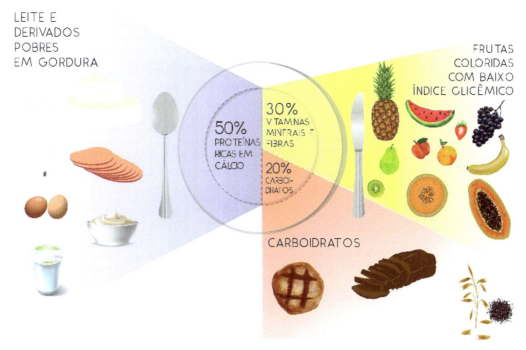

## SEMÁFORO BARIÁTRICO

O semáforo bariátrico[11], tem por objetivo favorecer as escolhas por grupos alimentares, alertar o paciente sobre o teor calórico por meio do sinal verde para alimentos que podem ser consumidos dentro seu cardápio; sinal amarelo, os que devem ser consumidos com parcimônia e eventualmente; sinal vermelho aqueles que devem ser evitados pelo alto teor de gorduras e calorias.

### Semáforo Bariátrico

| Nutrientes (em ordem de importância) | VERDES (consumo preferencial) | AMARELOS (consume moderado) | VERMELHOS (consumo evitado) |
|---|---|---|---|
| Proteínas | **Proteínas ricas em ferro:** carnes vermelhas de baixo teor de gordura, frango como peito, coxa ou sobrecoxa sem pele, peixes brancos (todos assados, cozidos ou grelhados) **Proteínas ricas em cálcio:** leite e derivados desnatados e pobres em gordura como queijo branco, ricota, cottage e iogurtes sem açúcar e baixo teor de gordura. | **Proteínas ricas em ferro com médio teor de gorduras:** carnes com gordura visível, frango com pele, peixes como salmão. **Proteínas ricas em cálcio:** leite semidesnatado, queijo com médio teor de gordura como mozarela. | Proteínas ricas em ferro com alto teor de gordura como costela, cupim, suíno, bacon, frango frito, peixe frito. Ou qualquer opção com molhos ricos em gordura. **Proteínas ricas em cálcio:** leite integral, queijos ricos em gordura como parmesão, gouda, suíço, iogurtes integrais com alto teor de gordura e calorias |
| Vitaminas, minerais e fibras | Alimentos coloridos ricos em antioxidantes como frutas e vegetais. | Sucos de frutas e de vegetais | Vegetais à milanesa, frutas em compotas de açúcar |
| Carboidratos | Pães e torradas ricas em fibras com baixo valor calórico (média de 40 a 60 Kcal a fatia), cereais como farelo de aveia, chia, linhaça, amaranto, quinoa, arroz integral, massa integral. | Bolachas água e sal, arroz branco, massas de farinha branca com molho de tomate natural, chocolate com 70 to 80% de cacau (com moderação pelo seu alto teor calórico). | Pães de farinha branca, bolos, massas em geral com molhos gordurosos, sobremesas, doces e chocolates com alto teor de gorduras. **Outros alimentos:** bebidas alcoólicas, refrigerantes e sucos industrializados. |
| Lipídeos | Óleo de canola e azeite de oliva sempre com moderação pelo seu alto teor calórico | Manteiga | Óleos girassol, de palma, de côco, margarina |

## CONSIDERAÇÕES FINAIS

A abordagem nutricional é decisiva no tratamento do RP, independentemente das associações a medicamentos, aos procedimentos endoscópicos ou à cirurgia revisional. O diagnóstico nutricional adequado permitirá a definição das melhores estratégicas, através de plano alimentar personalizado e ferramentas de educação nutricional com o objetivo de reduzir e manter o peso saudável e sustentável. O acompanhamento nutricional, associado às demais intervenções da equipe multidisciplinar serão decisivas neste processo.

### DESTAQUES DO CAPÍTULO

Descrevemos o diagnóstico, tratamento e educação nutricional para o paciente bariátrico com recorrência de peso, através de estratégias pertinentes com ferramentas facilitadoras para compreensão e melhora do tratamento nutricional.

## ▶ REFERÊNCIAS BIBLIOGRÁFICAS

1. Aills L, Blankenship J, et al. Allied Health Nutritional Guidelines for the Surgical Weight loss patient. Surgery for Obesity and related disease 4 (2008) S 73 – S 108.
2. Ibrahim Q, Ahsan M, Pak J. Measurement of Visceral Fat, Abdominal Circumference and Waist-hip Ratio to Predict Health Risk in Males and Females. Biol Sci. 2019 Jan; 22 (4):168-173.
3. Ross R et al. Waist circumference as a vital sign in clinical practice: a Consensus Statement from the IAS and ICCR Working Group on Visceral Obesity. Nature Reviews/Endocrinology. Vol 16, mar 2021, p. 177 – 189.
4. Busetto L, Dicker D, Azran C et al. Practical Recommendations of the Obesity Management Task Force of the European Association for the Study of Obesity for the Post-Bariatric Surgery Medical Management. Obes Facts 2017;10:597–632.
5. Mechanick JI, Apovian C, Brethauer S, Garvey WT, Joffe AM, Kim J, Kushner RF, Lindquist R, Pessah-Pollack R, Seger J, Urman RD, Adams S, Cleek JB, Correa R, Figaro MK, Flanders K, Grams J, Hurley DL, Kothari S, Seger MV, Still CD. Clinical practice guidelines for the perioperative nutrition, metabolic, and nonsurgical support of patients undergoing bariatric procedures - 2019 update: cosponsored by american association of clinical endocrinologists/american college of endocrinology, the obesity society, american society for metabolic & bariatric surgery, obesity medicine association, and american society of anesthesiologists - executive summary. Endocr Pract. 2019 Dec;25(12):1346-1359.
6. Mechanick JI, Kushner RF, Sugerman HJ, et al. American Association of Clinical Endocrinologists, The Obesity Society, American Society for Metabolic & Bariatric Surgery: Medical guidelines for clinical practice for the perioperative nutritional, metabolic, and nonsurgical support of the bariatric surgery patient.Endocr Pract 2008; 14 (suppl 1):1–83.
7. Via MA, Mechanick JI. Nutritional and Micronutrient Care of Bariatric Surgery Patients: Current Evidence Update. Curr Obes Rep. 2017 Sep; 6 (3):286-296.
8. Parrott J, Frank L, Rabena R, Craggs-Dino L, Isom KA, Greiman L. American Society for Metabolic and Bariatric Surgery Integrated Health Nutritional Guidelines for the Surgical Weight Loss Patient 2016 Update: Micronutrients. Surg Obes Relat Dis. 2017 May;13(5):727-741.
9. Mechanick JI, Youdim A, Jones DB, et al. Clinical practice guidelines for the perioperative nutritional, metabolic, and nonsurgical support of the bariatric surgery patient--2013 update: cosponsored by American Association of Clinical Endocrinologists, The Obesity Society, and American Society for Metabolic & Bariatric Surgery. American Association of Clinical Endocrinologists; Obesity Society; American Society for Metabolic & Bariatric Surgery. Obesity (Silver Spring). 2013 Mar;21 Suppl 1(0 1): S1-27.
10. Ng BK, Liu YE, Wang W, et al. Validation of rapid 4-component body composition assessment with the use of dual-energy X-ray absorptiometry and bioelectrical impedance analysis. Am J Clin Nutr. 2018 Oct 1;108(4):708-715.
11. Cambi MPC, Baretta GAP, Magro DO, Boguszewski CL, Ribeiro IB, Jirapinyo P, de Moura DTH. Multidisciplinary Approach for Weight Regain-how to Manage this Challenging Condition: an Expert Review. Obes Surg 2021 Jan 3.
12. Nicoletti CF, Oliveira CC, Pinhel MAS, Nonino CB. Bariatric Surgery and Precision Nutrition. Nutrients 2017 Sep 6;9 (9): 974.
13. Cambi MPC, Baretta GAP, Spagnol M, Zilio R, Rossoni C. Systematization of Nutritional Care In Endoscopic Treatment for Obesity.Obes Surg. 2019 Mar;29 (3):1074-1080.
14. Izar COM, et al. Posicionamento sobre o Consumo de Gorduras e Saúde Cardiovascular – 2021. Arq Bras Cardiol. 2021; 116(1):160-212.
15. Amirani E , Milajerdi A , Reiner Z et al. Effects of whey protein on glycemic control and serum lipoproteins in patients with metabolic syndrome and related conditions: a systematic review and meta-analysis of randomized controlled clinical trials. Lipids Health Dis 2020 Sep 21;19 (1):209.
16. Powell, KF. Holt, SHA. Miller, JCB. International table of glycemic index and glycemic load values: 2002. Am J Clin Nutr, 76: 5-56, 2002.
17. Juanola-Falgarona M, Salas-Salvadó J, Ibarrola-Jurado N, Rabassa-Soler A, Díaz-López A, Guasch-Ferré M, Pablo Hernández-Alonso PH, Rafael Balanza R, Bulló M. Effect of the glycemic index of the diet on weight loss, modulation of satiety, inflammation, and other metabolic risk factors: a randomized controlled trial. Am J Clin Nutr. 2014 Jul;100 (1): 27.
18. Cambi MPC, Baretta GAP Bariatric diet guide: plate model template for bariatric surgery patients. Arq Bras Cir Dig. 2018; 31(2):e1375.
19. Moizé VL, Pi-Sunyer X, Mochari H, Vidal J. Nutritional pyramid for post-gastric bypass patients. Obes Surg 2010 Aug;20 (8):1133-41.

# 12 Acompanhamento Psiquiátrico na Recorrência de Peso

Adriano Segal

### INTRODUÇÃO

Como pode ser visto em outras partes desta obra, a obesidade é uma doença crônica e recidivante, qualquer que seja a modalidade terapêutica instituída. Assim, a recorrência da obesidade deve ser diferenciada do simples ganho de peso no pós-operatório. Esta tarefa nem sempre é simples pois a definição destes fenômenos e seus limites ainda não é totalmente consensual. Há evidências que quadros psiquiátricos estão associados à obesidade e, talvez menos claramente, à recuperação de peso após a cirurgia. Apesar de muitos pacientes apresentarem melhora dos quadros psiquiátricos, ao menos nos curto e médio prazos do pós-operatório, há poucos estudos com prazos mais longos de acompanhamento para que se tirem conclusões mais claras sobre esta evolução[1].

A associação entre obesidade e psiquismo é histórica e já passou por várias matizes de compreensão: morais, psicodinâmicas, causais (psicopatologia causando obesidade ou obesidade causando psicopatologia), fisiopatológicas (fenótipos distintos compartilhando de vias fisiopatológicas comuns), dentre outras. Em qualquer caso, esta associação causa dois importantes questionamentos, dentre vários outros: qual o impacto da saúde mental (ou da sua ausência e/ou comprometimento) sobre os resultados das cirurgias bariátricas e qual o impacto das cirurgias bariátricas na saúde mental. Estes questionamentos estão presentes na população geral, nos pacientes, nos seus familiares e nos profissionais de saúde, mas as respostas a eles não estão completamente disponíveis no atual momento do conhecimento científico[2].

Neste capítulo, nos deteremos sobre o impacto de alguns transtornos psiquiátricos sobre os resultados das cirurgias bariátricas, dividindo este impacto em três áreas:

- Transtornos do humor;
- Transtornos alimentares;
- Qualquer transtorno psiquiátrico.

Manteremos a fidelidade ao tema, ou seja, recorrência da obesidade, mas, quando pertinente, ressaltaremos outras evoluções que podem ser tão ou mais devastadoras do que o ganho de peso isoladamente.

Ressaltamos que qualquer paciente que tenha um transtorno psiquiátrico adequadamente tratado, isto é, com tratamento psicoterápico, de estilo de vida e psicofarmacológico (este último, aspecto central em uma ampla maioria dos quadros psiquiátricos) poderá estar fazendo uso de psicofármacos que induzam ganho de peso, quer por aumento da ingestão, quer sobre efeito de diminuição do gasto calórico, dado que este evento adverso ocorre em quase todas as famílias de psicofármacos, como veremos mais adiante. Nestes casos, sugerimos que o cirurgião e/ou a equipe (no caso do (a) psiquiatra não ser da mesma) faça contato com este (a) profissional para discutir este aspecto.

### IMPACTO DE TRANSTORNOS PSIQUIÁTRICOS SELECIONADOS NA EVOLUÇÃO PONDERAL

#### TRANSTORNOS DO HUMOR (TH)

O transtorno depressivo (TD) está associado a grande variedade de condições físicas crônicas, como artrite, asma, câncer, doenças cardiovasculares, diabetes mellitus 2 (DM2), hipertensão, distúrbios respiratórios crônicos, entre outras. Também há associações com inúmeros desfechos adversos, incluindo, mas não se limitando à persistência e gravidade de uma ampla gama de transtornos secundários, bem como aumento do risco de mortalidade precoce devido a distúrbios físicos e suicídio. O TD é frequentemente associado a transtornos de uso de substâncias, transtorno de pânico, transtorno obsessivo-compulsivo, anorexia nervosa, bulimia nervosa e transtorno de personalidade tipo *borderline*[3-5].

Um episódio depressivo (ED) é um diagnóstico transversal e pode estar presente em uma variedade de transtornos e/ou doenças, inclusive o transtorno bipolar do humor (TBH), alternando-se com um ou mais episódios maníacos (EM). O TD, ao contrário do ED, é um diagnóstico longitudinal, referindo-se a uma doença crônica recorrente[3,5].

Em relação ao impacto que um transtorno do humor possa ter sobre a evolução ponderal, Rutledge et al. investigaram a inter-relação de vários transtornos psiquiátricos e cirurgias bariátricas aos 12 meses e aos 60 meses de pós-operatório em 55 pacientes submetidos a bypass gástrico (45 pacientes) e a *lapband* (10 pacientes). Os autores mostram que os participantes experimentaram melhoras metabólicas e ponderais significativas, especialmente no grupo do bypass gástrico, com perda de 49.3% do excesso de peso[6].

Os autores de uma metanálise recente concluem que não há informações sólidas sobre a correlação do estado de saúde mental pré-operatório e a perda de peso pós-operatório e que há evidências de qualidade apenas moderada sustentando uma ligação entre cirurgias bariátricas e menores taxas de depressão no pós-operatório[7].

Em uma revisão sistemática, Gill et al. concluem que há reduções estatisticamente significativas na ansiedade e sintomas depressivos nos primeiros 24 meses após a cirurgia. As maiores reduções foram observadas em sintomas depressivos. Houve recrudescência destes sintomas depois dos dois primeiros anos, no entanto, a maioria dos estudos mostram que reduções estatisticamente significativas em comparação com a linha de base se mantiveram. Os autores não observaram correlação entre o IMC pré-operatório e o desfecho pós-operatório em termos de ansiedade e depressão. Alguns estudos apontaram para uma correlação negativa entre alterações no IMC e ansiedade e desfechos depressivos, no entanto, esses resultados foram inconsistentes entre os estudos[8].

Em relação ao TBH, transtorno com elevada prevalência de obesidade e cujos tratamentos são relacionados a ganho de peso em maior ou menor grau, a literatura é menos ampla, mas crescente e apresenta resultados conflitantes em termos de resultados ponderais. Além de obesidade, o TBH está associado a síndrome metabólica, DM2 e uso de substâncias. Contudo, não só a presença do TBH não contraindica a realização da cirurgia bariátrica como ela pode ser a mais robusta opção para pacientes com o TBH e a indicação cirúrgica[9,10].

## TRANSTORNOS ALIMENTARES (TA)

### TRANSTORNO DA COMPULSÃO ALIMENTAR (TCA)

O transtorno alimentar mais prevalente na população é o TCA[11,12]: ele ocorre em cerca de 2% da população geral, em 30% dos obesos que procuram tratamento, chegando a 50% em candidatos a cirurgia bariátrica[12]. Seus critérios diagnósticos estão na Tabela 1, adaptada do DSM V[3].

Após a cirurgia bariátrica, a ingestão de grandes quantidades de alimentos pode não ser mecanicamente possível. Assim, ingestões acompanhadas da sensação subjetiva de culpa e de perda de controle, associados aos outros critérios de DSM-V poderiam indicar a ocorrência de compulsão alimentar, mesmo sem o critério A1[12].

Apesar da presença do TCA no pré-operatório não ser fator preditivo consensual de pior prognóstico em termos de recorrência da obesidade, sua presença no pós-operatório é associada a maior chance de ganho de peso. Na Tabela 2, trazemos alguns estudos sobre este aspecto.

**TABELA 1: Critérios para diagnóstico de TCA, adaptados do DSM V**

| |
|---|
| A. Episódios de compulsão alimentar (ECA) recorrentes. Um ECA é caracterizado por ambos os seguintes:<br>1. Comer, num período definido (como num período de 2 horas de duração), uma quantidade de comida definitivamente maior do que a maior parte das pessoas comeria num período similar e sob circunstâncias similares.<br>2. Sensação de falta de controle sobre a ingestão durante o episódio (sentir que não se consegue parar de comer ou que não consegue controlar o que ou o quanto se está comendo) |
| B. Os ECA estão associados a 3 (ou mais) dos seguintes:<br>1. Comer muito mais rapidamente do que o habitual<br>2. Comer até se sentir desconfortavelmente cheio<br>3. Comer grandes quantidades de comida quando não fisicamente com fome<br>4. Comer sozinho por sentir envergonhado pela quantidade que se come<br>5. Sentir-se mal a respeito de si, deprimido ou muito culpado após comer assim |
| C. Angústia importante em relação aos ECA está presente. |
| D. Os ECA ocorrem, em média, pelo menos 1 vez por semana, por 3 meses. |
| E. Os ECA não estão associados com o uso regular de comportamentos compensatórios impróprios e não ocorrem exclusivamente durante a presença de anorexia nervosa ou bulimia nervosa. |
| Especifique remissão: parcial ou completa |
| Especifique gravidade: leve (1-3 ECA por semana), moderada (4-7 ECA por semana), grave (8-13 ECA por semana) ou extrema (mais de 14 ECA por semana). |

**TABELA 2: TCA no Pós-Operatório X Menor Perda de Peso /Recuperação de Peso[12-23]**

| Autor/ano | Local | N/Duração | Preditivo de ↑ peso |
|---|---|---|---|
| Mitchell et al (2001) | EUA | 78/14 anos | Sim |
| Larsen et al (2004) | Holanda | 157/3 anos | Sim |
| Kalarchian et al (2010) | EUA | 99/ 7 anos | Sim |
| Koffman et al (2010) | EUA | 497/3 a 10 anos | Sim |
| White et al (2010) | EUA | 361/2 anos | Sim |
| de Man Lapidoth et al (2011) | Suecia | 103/3 anos | Não |
| Kalarchian et al (2016) | EUA. | 199 2/3 anos | Sim |
| Nasirzadeh et al (2018) | Canada | 844/3 anos | Sim |
| Devlin et al (2018) | EUA | 184/7 anos | Sim |
| Brode CS et al (2019) | EUA | 119/1 ano | Sim |
| Freire et al (2021) | Brasil | 100/ 12 anos | Sim |

**SÍNDROME DO COMER NOTURNO (SCN)**

A SCN consta no DSM V[3] no grupo "Outros transtornos alimentares / da alimentação especificados" e é caracterizada por uma série de sinais e sintomas citados na Tabela 3, adaptada de Allison et al.[12,24].

A prevalência da SCN na população geral é 0,5 a 1,5%. Em pacientes obesos que procuram tratamento varia de 6 a 14% e nos candidatos a cirurgia bariátrica prevalência chega a 42%[12].

A exemplo do TCA, a presença da SCN no pré-operatório não parece ser preditiva de ganho de peso no pós-operatório. Já sua presença no pós-operatório tem um papel ainda não totalmente definido, com estudos de resultados antagônicos[13,14,25-29]. Provavelmente, a ausência de critérios diagnósticos definitivos esteja relacionada a este aspecto.

- **QUALQUER TRANSTORNO PSIQUIÁTRICO**

Num interessante estudo prospectivo de 2019, Kalarchian et al. Observaram a relação entre transtornos mentais ao longo de 7 anos após a cirurgia e com mudanças de peso e qualidade de vida relacionada à saúde. Em comparação com a prevalência pré-operatória (34,7%), a prevalência de transtorno mental foi significativamente menor aos 4 anos (21,3%; p < 0,01) e aos 5 anos (19,2%; p=0,01) de seguimento, mas não aos 7 anos (29,1%; p=0,27) após bypass gástrico com Y de Roux (BPGYR). Os transtornos mais comuns não se relacionaram à perda de peso a longo prazo. No entanto, independente da mudança de peso, os transtornos de humor e ansiedade, tanto pré quanto pós- BPGYR, estiveram significativamente relacionados à menor melhora na qualidade de vida mental (mas não física). Ter um transtorno de humor simultâneo parecia estar associado de forma não significativa a maior recuperação de peso[30].

Em 2020, Freire et al. demonstraram que a presença pré-operatória de TCA não se correlacionou com a presença pós-operatória nem

**TABELA 3: Critérios propostos para diagnóstico de SCN**

| |
|---|
| Ingestão aumentada no anoitecer e/ou à noite, manifestada por um ou ambos dos seguintes:<br>Pelo menos 25% da ingestão alimentar diária ocorre após o jantar<br>Pelo menos dois episódios por semana |
| B. Consciência e memória dos episódios de ingestão noturna |
| C. Pelo menos três das seguintes:<br>Anorexia matinal e/ou o desjejum é omitido em pelo menos quatro dias na semana<br>Forte necessidade de comer entre o jantar e o início do sono e/ou durante a noite<br>Insônia inicial ou sono entrecortado em quatro ou mais noites por semana<br>Crença de que é necessário comer para conseguir começar ou voltar a dormir<br>Humor depressivo ou há piora vespertina do humor |
| D. O transtorno causa desconforto importante |
| E. O padrão alterado de ingestão está presente por pelo menos três meses |
| F. O transtorno não é secundário a abuso ou dependência de substâncias, a quadros médicos, medicações ou a outro quadro psiquiátrico. |

de TCA nem de transtorno do uso de álcool, reforçando a necessária relativização do impacto da prevalência pré-operatória de transtornos psiquiátricos como fatores preditivos de evolução[31].

- **MANEJO DA RECORRÊNCIA DE PESO EM PACIENTES COM TRANSTORNOS PSIQUIÁTRICOS**

Um dos principais problemas do tratamento de transtornos psiquiátricos é o ganho de peso e/ou piora metabólica associada a praticamente todas as famílias de psicofármacos, isto é, antipsicóticos, estabilizadores do humor e antidepressivos[32,33].

Felizmente, o mesmo não ocorre com os agentes, individualmente[32,34], permitindo escolhas diferenciadas em termos de efeitos adversos ou colaterais.

Na Tabela 4, adaptada da referência 34, mostramos alguns exemplos.

Além dos agentes citados nas duas primeiras colunas da tabela acima, podemos citar mais dois fármacos que podem ajudar no manejo da recorrência da obesidade em pacientes com transtornos psiquiátricos: a liraglutida, um análogo GLP 1, aprovada para o tratamento tanto do diabetes tipo 2 quanto da obesidade é geralmente segura em pacientes psiquiátricos[35-37] e, para pacientes com quadro de TCA, pode-se usar a lisdexanfetamina, aprovada tanto para uso em TCA quanto em transtorno do déficit de atenção e hiperatividade[38] (ela não é aprovada para uso em obesidade sem que haja uma destas comorbidades presentes) desde que respeitadas suas contra indicações. Conquanto não haja estudos específicos para o uso em recorrência de obesidade pós cirurgia bariátrica em pacientes psiquiátricos, seu uso estará respaldado pelas indicações primárias, citadas anteriormente neste parágrafo.

- **CONCLUSÕES**

O acompanhamento pós-operatório torna-se especialmente importante naqueles pacientes que têm comorbidade psiquiátrica, no sentido de que ganhos de peso significativos sejam evitados ou atenuados, através de escolhas farmacoterapêuticas adequadas e reforço do atendimento multidisciplinar. É

**TABELA 4.** Alguns psicofármacos de acordo com seu efeito ponderal

| Família | Perda de Peso | Neutros | Ganho de Peso |
|---|---|---|---|
| Antidepressivos | Bupropiona<br>Venlafaxina<br>Desvenlafaxina | Fluvoxamina[a]<br>Vortioxetina[a] | ADTC<br>IMAO<br>Paroxetina<br>Escitalopram<br>Outros ISRS nos médio e longo prazos<br>Mirtazapina |
| Estabilizadores de humor | Topiramato<br>Lamotrigina | | Sais de lítio<br>Carbamazepina<br>Valproato<br>Divalproex |
| Antipsicóticos | Ziprasidona | Haloperidol<br>Aripiprazol | Olanzapina<br>Clozapina<br>Risperidona |

[a] ~ Há uma tendência inicial de perda de peso, sem recuperação nos médio e longo prazos.

ADTC: Antidepressivos tricíclicos; IMAO: Inibidores da monoaminooxidase; ISRS: Inibidores seletivos de captura de serotonina

indispensável, além da abordagem farmacológica, o reforço do acompanhamento nutricional, clínico e psicoterápico, assim como a prescrição de atividade física por profissional especializado.

Na área farmacológica, escolhas de agentes terapêuticos de menor possibilidade de indução de ganho de peso e/ou associação com agentes antiobesidade podem ser condutas necessárias e devem ser tomadas sempre que o quadro psiquiátrico permitir: é nossa opinião que o quadro psiquiátrico tem primazia e estes aspectos devem também ser discutidos com o/a paciente.

### ▶ REFERÊNCIAS BIBLIOGRÁFICAS

1. Segal A, Freire CC. Recidiva da obesidade: qual o peso do psiquismo neste desfecho? In Segal A, Kussunoki DK, Freire CC (Eds) Cirurgias bariátricas e metabólicas. Tópicos de Psicologia e Psiquiatria. Ed. Rubio Rio de Janeiro RJ 2021, p 53-57.
2. Segal A. Transtornos alimentares e cirurgias bariátrica e metabólica. In Nunes MAA, Cordás TA, Appolinário JC (Eds) Transtornos alimentares: diagnóstico e manejo, 2021, Grupo A, no prelo.
3. American Psychiatric Association: Diagnostic and Statistical Manual of Mental Disorders, Fifth Edition. Arlington, VA, American Psychiatric Association, 2013.
4. Kessler RBromet E. The Epidemiology of Depression Across Cultures. Annu Rev Public Health. 2013;34(1):119-138.
5. Segal A. Depressive Disorders, Alcohol Use Disorders, and Suicidality in Bariatric Surgery. In Ettinger J, Ázaro E, Weiner R, Higa KD, Galvão Neto, M, Teixeira AF & Jawad M (eds). Gastric Bypass:Bariatric and Metabolic Surgery Perspectives. Springer Nature Switzerland AG 2020. p. 265-272.
6. Rutledge T, Braden A, Woods G et al. Five-Year Changes in Psychiatric Treatment Status and Weight-Related Comorbidities Following Bariatric Surgery in a Veteran Population. Obesity Surgery. 2012;22(11):1734-1741.
7. Dawes A, Maggard-Gibbons M, Maher A et al. Mental Health Conditions Among Patients Seeking and Undergoing Bariatric Surgery. JAMA. 2016;315(2):150.
8. Gill H, Kang S, Lee Y et al. The long-term effect of bariatric surgery on depression and anxiety. Journal of Affective Disorders 246 (2019) 886-894
9. Reilly-Harrington NA, Feig EH, Huffman JC. Bipolar Disorder and Obesity: Contributing Factors, Impact on Clinical Course, and the Role of Bariatric Surgery. Current Obesity Reports (2018) 7:294–300.
10. Demetrio FN, Kussunoki DK. Riscos psiquiátricos das cirurgias bariátricas e metabólica: B. Transtornos do humor. In Segal A, Kussunoki DK, Freire CC (Eds) Cirurgias bariátricas e

10. metabólicas. Tópicos de Psicologia e Psiquiatria. Ed. Rubio Rio de Janeiro RJ 2021, p 181-189.
11. Iacovino JM, Gredysa DM, Altman M et al. Psychological Treatments for Binge Eating Disorder. Curr Psychiatry Rep 14, 432–446 (2012).
12. Segal A, Freire CC. Transtorno da compulsão alimentar e síndrome do comer noturno no pré e no pós-operatórios de cirurgia bariátrica. In Segal A, Kussunoki DK, Freire CC (Eds) Cirurgias bariátricas e metabólicas. Tópicos de Psicologia e Psiquiatria. Ed. Rubio Rio de Janeiro RJ 2021, p 153-159.
13. Nasirzadeh Y, Kantarovich K, Wnuk S et al. (2018). Binge eating, loss of control over eating, emotional eating, and night eating after bariatric surgery: results from the Toronto Bari-PSYCH Cohort Study. Obesity surgery, 28(7), 2032-2039.
14. Devlin MJ, King WC, Kalarchian MA et al. (2018). Eating pathology and associations with long-term changes in weight and quality of life in the longitudinal assessment of bariatric surgery study. International Journal of Eating Disorders, 51(12), 1322-1330.
15. Freire CC, Zanella MT, Segal A et al. Associations between binge eating, depressive symptoms and anxiety and weight regain after Roux-en-Y gastric bypass surgery. Eat Weight Disord. 2021 Feb;26(1):191-199. Epub 2020 Jan 2. PMID: 31898239.
16. Mitchell JE, Lancaster KL, Burgard MA et al. (2001). Long-term follow-up of patients' status after gastric bypass. Obesity surgery, 11(4), 464-468.
17. Larsen JK, van Ramshorst B, Geenen R et al. (2004). Binge eating and its relationship to outcome after laparoscopic adjustable gastric banding. Obesity surgery, 14(8), 1111-1117
18. Kalarchian MA, Marcus MD, Courcoulas AP. (2010). Eating problems and bariatric surgery. The treatment of eating disorders: A clinical handbook, 437-446.
19. Kofman MD, Lent MR, Swencionis C. (2010). Maladaptive eating patterns, quality of life, and weight outcomes following gastric bypass: results of an Internet survey. Obesity, 18(10), 1938-1943.
20. White MA, Kalarchian MA, Masheb RM et al. (2010). Loss of control over eating predicts outcomes in bariatric surgery: a prospective 24-month follow-up study. The Journal of clinical psychiatry, 71(2), 175.
21. de Man Lapidoth J, Ghaderi A, Norring C. (2011). Binge eating in surgical weight-loss treatments. Long-term associations with weight loss, health related quality of life (HRQL), and psychopathology. Eating and Weight Disorders, 16(4), e263-e269.
22. Kalarchian MA, King WC, Devlin MJ et al. (2016). Psychiatric disorders and weight change in a prospective study of bariatric surgery patients: a 3-year follow-up. Psychosomatic medicine, 78(3), 373.
23. Brode CS, Mitchell JE (2019). Problematic Eating Behaviors and Eating Disorders Associated with Bariatric Surgery. Psychiatric Clinics, 42(2), 287-297.
24. Allison KC, Lundgren JD, O'Reardon JP et al. Proposed diagnostic criteria for night eating syndrome. Int J Eat Disord. 2010 Apr;43(3):241-7.
25. Powers PS, Perez A, Boyd F, Rosemurgy A. (1999). Eating pathology before and after bariatric surgery: a prospective study. International Journal of Eating Disorders, 25(3), 293-300.
26. Morrow J, Gluck M, Lorence M et al. (2008). Night eating status and influence on body weight, body image, hunger, and cortisol pre-and post-Roux-en-Y Gastric Bypass (RYGB) surgery. Eating and Weight Disorders-Studies on Anorexia, Bulimia and Obesity, 13(4), e96-e99.
27. Latner JD, Wetzler S, Goodman ER, Glinski J. (2004). Gastric bypass in a low-income, inner-city population: eating disturbances and weight loss. Obesity research, 12(6), 956-961.
28. Pinto TF, de Bruin PFC, de Bruin VMS et al. (2017). Effects of bariatric surgery on night eating and depressive symptoms: a prospective study. Surgery for Obesity and Related Diseases, 13(6), 1057-1062.
29. Şeniz ÜNAL, Sevinçer GM, Maner AF (2019). Prediction of Weight Regain After Bariatric Surgery by Night Eating, Emotional Eating, Eating Concerns, Depression and Demographic Characteristics. Turk Psikiyatri Dergisi, 30(1), 31.
30. Kalarchian MA, King WC, Devlin MJ et al. Mental disorders and weight change in a prospective study of bariatric surgery patients: 7 years of follow-up. Surgery for Obesity and Related Diseases. 15, 5, 2019, p 739-748.
31. Freire CC, Zanella MT, Arasaki CH et al. Binge eating disorder is not predictive of alcohol abuse disorders in long-term follow-up period after Roux-en-Y gastric bypass surgery. Eat Weight Disord, 25,637–642 (2020).
32. McIntyre RS, Konarski JZ, Keck PE. Psychotropic-induced weight gain: liability, mechanisms and treatment approaches. In. McElroy SL, Allison DB, Bray GA (Eds). Obesity and Mental Disorders. 1st Edition. Taylor & Francis New York 2006. p 307-354.
33. Lopresti AL, Drummond PD. Obesity and psychiatric disorders: Commonalities in dysregulated biological pathways and their implications for treatment. Progress in Neuro-Psychopharmacology and Biological Psychiatry, 45, 2013, 92-99.
34. Segal A, Kussunoki DK. Medicamentos psiquiátricos no tratamento de transtornos alimentares e obesidade. In In. MANCINI MC, GELONEZE B, SALLES JEN, LIMA JG, CARRA MK (Eds) Tratado de Obesidade Terceira edição. Editora Guanabara Koogan, RJ, 2020, 612-617.
35. O'Neil PM, Aroda VR, Astrup A, et al. Neuropsychiatric safety with liraglutide 3.0 mg for weight management: Results from randomized controlled phase 2 and 3a trials. Diabetes Obes Metab. 2017;19:1529–1536.
36. Larsen JR, Vedtofte L, Jakobsen MSL, et al. Effect of Liraglutide Treatment on Prediabetes and Overweight or Obesity in Clozapine- or Olanzapine-Treated Patients With Schizophrenia Spectrum Disorder: A Randomized Clinical Trial. JAMA Psychiatry. 2017;74(7):719–728.
37. Grigolon R, Brietzke E, Mansur R et al. (2019). Association between diabetes and mood disorders and the potential use of anti-hyperglycemic agents as antidepressants. Progress in Neuro-Psychopharmacology and Biological Psychiatry. 95. 109720. 10.1016/j.pnpbp.2019.109720.
38. Hudson JI, McElroy SL, Ferreira-Cornwell MC et al. Efficacy of Lisdexamfetamine in Adults With Moderate to Severe Binge-Eating Disorder: A Randomized Clinical Trial. JAMA Psychiatry. 2017 Sep 1;74(9):903-910.

# 13 Sedentarismo e Exercício Físico no Tratamento da Recorrência de Peso

Guilherme Zweig Rocha ▪ Andrey dos Santos ▪ Alexandre Gabarra de Oliveira

## INTRODUÇÃO

Entre as estratégias para tratamento da obesidade, a cirurgia bariátrica é certamente a que vem demonstrando maior efetividade em promover significativa perda do peso e melhora na qualidade de vida dos pacientes, além de resultar em redução ou até remissão das comorbidades presentes[1]. Entretanto, nem todos os obesos submetidos a esse tipo de intervenção conseguem alcançar os resultados clínicos esperados, ou seja, redução de 50% do excesso de peso presente antes da cirurgia, e mais importante ainda, um número significativo apresenta recorrência de peso corporal, que consequentemente pode resultar no reaparecimento das comorbidades, como, por exemplo, a diabetes tipo 2 (DT2)[2,3].

A manutenção da perda de peso alcançada tem se tornado o maior desafio no decorrer dos anos após a cirurgia bariátrica, sendo que a recorrência de ganho de peso está normalmente associada com a manutenção de maus hábitos alimentares e com o comportamento sedentário. Nesse contexto, os níveis de atividade física desempenham um papel fundamental na magnitude da perda de peso e na quantidade de peso recuperada[4,5]. Somado a isso, tem se tornado cada vez mais evidente que a prática de exercícios físicos de forma regular pode colaborar com a saúde global de obesos submetidos à cirurgia bariátrica, bem como sucesso na manutenção do seu peso em longo prazo. Dessa forma, para se alcançar perdas de peso sustentáveis após a cirurgia bariátrica parece ser essencial que o paciente se submeta a mudanças significativas em seu estilo de vida.

Participar de um programa de exercícios físicos bem estruturados pode promover benefícios cardiometabólicos adicionais aos obesos operados em comparação com a perda de peso induzida pela cirurgia bariátrica por si só[6]. Apesar disso, há poucos guidelines a respeito da recomendação de exercícios físicos para pacientes de cirurgia bariátrica, tanto para o período pré quanto após a realização do procedimento. A American Society for Metabolic and Bariatric Surgery recomenda que a partir do primeiro dia após a cirurgia os pacientes devem iniciar um programa gradual de caminhada[7,8]. Além disso, as recomendações dessa sociedade incluem ainda que se atinjam o mínimo de 30 minutos diários com exercícios aeróbicos e força, respeitando sempre a tolerância individual. Devemos atentar ao fato que tais recomendações não estão embasadas na promoção de maior perda de peso, mas sim nos ganhos de saúde de forma geral, uma vez que revisões sistemáticas e meta-análises conduzidas até o momento não conseguiram trazer evidências consistentes de que o treinamento com exercícios físicos estruturados seja capaz de aumentar a perda de peso resultando da cirurgia, ao menos durante os primeiros doze a vinte e quatro meses. Entretanto, esse mínimo diário recomendado pela American Society for Metabolic and Bariatric Surgery está aquém do preconizado por outras instituições como a do Colégio Americano de Medicina do Esporte que está em 250 minutos por semana para promoção de saúde e 60 a 90 minutos diários para prevenção de recorrência de peso após reduções significativas[9,10]. Dessa forma, nos parece razoável que a adoção de níveis elevados de atividade física, principalmente através de programas de exercícios físicos, pode desempenhar papel de destaque em impedir que o paciente de cirurgia bariátrica volte a ganhar peso após a estabilização deste.

No presente capítulo iremos abordar o papel do exercício físico no sucesso da cirurgia bariátrica, principalmente no que se refere aos seus efeitos sobre a recorrência de peso.

### ▪ PAPEL DO EXERCÍCIO FÍSICO NOS MECANISMOS ASSOCIADOS AA RECORRÊNCIA DE PESO

Antes de abordarmos o papel do exercício físico na recorrência de peso, precisamos, primeiramente, compreender os potenciais motivos pelos quais os pacientes podem voltar a ganhar peso. Para compensar a restrição calórica imposta pela cirurgia bariátrica o gasto energético total diário por quilo de massa magra sofre significativa redução em decorrência de alterações metabólicas como menor termogênese induzida pelo alimento, redução na taxa metabólica basal (TMB) e menores níveis de gasto energético associado a atividade física.

Reduções do peso corporal apresentam como consequência natural a redução da taxa metabólica basal. No caso da perda de peso em decorrência da cirurgia bariátrica isso é ainda mais pronunciado por se tratar de uma redução ponderal relativamente rápida e como consequência disso, com significativa redução da massa magra, o que pode colaborar para a recorrência de peso em longo prazo. Outro fator negativo da redução da massa magra consiste no aumento da progressão de sarcopenia e osteoporose, com consequente perda de capacidade funcional entre os operados com idade avançada[11,12]. Além disso, dependendo do tipo da cirurgia realizada há ainda redução no tamanho do intestino delgado, o que certamente contribui com a redução da TMB, visto que o sistema gastrointestinal é responsável por até um décimo do consumo de oxigênio ao longo do dia [8]. Tendo em vista que a parcela do metabolismo referente ao intestino não pode ser recuperada, a prática regular de exercício físico de força pode ser extremamente benéfica, tendo em vista seu potencial em promover a manutenção da musculatura esquelética, colaborando assim para atenuar a redução da TMB. Nesse contexto, vários estudos com dietas restritivas demonstraram que o exercício resistido foi capaz de atenuar a perda de massa magra durante o processo de perda de peso[13]

Estudos sugerem que grande parte dos pacientes submetidos a cirurgia bariátrica possuem hábitos de vida sedentários e que cerca de 2/3 não realizam qualquer sessão de atividade física de moderada à intensa[14-16]. Dessa forma, há a necessidade por parte da equipe multidisciplinar, mais particularmente do profissional de educação física, de incentivar o aumento dos níveis de exercício físico diário e em paralelo recomendar estratégias para a redução dos comportamentos sedentários.

### ▪ EFEITOS DO EXERCÍCIO FÍSICO NOS PRIMEIROS MESES APÓS O PROCEDIMENTO CIRÚRGICO.

Os pacientes submetidos à cirurgia bariátrica atingem as perdas de peso mais significativas ao longo do primeiro ano, conseguindo reduzir o excesso de peso em até 85% dentro desse período[17]. Assim, em decorrência dessa massiva perda de peso, torna-se razoável especular que nos primeiros 12 meses após a cirurgia, o exercício físico possa não ser capaz de promover qualquer redução adicional de peso corporal que a cirurgia de forma isolada.

Dando suporte a essa hipótese, um protocolo de treinamento, que englobava exercícios aeróbios (60% a 75% da frequência cardíaca (FC) de repouso) e de força (60% a 75% de 1 RM) em três sessões semanais, iniciado quatro semanas após a cirurgia resultou em melhora na condicionamento cardiorrespiratório e também na força, contudo, nenhum efeito significativo foi verificado em relação à perda de peso[18]. Outro estudo iniciado um mês após a cirurgia, com protocolo de 60 minutos de exercício aeróbio em dias alternados por 12 semanas, não observou perda de peso adicional em relação aos controles não treinados[19].

Na mesma linha, Coen e colaboradores (2015) observaram que um programa de 6 meses de caminhada em esteira (120 minutos por semana) entre 60% e 70% da frequência cardíaca máxima (FCmáx), iniciado entre 1 e 3 meses depois da cirurgia não produziu qualquer efeito na composição corporal que a cirurgia isoladamente, apesar de ter induzido importante incremento na capacidade cardiorrespiratória. Outro estudo comparou os efeitos de um programa de treinamento resistido realizado 3 vezes por semana por 12 semanas (semana 1 com 50% a 60 % de uma repetição máxima (1RM), semanas 2 a 7 com 70% a 80% de 1RM e semanas 8 a 12 acima de 80% de 1RM) em mulheres 8 semanas após o procedimento cirúrgico, e observou, que apesar do aumento significativo da força, não foram alcançadas alterações significativas na porcentagem de massa magra quando comparadas a congêneres não submetidas ao treinamento[20].

Em contrapartida, um estudo clínico randomizado subsequente utilizando programa de treinamento de 12 semanas composto por exercício aeróbico (150 a 200 minutos por semana) e resistido (3 vezes por semana de 20 a 30 minutos) que teve início logo na primeira semana após a cirurgia bariátrica aumentou a perda de peso e massa gorda, além de reduzir a perda de massa magra[21]. Uma possível explicação para os resultados desse estudo, em comparação com os anteriores, consiste na adoção de volumes ou intensidades de exercícios distintas. Nesse sentido, Woodlief e colegas[22] compararam dois programas com volumes distintos de exercício físico e constataram que enquanto o exercício em quantidade moderada promoveu melhora adicional na sensibilidade à insulina, sem interferir na perda de peso, o treinamento com volume elevado resultou em perda peso adicional. Corroborando esses resultados, um ensaio clínico recente investigou os efeitos de dois protocolos de exercícios diferentes na composição corporal em pacientes recém-operados, sendo um de exercício aeróbico exclusivamente durante 12 semanas e o outro o mesmo protocolo aeróbico acrescido de exercícios resistidos da quinta semana em dieta[23]. Os resultados desse estudo evidenciaram dois aspectos, primeiro que programas com elevado volume podem resultar em perda de peso adicional e em segundo lugar que a incorporação de exercícios resistidos consegue auxiliar na preservação da massa magra.

Apesar de não existir ainda um consenso de que a prática exercícios físicos nos primeiros 12 meses após a cirurgia bariátrica resulte em aumento na perda de peso, há claros indícios que volumes elevados podem sim aumentar o sucesso da cirurgia. Nesse sentido, a adesão a um programa de exercícios físicos estruturados de intensidade moderada, nos primeiros 12 meses após cirurgia bariátrica, pode promover aumento do VO2max e preservação da massa magra, que tem como consequência reduzir o risco cardiovascular, aumentar a sensibilidade à insulina e promover melhora na qualidade de vida dos pacientes. Além disso, evidencias apontam a inclusão de exercícios resistidos à programas de treinamento após a cirurgia promove significativa melhora na composição corporal dos pacientes, mais especificamente, a preservação da massa magra, o que certamente pode colaborar com a manutenção da perda de peso alcançada após a estabilização do peso corporal.

Tendo em vista que a prática de exercícios físicos pode levar a manutenção da massa magra, os resultados observados em intervenções que ocorram antes da estabilização do peso devem ser analisados com maior atenção. Como massa magra pode representar cerca de 30% de todo o peso perdido com a cirurgia bariátrica[24], simplesmente avaliar que o programa de exercícios físicos não produz perda de peso adicional que a cirurgia sozinha, sem avaliar as alterações obtidas na composição corporal, ou seja, alterações de gordura e massa magra, pode mascarar importantes efeitos positivos do treinamento. Mais especificamente, a preservação da massa magra em decorrência do treinamento físico pode ser fator positivo para sucesso em longo prazo da cirurgia bariátrica, uma vez que esses pacientes podem apresentar maiores taxas metabólicas basais que os seus congêneres sedentários.

Para elucidar melhor os reais efeitos do exercício físico na perda de peso e de gordura corporal em pacientes de cirurgia bariátrica, há claramente a necessidade de serem conduzidos estudos que comparem diferentes intensidades, volumes e tipos de exercícios físicos nos primeiros 12 meses após a cirurgia bariátrica. E outro ponto que merece atenção é certamente o potencial efeito que a prática regular de exercício físicos pode exercer sobre os pacientes que não atingem os padrões esperados de redução ponderal nos primeiros meses após a gastroplastia.

### ▪ PROGRAMAS DE TREINAMENTO FÍSICO INICIADOS NO PERÍODO DE ESTABILIZAÇÃO DA PERDA DE PESO.

Ao longo do segundo anos após a cirurgia bariátrica o ritmo de redução diminui e começa a ser estabelecido o equilíbrio do novo peso corporal dos pacientes, sendo justamente possível observar algum recorrência de peso. Paralelamente, evidencias apontam que baixos níveis de atividade física impactam negativamente os resultados da cirurgia bariátrica, uma vez que são associados à menor perda e maior recorrência de peso[25,26]. Assim, há importante premissa de que o exercício físico possa colaborar para a prevenção da recorrência de peso nesses pacientes.

Nesse contexto, Herring e coautores investigaram os efeitos de 12 semanas treinamento resistido em pacientes submetidos à cirurgia bariátrica entre 12 e 24 meses antes. Nesse estudo controlado, os pesquisadores observaram que o grupo sujeito ao protocolo de exercício apresentou uma perda de peso média de 2,4 kg, enquanto os controles ganharam em média 1,0kg no mesmo período. Tal discrepância de peso se deu em virtude de alterações na massa gorda, e o que é ainda mais positivo, esses efeitos positivos ainda estavam presentes 12 semanas após a intervenção[27]. Assim, os achados desse estudo indicam que a prática de exercícios físicos resistidos, não só potencializa os resultados durante sua prática, como também parecem ser duradores.

Outro estudo avaliou os efeitos de um programa treinamento aeróbico em pacientes em fase de estabilização de perda de peso (de 1 a 3 anos após a cirurgia), constituído de três sessões semanais, começando com caminhada por três meses, seguindo por três meses de transição com sessões alternando corrida e caminhada e finalizando com quatro meses de corrida. Ao final dos 10 meses os pesquisadores observaram que o grupo treinado apresentou maior redução da porcentagem de gordura corporal e circunferência de cintura, associados a um aumento da massa magra. Assim, apesar de não terem encontrado diferença significativa na perda de peso, a alteração positiva na composição corporal em decorrência da corrida é um bom indicativo do potencial positivo de se praticar exercícios físicos na taxa metabólica basal após a cirurgia, ou seja, direcionar o paciente a uma perda de peso mais "sustentável" em virtude da maior perda relativa de gordura em relação a massa magra.

### EFEITOS DO EXERCÍCIO PARA A MANUTENÇÃO DA PERDA DE PESO.

Além dos pacientes que não atingem o sucesso esperado com a cirurgia, (perda de 50% do excesso de peso), após a estabilização do peso corporal muitos pacientes começam a experimentar um recorrência de peso, e como consequência disso muitas comorbidades, que haviam desaparecido, voltam a assolar a saúde desses indivíduos. Dentre os fatores que predispõe a recorrência de peso, como má nutrição, distúrbios mentais e falhas no procedimento cirúrgico, a inatividade física possui um papel relevante[28]. Nesse sentido, a aderência às recomendações de aumento no nível de atividade física, e mais precisamente com a participação em programa de treinamento que incluam exercícios aeróbios e de força pode ser uma estratégia interessante para evitar que os pacientes operados tenham recorrência de ganho peso, aumentando assim os sucessos obtidos através do procedimento cirúrgico. Tal hipótese tem embasamento no fato do exercício físico ser um fator fundamental para a manutenção do peso perdido com quaisquer programas de redução ponderal, incluindo também a cirurgia bariátrica[29,30].

No intuito de esclarecer o impacto do exercício físico no sucesso em longo prazo da cirurgia bariátrica uma pesquisa recente avaliou a correlação do nível de atividade física e de comportamentos sedentários com a recorrência de peso. Nele os voluntários foram divididos inicialmente em dois grupos, menos de cinco ou mais de cinco anos após o procedimento cirúrgico e posteriormente estratificados em alta ou baixa recorrência de peso[31]. Os resultados obtidos nesse estudo permitiram os autores concluírem que baixos níveis de atividade física e períodos elevados de atividade sedentárias são mais frequentes entre os indivíduos que apresentam elevada recorrência de peso com mais de cinco anos após a cirurgia bariátrica.

Fontana e colaboradores verificaram que a aderência a prática de exercícios físicos moderados a intensos promoveu maior perda de peso em pacientes avaliados seis meses após a cirurgia[32]. Os pacientes foram reavaliados três anos após a intervenção cirúrgica e observado novamente que aqueles que aderiram à prática regular de exercícios apresentaram maior perda de peso. Além disso, esse estudo verificou ainda que os pacientes que praticaram esse tipo de exercício apresentaram maiores níveis de atividade física diária.

Um ensaio clínico recente investigou o impacto de um programa de treinamento com exercícios de alta intensidade na escalada de recorrência de peso[33]. Nesse estudo, os pacientes, com três anos de cirurgia foram submetidos a 5 meses de exercícios físicos e avaliados em três momentos, antes do protocolo, ao fim do treinamento e dois meses após o término do protocolo. Os resultados obtidos imediatamente após mostraram que o exercício físico atenuou a recorrência de peso e reduzir significativamente a gordura corporal. Por outro lado, passados 2 meses os benefícios obtidos com o treinamento foram perdidos, ou seja, os pacientes voltaram a ganhar peso e gordura corporal de forma significativa. Esse estudo mostrou que a implementação de programas com exercício físico, quando praticado em alta intensidade, podem ser considerados ferramenta útil no combate a recorrência de peso após cirurgia bariátrica. Além disso, enfatiza a necessidade de da manutenção da prática regular de exercícios físicos no intuito de que não sejam perdidos os benefícios obtidos.

### ■ EFEITOS DO EXERCÍCIO FÍSICO VÃO MUITO ALÉM DA PERDA DE PESO PARA PACIENTES DE BARIÁTRICA.

Os efeitos da cirurgia bariátrica vão muito além da perda de peso e da redução de comorbidades como DT2. Após a cirurgia há o surgimento de complicações como deficiência de minerais e vitaminais, anemia, desidratação, problemas relacionados ao trânsito intestinal, perda de massa óssea, alterações posturais e cansaço, entre outros[34,35]. Além disso, tem se tornado cada vez mais notório os efeitos de comportamentos sedentários sobre aumento do risco de morte por doenças cardiovasculares[36].

Em contrapartida, a prática regular de exercícios físicos pode ser uma medida eficaz para atenuar, ou até mesmo evitar alguns desses efeitos colaterais da cirurgia bariátrica. Dentre os benefícios relacionados ao exercício físico, como aumento do condicionamento cardiorrespiratório e melhora do perfil metabólico, temos também seus efeitos em minimizar a perda de massa muscular e óssea.

### ■ CONSIDERAÇÕES FINAIS

Antes da cirurgia, a maioria dos pacientes de cirurgia bariátrica são altamente sedentários e inativos. Muitos pacientes relatam um aumento em sua atividade física no pós-operatório, mas o monitoramento objetivo de atividade física sugere que a maioria deles não atende às diretrizes de atividade física para saúde geral, perda ou manutenção de peso, e alguns realmente se tornam menos ativos. Para ajudar os pacientes a maximizar a perda de peso e outros benefícios para a saúde após a cirurgia bariátrica, os pacientes precisam de mais incentivo e apoio de atividade física antes e após a cirurgia. Também há evidências que sugerem que o aumento de atividade física no pré-operatório pode reduzir complicações cirúrgicas, facilitar a cura e recuperação pós-operatória e evidências substanciais mostram que a atividade física consistente é o mais importante preditor de manutenção da perda de peso a longo prazo.

Em conclusão, o exercício é uma ferramenta eficaz para evitar o ganho de peso, para otimizar a perda de peso e perda de massa gorda e para melhorar a aptidão física, após a cirurgia bariátrica. Consequentemente, a implementação de programas de exercícios em pacientes pós-bariátricos deve ser enfatizada (Figura 1).

### ■ TÓPICOS RELEVANTES:

- Evidências recentes indicam que o exercício físico é uma terapia adjuvante viável e clinicamente eficaz para pacientes de cirurgia bariátrica.
- Os exercícios físicos também podem ser um fator crítico para a manutenção da perda de peso em longo prazo e a remissão duradoura do diabetes tipo 2.
- A atividade física pode atenuar o ganho de peso após a estabilização da perda de peso.
- A inatividade aumenta o risco de recorrência de peso, enquanto os exercícios físicos reduzem a perda de massa magra, ajudando na manutenção do sucesso alçado.
- Os exercícios físicos podem ajudar particularmente aqueles pacientes que não estão conseguindo alcançar a perda de peso esperada com a cirurgia.

## ▶ REFERÊNCIAS BIBLIOGRÁFICAS

1. Reges O, Greenland P, Dicker D, Leibowitz M, Hoshen M, Gofer I, Rasmussen-Torvik LJ, Balicer RD: Association of Bariatric Surgery Using Laparoscopic Banding, Roux-en-Y Gastric Bypass, or Laparoscopic Sleeve Gastrectomy vs Usual Care Obesity Management With All-Cause Mortality. *JAMA* 2018, 319(3):279-290.

2. Mechanick JI, Apovian C, Brethauer S, Garvey WT, Joffe AM, Kim J, Kushner RF, Lindquist R, Pessah-Pollack R, Seger J et al: Clinical practice guidelines for the perioperative nutrition, metabolic, and nonsurgical support of patients undergoing bariatric procedures - 2019 update: cosponsored by American Association of Clinical Endocrinologists/American College of Endocrinology, The Obesity Society, American Society for Metabolic & Bariatric Surgery, Obesity Medicine Association, and American Society of Anesthesiologists. *Surg Obes Relat Dis* 2020, 16(2):175-247.

3. Jiménez A, Casamitjana R, Flores L, Viaplana J, Corcelles R, Lacy A, Vidal J: Long-term effects of sleeve gastrectomy and Roux-en-Y gastric bypass surgery on type 2 diabetes mellitus in morbidly obese subjects. *Ann Surg* 2012, 256(6):1023-1029.

4. Bellicha A, van Baak MA, Battista F, Beaulieu K, Blundell JE, Busetto L, Carraça EV, Dicker D, Encantado J, Ermolao A et al: Effect of exercise training on weight loss, body composition changes, and weight maintenance in adults with overweight or obesity: An overview of 12 systematic reviews and 149 studies. *Obes Rev* 2021:e13256.

5. Batacan RB, Duncan MJ, Dalbo VJ, Tucker PS, Fenning AS: Effects of high-intensity interval training on cardiometabolic health: a systematic review and meta-analysis of intervention studies. *Br J Sports Med* 2017, 51(6):494-503.

6. Coen PM, Tanner CJ, Helbling NL, Dubis GS, Hames KC, Xie H, Eid GM, Stefanovic-Racic M, Toledo FG, Jakicic JM et al: Clinical trial demonstrates exercise following bariatric surgery improves insulin sensitivity. *J Clin Invest* 2015, 125(1):248-257.

7. Petering R, Webb CW: Exercise, fluid, and nutrition recommendations for the postgastric bypass exerciser. *Curr Sports Med Rep* 2009, 8(2):92-97.

8. Mechanick JI, Kushner RF, Sugerman HJ, Gonzalez-Campoy JM, Collazo-Clavell ML, Spitz AF, Apovian CM, Livingston EH, Brolin R, Sarwer DB et al: American Association of Clinical Endocrinologists, The Obesity Society, and American Society for Metabolic & Bariatric Surgery medical guidelines for clinical practice for the perioperative nutritional, metabolic, and nonsurgical support of the bariatric surgery patient. *Obesity (Silver Spring)* 2009, 17 Suppl 1:S1-70, v.

9. Donnelly JE, Blair SN, Jakicic JM, Manore MM, Rankin JW, Smith BK, Medicine ACoS: American College of Sports Medicine Position Stand. Appropriate physical activity intervention strategies for weight loss and prevention of weight regain for adults. *Med Sci Sports Exerc* 2009, 41(2):459-471.

10. Jakicic JM, Clark K, Coleman E, Donnelly JE, Foreyt J, Melanson E, Volek J, Volpe SL, Medicine ACoS: American College of Sports Medicine position stand. Appropriate intervention strategies for weight loss and prevention of weight regain for adults. *Med Sci Sports Exerc* 2001, 33(12):2145-2156.

11. Miller SL, Wolfe RR: The danger of weight loss in the elderly. *J Nutr Health Aging* 2008, 12(7):487-491.

12. Scibora LM: Skeletal effects of bariatric surgery: examining bone loss, potential mechanisms and clinical relevance. *Diabetes Obes Metab* 2014, 16(12):1204-1213.

13. Rice B, Janssen I, Hudson R, Ross R: Effects of aerobic or resistance exercise and/or diet on glucose tolerance and plasma insulin levels in obese men. *Diabetes Care* 1999, 22(5):684-691.

14. Reid RE, Carver TE, Andersen KM, Court O, Andersen RE: Physical activity and sedentary behavior in bariatric patients long-term post-surgery. *Obes Surg* 2015, 25(6):1073-1077.

15. Chapman N, Hill K, Taylor S, Hassanali M, Straker L, Hamdorf J: Patterns of physical activity and sedentary behavior after bariatric surgery: an observational study. *Surg Obes Relat Dis* 2014, 10(3):524-530.

16. Bond DS, Jakicic JM, Vithiananthan S, Thomas JG, Leahey TM, Sax HC, Pohl D, Roye GD, Ryder BA, Wing RR: Objective quantification of physical activity in bariatric surgery candidates and normal-weight controls. *Surg Obes Relat Dis* 2010, 6(1):72-78.

17. Carrasco F, Klaassen J, Papapietro K, Reyes E, Rodríguez L, Csendes A, Guzmán S, Hernández F, Pizarro T, Sepúlveda A: [A proposal of guidelines for surgical management of obesity]. *Rev Med Chil* 2005, 133(6):699-706.

18. Stegen S, Derave W, Calders P, Van Laethem C, Pattyn P: Physical fitness in morbidly obese patients: effect of gastric bypass surgery and exercise training. *Obes Surg* 2011, 21(1):61-70.

19. Castello V, Simões RP, Bassi D, Catai AM, Arena R, Borghi-Silva A: Impact of aerobic exercise training on heart rate variability and functional capacity in obese women after gastric bypass surgery. *Obes Surg* 2011, 21(11):1739-1749.

20. Daniels P, Burns RD, Brusseau TA, Hall MS, Davidson L, Adams TD, Eisenman P: Effect of a randomised 12-week resistance training programme on muscular strength, cross-sectional area and muscle quality in women having undergone Roux-en-Y gastric bypass. *J Sports Sci* 2018, 36(5):529-535.

21. Hassannejad A, Khalaj A, Mansournia MA, Rajabian Tabesh M, Alizadeh Z: The Effect of Aerobic or Aerobic-Strength Exercise on Body Composition and Functional Capacity in Patients with BMI ≥35 after Bariatric Surgery: a Randomized Control Trial. *Obes Surg* 2017, 27(11):2792-2801.

22. Woodlief TL, Carnero EA, Standley RA, Distefano G, Anthony SJ, Dubis GS, Jakicic JM, Houmard JA, Coen PM, Goodpaster BH: Dose response of exercise training following roux-en-Y gastric bypass surgery: A randomized trial. *Obesity (Silver Spring)* 2015, 23(12):2454-2461.

23. In G, Taskin HE, Al M, Alptekin HK, Zengin K, Yumuk V, Ikitimur B: Comparison of 12-Week Fitness Protocols Following Bariatric Surgery: Aerobic Exercise Versus Aerobic Exercise and Progressive Resistance. *Obes Surg* 2021, 31(4):1475-1484.

24. Chaston TB, Dixon JB, O'Brien PE: Changes in fat-free mass during significant weight loss: a systematic review. *Int J Obes (Lond)* 2007, 31(5):743-750.

25. Karmali S, Brar B, Shi X, Sharma AM, de Gara C, Birch DW: Weight recidivism post-bariatric surgery: a systematic review. *Obes Surg* 2013, 23(11):1922-1933.

26. Lauti M, Kularatna M, Hill AG, MacCormick AD: Weight Regain Following Sleeve Gastrectomy-a Systematic Review. *Obes Surg* 2016, 26(6):1326-1334.

27. Herring LY, Stevinson C, Carter P, Biddle SJH, Bowrey D, Sutton C, Davies MJ: The effects of supervised exercise training 12-24 months after bariatric surgery on physical function and body composition: a randomised controlled trial. *Int J Obes (Lond)* 2017, 41(6):909-916.

28. Kushner RF, Sorensen KW: Prevention of Weight Regain Following Bariatric Surgery. *Curr Obes Rep* 2015, 4(2):198-206.

29. Jakicic JM, Marcus BH, Lang W, Janney C: Effect of exercise on 24-month weight loss maintenance in overweight women. *Arch Intern Med* 2008, 168(14):1550-1559; discussion 1559-1560.

30. Mechanick JI, Youdim A, Jones DB, Timothy Garvey W, Hurley DL, Molly McMahon M, Heinberg LJ, Kushner R, Adams TD, Shikora S et al: Clinical practice guidelines for the perioperative nutritional, metabolic, and nonsurgical support of the bariatric surgery patient--2013 update: cosponsored by American Association of Clinical Endocrinologists, the Obesity Society, and American Society for Metabolic & Bariatric Surgery. *Surg Obes Relat Dis* 2013, 9(2):159-191.

31. Romagna EC, Lopes KG, Mattos DMF, Farinatti P, Kraemer-Aguiar LG: Physical Activity Level, Sedentary Time, and Weight Regain After Bariatric Surgery in Patients Without Regular Medical Follow-up: a Cross-Sectional Study. *Obes Surg* 2021, 31(4):1705-1713.

32. Fontana AD, Lopes AD, Lunardi AC: Bariatric Surgery Associated with Practice of Moderate to Intense Physical Activity Related to Weight Loss, Activity Level in Daily Life, Dyspnea, and Quality of Life of Sedentary Individuals with Morbid Obesity: a Prospective Longitudinal Study. *Obes Surg* 2019, 29(8):2442-2448.

33. Marc-Hernández A, Ruiz-Tovar J, Aracil A, Guillén S, Moya-Ramón M: Effects of a High-Intensity Exercise Program on Weight Regain and Cardio-metabolic Profile after 3 Years of Bariatric Surgery: A Randomized Trial. *Sci Rep* 2020, 10(1):3123.

34. Carrasco F, Papapietro K, Csendes A, Salazar G, Echenique C, Lisboa C, Díaz E, Rojas J: Changes in resting energy expenditure and body composition after weight loss following Roux-en-Y gastric bypass. *Obes Surg* 2007, 17(5):608-616.

35. Savino P, Carvajal C, Nassar R, Zundel N: Necesidades nutricionales específicas después de cirugía bariátrica: Specific nutritional requirements following bariatric surgery. *Revista Colombiana de Cirugía* 2013, 28:161-171.

36. Stamatakis E, Gale J, Bauman A, Ekelund U, Hamer M, Ding D: Sitting Time, Physical Activity, and Risk of Mortality in Adults. *J Am Coll Cardiol* 2019, 73(16):2062-2072.

# 14
# Tratamento Endoscópico
## na Recorrência Ponderal

## 14.1

**PLASMA DE ARGÔNIO ENDOSCÓPICO ISOLADO E PLASMA DE ARGÔNIO + SUTURA ENDOSCÓPICA PÓS BYPASS GÁSTRICO**

Giorgio A. P. Baretta ▪ Vitor Ottoboni Brunaldi ▪ Jimi I. B. Scarparo

### RESUMO

A recorrência de peso pós-Bypass Gástrico é uma condição complexa e que requer tratamento. As modalidades de tratamento endoscópica, quando esta condição está associada à dilatação da anastomose gastrojejunal e/ou do pouch gástrico, incluem principalmente a Ablação com Plasma de Argônio (APC) isolado ou associada à sutura endoscópica de espessura total (APC-FTS). Estas duas modalidades são seguras e efetivas, devendo a escolha entre elas ser tutorada considerando-se disponibilidade, custos, expertise e opinião do paciente. Este capítulo resume evidências clínicas associada a sugestões práticas sobre indicação, técnica e condução dos tratamentos com APC e APC-FTS.

### INTRODUÇÃO

O Bypass Gástrico em Y-de-Roux (BGYR) é o procedimento bariátrico mais realizado na América Latina e no Brasil. Apesar de altamente efetiva, a cirurgia bariátrica apresenta taxas não desprezíveis de falha e de recorrência de peso tardio. O BGYR é o procedimento mais efetivo em termos de controle de peso: até 85% de perda do excesso de peso (PEP) em longo prazo.[1] No entanto, a maioria dos pacientes recupera parte do peso perdido e até um terço reganham > 25% da perda de peso total[2] mean procedure age = 45.6 +/- 9.9.

A definição de recorrência ou recorrência de peso deveria ser individualizada para cada paciente ou procedimento, porém faltam critérios e consenso definido ainda nos dias atuais. A Sociedade Brasileira de Cirurgia Bariátrica e Metabólica (SBCBM) definiu que é esperado um ganho de até 20% do peso perdido. Quando esta recorrência fica entre 20% e 50% do peso perdido é considerada recorrência controlada e, recorrência propriamente dita quando a recorrência é superior a 50% do peso perdido ao longo dos anos ou 20% com reaparecimento de alguma comorbidade[3]. Isso é particularmente preocupante, pois os dados sugerem que uma recuperação tão baixa quanto 15% da perda máxima de peso afeta negativamente a qualidade de vida, pode piorar ou levar ao retorno de comorbidades relacionadas ao peso e aumentar os gastos médicos[4].

A fisiopatologia da recorrência de peso é complexa e multifatorial. Fatores como hábitos alimentares pré e pós operatórios ruins, escolha inadequada da técnica cirúrgica, perda de seguimento, fístula gastro-gástrica, fatores genéticos, medicamentos que reduzem o gasto energético diário e que potencializam o apetite por carboidratos em geral, perda muscular acentuada levando à redução da taxa metabólica basal, ácidos biliares, microbiota intestinal, baixa auto-estima, perda de seguimento, ausência de auto-monitorização (pesagem periódica), mecanismos hormonais (grelina, GLP-1, PYY), alteração de saúde mental, sedentarismo, etilismo e alterações anatômico-cirúrgicas, como a dilatação da anastomose gastrojejunal e/ou do pouch gástrico, já foram identificados como favorecedores de recorrência de peso[5,6]. Desta forma, todo e qualquer tratamento da recorrência ponderal deve envolver o redirecionamento do paciente a uma equipe multidisciplinar focada na identificação e melhora de todos os fatores corresponsáveis. A endoscopia é uma dessas disciplinas que age principalmente restaurando o componente restritivo da cirurgia[7,8].

Cambi e Baretta publicaram recentemente uma revisão literária sobre o manejo com abordagem multidisciplinar a recorrência de peso. Várias opções terapêuticas, desde nutricionais, psicológicas e psiquiátricas, endocrinológicas com medicações auxiliares, atividade física, tratamentos endoscópicos e até cirurgias revisionais tem sido propostas e, todas deveriam ser ajustadas de acordo com a anatomo, hábitos de vida e aderência do paciente ao tratamento proposto. Esses tratamentos devem ser individualizados e o adequado follow up multidisciplinar é a chave para a adequada perda e consequente manutenção do peso corporal e da qualidade de vida[9].

Vários métodos endoscópicos tem sido utilizados para o tratamento da recorrência de peso pós bypass gástrico como injeção esclerosante de morruato de sódio na anastomose gastrojejunal, Endocinch, Stomaphyx, ROSE procedure, OTSC (Over The Scope Clip – OVESCO), fulguração com plasma de argônio (APC), sutura endoscópica de espessura total com Overstitch (FTS) e a combinação de métodos (APC + FTS). Muitos destes não são mais utilizados, outros não estão disponíveis em nosso país e os mais utilizados são o APC, a sutura endoscópica e a combinação de ambos. A sutura endoscópica tem como ponto negativo seu elevado custo local e a necessidade de realização sob anestesia geral e intubação orotraqueal.

O plasma de argônio (APC) é utilizado em cirurgias convencionais desde a década de 80 e no campo da endoscopia desde 1991. É um gás inodoro, inerte, atóxico, de baixo custo e facilmente ionizável. Ele promove uma coagulação térmica monopolar sem contato com a mucosa através de um cateter e a corrente elétrica é transmitida por meio desse gás ionizável ao qual chamamos de plasma. A profundidade de penetração é de 2 a 3mm atingindo a lâmina própria e quanto maior a voltagem utilizada, maior a penetração. É um método fácil, econômico, aprovado para uso em nosso meio, repetitivo e ambulatorial.

A sutura endoscópica de espessura total (FTS) vem sendo utilizada amplamente no campo da endoscopia bariátrica e mais precisamente da recorrência de peso pós bypass gástrico desde 2013 com inúmeras publicações. Consiste de um método mais complexo, com necessidade de treinamento do endoscopista, método este de maior custo e com a necessidade de intubação orotraqueal (IOT) e, eventualmente, realização em centro cirúrgico e com necessidade de internamento hospitalar.

### RECORRÊNCIA DE PESO PÓS-BGYR

Alguns fatores como extensão do pouch acima de 6cm, diâmetro superior a 5cm, volume superior a 50ml e anastomose com diâmetro igual ou superior a 20mm são achados endoscópicos frequentes em pacientes com recorrência de peso após o BGYR[10]. Evidências fortes sugerem que a anastomose dilatada correlaciona-se com maior recorrência de peso, e ainda com padrões alimentares mais descontrolados[8,11].

Yimcharoen *et al.* avaliaram 205 pacientes com recorrência de peso pós BGYR e destes, 71.2% apresentavam achados endoscópicos anormais, sendo a dilatação da anastomose gastrojejunal a mais frequente em praticamente 59% destes pacientes[17]. Outro estudo similar evidenciou que o diâmetro da anastomose gastrojejunal está intimamente relacionado a recorrência de peso e, a cada 10mm de dilatação que a anastomose apresente, o percentual de recorrência de peso aumenta em 8% a 9%[16].

Portanto, as técnicas endoscópicas focam principalmente no estreitamento da anastomose gastrojejunal dilatada.

**Indicações**

A literatura é bastante vaga e atualmente não existe uma padronização de quando tratar a recorrência de peso. Como discutido anteriormente, sabe-se que uma recorrência de 15% do peso perdido já pode ser suficiente para piorar qualidade de vida e comorbidades[4,12]. A Sociedade Brasileira de Cirurgia Bariátrica e Metabólica (SBCBM) padronizou, em 2015, o que seria recorrência esperado (até 20% do peso perdido no nadir), recorrência controlada (recorrência >20% e <50%, sem piora de comorbidades), e a recorrência completa (recorrência >50% ou >20% com piora/recorrência de comorbidades)[3]. O parecer do núcleo de endoscopia bariátrica da SOBED sobre o emprego do APC no tratamento da recorrência de peso, publicado em 2020, indica a terapêutica quando o ganho de peso é maior ou igual a 20% do *nadir* e nas anastomoses gastrojejunais de diâmetro superior a 12mm[13].

Em relação ao tratamento endoscópico, existem dados objetivos sugerindo que diâmetros de anastomose gastrojejunais superiores a 10mm já se relacionam com maior recorrência de peso. Precisamente, cada 10mm adicionais carregam um reganho médio 8-9% maior[8,11].

Desta forma, atualmente o tratamento endoscópico seria indicado para pacientes com recorrência de peso superior à 20% do peso de nadir quando associado à anastomose gastrojejunal maior que 12mm.

**Contra-indicações**

Não existem recomendações formais sobre as contra-indicações da terapia de remodelamento da anastomose gastrojejunal. Entretanto, sugere-se não realizar o procedimento quando de algumas situações em que a terapia possa:

1. agravar uma doença de base (p.e doença do refluxo não controlada - Graus C e D de Los Angeles; Esôfago de Barrett; doenças inflamatórias intestinais);

2. distúrbios psiquiátricos não controlados;
3. colocar em risco uma condição paralela (p.e. gestação);
4. pacientes anticoagulados;
5. alcoolistas e drogaditos;
6. gestantes;
7. histórico de neoplasia recente[14].

Acrescenta-se ainda aqueles pacientes com anastomoses de diâmetro inferior a 12mm, portadores de fístula gastro-gástrica, presença de anel restritivo muito justo e de diâmetro interno menor que 15mm e aqueles deslizados justa-anastomóticos, pouches ultra-curtos (extensão menor que 2cm) e a recusa em assinar e entender o TCLE.

### Técnicas

#### ABLAÇÃO COM PLASMA DE ARGÔNIO

Ablação térmica através da aplicação da Coagulação com Plasma de Argônio (APC); realiza-se o procedimento induzindo uma queimadura controlada em toda a circunferência da anastomose; o processo cicatricial induz fibrose e consequentemente redução no diâmetro da anastomose; geralmente o procedimento é repetido por até 3 vezes, em intervalos de 6 a 8 semanas, até que a anastomose atinja o diâmetro desejado (9-12mm)[14] – Figura 1. A fulguração atinge até a lâmina própria e quanto maior a voltagem utilizada, maior a profundidade da penetração e consequentemente maior redução do diâmetro anastomótico. Utilizado no campo da endoscopia desde 1991, o argônio é um gás inodoro, inerte, não tóxico, facilmente ionizável e de baixo custo, podendo ser feito ambulatorialmente, com segurança e de caráter repetitivo com baixa incidência de complicações.

O primeiro artigo evidenciando a eficácia do APC na remodelagem da anastomose gastrojejunal na recorrência de peso pós-BGYR data de 2009 de Ahmed Aly. Foram realizadas três sessões de APC intervaladas de 6 semanas entre cada uma com fluxo de 2.0l/min e potência de 70W com consequente redução do diâmetro anastomótico de 25mm para 10mm e perda ponderal de 30kgs em 12 meses, com resolução também dos sintomas de dumping.

Baretta e equipe multidisciplinar relataram em 2014 sessenta e nove candidatos ao tratamento com APC, os quais receberam questionários para avaliação do conhecimento acerca da terapia e seus pormenores. Relatou-se que a maioria dos pacientes obtém informação através da internet e sabia que o procedimento sozinho não garante a perda de peso. A maioria dos pacientes também sabe que é um tratamento ambulatorial com sedação simples semelhante à da endoscopia diagnóstica e que será necessário seguir dieta líquida por algumas semanas[15].

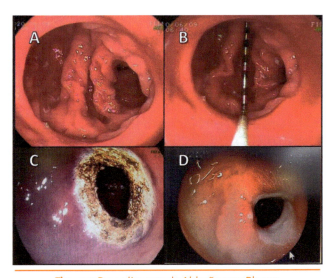

**Figura 1.** Procedimento de Ablação com Plasma de Argônio da anastomose gastrojejunal. A – Pré procedimento; B – Pré procedimento com aferição da anastomose com pinça articulada; C – Pós procedimento imediato; D – controle de 8 semanas.

Cambi e Baretta em 2015 publicaram série de casos avaliando o perfil nutricional de pacientes submetidos ao tratamento com APC.

Quarenta e nove indivíduos foram incluídos. Os achados incluíram anemia ferropriva com bastante frequência, ferritina abaixo do limite inferior em 61,2% dos pacientes, deficiência de vitamina B12 em 71,4%, e deficiência de vitamina D3 (>90% dos indivíduos)[16].

## SUTURA ENDOSCÓPICA

Pontos são aplicados ao redor da anastomose um sistema de sutura endoscópica acoplado a um gastroscópio de duplo canal; os primeiros sistemas de sutura aplicavam vácuo para tração tecidual e não eram capazes de realizar pontos que atingissem até a camada serosa (pontos de espessura parcial); já os acessórios mais recentes permitem suturas de espessura total dentre os quais o mais conhecido e utilizado no mundo é o Apollo Overstitch® (Apollo Endosurgery, Austin, TX, USA) – Figura 2. Ultimamente, a sutura foi associada com outros método como a ablação com APC ou Mucosectomia – Figura 3 [17].

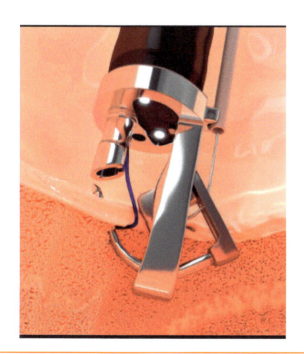

**Figura 2.** Desenho esquemático do acessório de sutura de espessura total Apollo Overstitch. Disponível em https://apolloendo.com/overstitch/.

*Estudos e resultados*

## RELATOS DE CASOS (APC ISOLADO):

Aly 2009 (Australia) – primeira descrição do tratamento isolado com APC para recorrência de peso. Paciente com recorrência e síndrome de dumping associada à anastomose de 25mm que foi estreitada para 10mm após 3 sessões de APC (Fluxo 2L/min, potência 70W). Houve perda de 30kg após a terceira sessão, com resolução dos sintomas de dumping[18].

Barrichello *et al*. 2018 (Brasil) – Relato de um caso de paciente com recorrência de peso submetida à remodelamento de anastomose com APC. Houve redução da anastomose de 30mm para 11mm após 3 sessões. A paciente apresentou perda de 26,5kg 1 mês após a terceira sessão. Cintilografia de esvaziamento da bolsa gástrica mostrou aumento de retenção alimentar 30 minutos (42% pré *vs* 87,5% pós) e 60 minutos após alimentação (18,2% pré *vs* 69% pós)[19].

De Moura *et al*. 2019 (USA) – Relato de três casos tratados com APC apresentando metaplasia escamosa no pouch gástrico após segunda e terceira sessões (0,8L/min, 70W). Houve redução significativa do diâmetro da anastomose[20]. Esse relato figura-se como os únicos descritos em literatura desta evolução.

De Moura *et al*. 2020 (USA) – Relato do tratamento com APC resultando em hemorragia digestiva importante após segunda sessão. Identificou-se sangramento de origem arterial ao nível da ulceração pós-APC no sítio da anastomose. Após falha de hemostasia com APC, escleroterapia e clipagem, utilizou-se o pó hemostático com sucesso[21].

Borjas *et al*. 2020 (Venezuela) – Relato de distalização revisional pós-BGYR associado ao tratamento com APC. Realizou-se enterotomia ao nível do cajado jejunal seguida de inserção de trocater jejunal. O aparelho de endoscopia foi introduzido no trocater para avaliação do pouch e da anastomose, e realizou-se APC

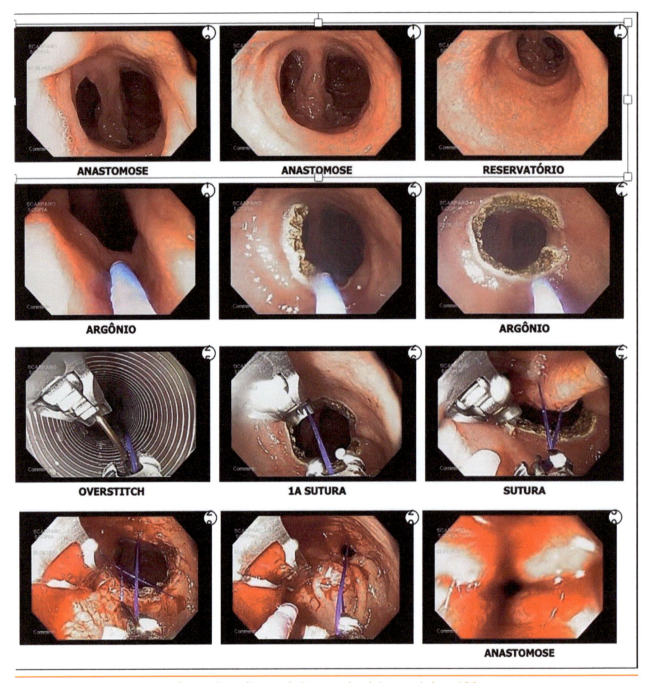

**Figura 3.** Procedimento de Sutura endoscópica associada ao APC.

intraoperatório. Dez meses pós-procedimento, houve perda absoluta de 14kg[22].

### Séries e ensaios clínicos:

#### APC ISOLADO

Baretta *et al.* realizaram 3 sessões de APC consecutivas com intervalos de 6 a 8 semanas entre cada uma em 30 pacientes com recorrência de peso pós bypass gástrico, com fluxo de 2l/min e potência de 70W. Houve redução significativa do diâmetro anastomótico entre cada sessão e após controle endoscópico após a terceira sessão de APC. Essa redução foi de 67% do diâmetro e cerca de 89% de perda do peso readquirido ao final do tratamento[20].

Entretanto, a série atual mais robusta incluiu 9 centros e 558 pacientes. A PEP e perda percentual total do peso foi de 41.7 ± 3% e 8,3 ± 0.4% em 12 meses, e 53.3 ± 5.0% e 11 ± 0.7% em 24 meses. A taxa de complicações foi de 5,4%, sendo a estenose sintomática da anastomose a mais comum (2,7%)[23].

O primeiro estudo controlado e randomizado comparou o APC *versus* a abordagem multidisciplinar isolada. Foram incluídos 42 pacientes com mais de 2 anos de pós-operatório, ganho de peso superior a 10% do *nadir*, bolsas com extensão entre 4 e 7cm, diâmetro inferior a 5cm e anastomose gastrojejunal superior a 14mm. Ambos os grupos seguiram orientações semelhantes no pós-operatório. O grupo APC apresentou maior perda ponderal em 6 meses e em 14 meses, redução do diâmetro anastomótico, saciedade precoce e maior qualidade de vida pelo índice EQ5D. Já o grupo controle não apresentou perda ponderal significativa até realizar cruzamento para o APC no sexto mês do protocolo[24].

Em se tratando das potências ao realizar o APC, Jirapinyo *et al.* comparam dois grupos de mais de 100 pacientes cada (n = 217), sendo um grupo com baixa potência (45-55W) e outro de alta potência (70-80W). Em retorno de 12 meses, o grupo de alta potência apresentou maior perda ponderal percentual com índices comparáveis de estenose da anastomose gastrojejunal ao grupo de baixa potência[25].

Recentemente, foi publicado o consenso brasileiro de APC no tratamento da recorrência de peso pós-BGYR. O estudo envolveu dezenas de endoscopistas experientes com casuística agrupada de mais de 12.000 pacientes. Há importantes recomendações práticas relacionadas à assistência, escassas em outras fontes de informação. Dentre as principais recomendações, estão a definição de anastomose dilatada como ≥15mm, recorrência de peso mínimo de 20% para indicação do tratamento, intervalo ideal entre sessões entre 6 e 8 semanas, e cessar tratamento quando anastomose <12mm[26].

### Estudos comparativos

Uma revisão sistemática com meta-análise avaliou todos os estudos disponíveis até 2016 no tratamento de recorrência de peso pós BGYR (27). Em uma análise preliminar menos rigorosa, foram incluídos 32 artigos, dos quais 26 descreviam o emprego da sutura de espessura total (1148 pacientes), 3 da sutura de espessura parcial (127 pacientes), 2 estudos utilizando o APC isoladamente (70 pacientes) e 1 utilizando o clip por sobre o endoscópio (94 pacientes).

O grupo de sutura de espessura total foi subdividido em dois grupos: pacientes que tiveram APC associado (SET-APC), e pacientes submetidos à sutura isoladamente (SET-I). Tanto na análise preliminar quanto na análise rigorosa com meta-análise, este estudo demonstrou que a técnica de sutura de espessura total (SET) é que promove a melhor perda de peso, e que o subgrupo que associa APC à sutura apresenta resultados ainda melhores com significância estatística.

Na análise de curto prazo (3 meses), as médias de perda absoluta de peso (PAP) e perda do excesso de peso (PEP) foram de 8,9kg e 24,7%. Estudos com APC prévio à sutura obtiveram uma média de PAP e PEP de 9,0kg e 24,9%. Enquanto isso, os estudos de SET-I apresentaram perdas de 5,4kg e 15,2% (p<0.01). Na análise de médio prazo (6 meses), as médias de PAP e PEP foram de 10,3kg e 26,5%. Estudos de SET-APC obtiveram uma média de PAP e PEP de 10.5kgs e 26.9%. Enquanto isso, os estudos SET-I apresentaram perdas de 9,4kg e 17,7% (p<0.01). Na análise de longo prazo (≥12 meses), as médias de PAP e PEP foram de 9,8kgs e 23,9%. Estudos de SET-APC obtiveram uma média de PAP e PEP de 10,2kg e 24,2%. Em contrapartida, os estudos descrevendo SET-I apresentaram perdas de 8,5kgs e 11,7% (p<0.01)[27].

Mais recentemente, outro estudo randomizado comparou o APC e o APC + FTS (plasma de argônio + sutura de espessura total) no tratamento da recorrência de peso pós-BGYR. Os critérios de inclusão foram pacientes com aumento de pelo menos 20% de ganho de peso a partir do *nadir* e anastomose gastrojejunal maior ou igual a 15mm. Foram selecionados 4à pacientes divididos nos dois grupos. O percentual de perda do peso total (%PPTP) em 12 meses foi de 8.3% ± 5.5% no grupo APC versus 7.5% ± 7.7% no grupo APC+FTS (*p*=0.71). A cintilografia de esvaziamento gástrico pré-revisional para sólidos correlacionou-se positivamente com a probabilidade de % PPTP acima de 10% em 12 meses. Ambos os grupos evidenciaram redução no LDL e triglicerídeos em 12 meses e melhoria no comportamento alimentar e qualidade de vida após 3 meses. Dois casos de estenose na amostra, um em cada grupo, tratados com sucesso através de dilatação pneumática com balão. Os autores concluíram que o APC é similar ao APC + FTS, tecnicamente e clinicamente, dentro de 1 ano de seguimento[28].

Em recente revisão sistemática com meta-análise, novamente as duas técnicas endoscópicas mais utilizadas, APC isolado e APC + FTS, foram comparadas. Foram incluídos 9 estudos com APC-FTS (n = 737) e 7 estudos APC (n = 888). O APC foi realizado, geralmente, em sessões seriadas (variação de 1.2 a 3 sessões) enquanto o APC-FTS foi geralmente realizado em uma única sessão. A %PPPT após APC-FTS foi de 8.0%, 9.5% e 5.8% em 3, 6 e 12 meses respectivamente. Já após APC, foi de 9.0%, 10.2% e 9.5% nos mesmos períodos. Apenas 1 evento adverso severo foi descrito após APC isolado, um sangramento digestivo da anastomose 14 dias após o procedimento, o qual foi tratado conservadoramente com sucesso. Estenose de anastomose gastrojejunal foi o evento adverso mais frequente (APC-FTS 3.3% e APC 4.8%, *p*=0.38). Todos foram tratados com sucesso através de dilatação endoscópica com balão. Reduções importantes no diâmetro da anastomose gastrojejunal foram relacionados com maior perda ponderal[29] gastrojejunal anastomosis (GJA.

Apenas dois estudos compararam o efeito do remodelamento da anastomose com e sem a gastroplastia revisional endoscópica do pouch – chamado de "tubular transoral outlet reduction" (TTORe). Em ambos os estudos, TTORe induziu maior %TWL em 3 meses comparado ao estreitamento isolado da anastomose, embora essa diferença não tenha se sustentado até 6 meses pós procedimento[30,31].

Em relação aos resultados de mais longo prazo, Kumar e Thompson realizaram sutura endoscópica de espessura total de anastomose em 150 pacientes com recorrência de peso. O total de perda de excesso de peso foi de 19.2 ± 4.6% em 36 meses[32]. Mais recentemente, Jirapinyo *et al.* reportaram resultados tardios de 331 tratados com APC-FTS. A perda de peso total foi de 8.5 ± 8.5%, 6.9 ± 10.1%, 8.8 ± 12.5% em 1, 3 e 5 anos, com follow up de 83.3%, 81.8% e 82.9% respectivamente. Entretanto, a gastroplastia revisional do pouch foi associada em 57.3% dos pacientes. Não houve eventos adversos graves na série[33].

Em termos de técnicas de sutura, diferentes padrões de pontos parecem correlacionarem com diferentes resultados clínicos. Em 2019, Callahan *et al.* apresentaram série retrospectiva de 70 pacientes com recorrência de peso submetidos a dois tipos de padrão de sutura endoscópica. Quarenta e um pacientes receberam sutura tipo bolsa de tabaco (*pursestring*) e 29 foram tratados com pontos interrompidos. O diâmetro inicial da anastomose era de 30.6 ± 6.2mm e o final após procedimento foi de 5.8 ± 2.0mm. A perda do excesso de peso foi de 14.9 ± 20.6%, 8.7 ± 14.9% e 7.0 ± 23.8% em 1, 3 e 5 anos respectivamente. Pacientes que receberam sutura do tipo bolsa de tabaco ou que tiveram redução do diâmetro anastomótico mais acentuado apresentaram maior perda ponderal[34].

A seguir evidenciamos tabela comparativa do APC isolado com APC + FTS.

**Tabela 1.** comparativo direto entre particularidades do APC e do APC+FTS no tratamento da recorrência de peso pós-Bypass Gástrico com dilatação da anastomose gastrojejunal.

|  | APC | APC+FTS |
|---|---|---|
| Tempo procedimento | Rápido | Mais demorado |
| Anestesia | Sedação | IOT |
| Custo | Baixo | Alto |
| Anastomose | Sim | Sim |
| Pouch | Não | Sim |
| Grau de dificuldade | Fácil | Difícil |
| Internação | Não | Não |
| Retorno às atividades | 24h | 7 dias |
| Equipe multi | Sim | Sim |
| Anorexígenos | Efeito positivo | Efeito positivo |
| Atividade física | Sim | Sim |

## Complicações

A incidência de complicações graves após o APC e APC-FTS é extremamente baixa quando comparada à cirurgia revisional. As mais comuns são a estenose da anastomose, úlcera anastomótica, sangramentos, vômitos excessivos e perfuração local. Em estudo multicêntrico de 8 centros, sendo 7 brasileiros e 1 americano, de um total de 333 procedimento, foram relatadas 9 estenoses anastomóticas, 3 casos de úlcera, 3 casos de vômitos importantes, 2 fístulas e 1 caso de hemorragia digestiva. Todas essas complicações foram tratadas conservadoramente ou por endoscopia [23].

Em 2016, *Baretta GAP* apresentou casuística pessoal de 878 sessões de argônio em 448 pacientes no período de julho de 2009 a junho de 2016 na XV Semana Brasileira do Aparelho Digestivo (SBAD), em Belo Horizonte. A incidência de sangramento pós-procedimento foi de 0.68% (n = 6) sendo 4 na forma de melena, 1 hematêmese e 1 durante o exame, todos tratados conservadoramente. Úlcera anastomótica foi observada em 2.7% dos casos (n = 24), todas diagnosticadas em endoscopia de controle pós-procedimento e com tratamento medicamentoso realizado. A incidência de estenose de anastomose severa (diâmetro inferior a 9mm) foi de 5.8% das sessões (n = 51) e o tratamento foi a dilatação endoscópica com balão TTS CRE com diâmetro variando de 10-20mm. O número de dilatações variou de 1 a 5 sessões. Ocorreram duas perfurações pós-dilatação, sendo 1 microperfuração tratada conservadoramente e outra perfuração maior tratada por laparoscopia. As figuras 4 a 6 ilustram casos de complicação pós remodelamento de anastomose gastrojejunal.

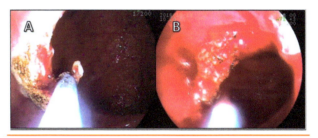

**Figura 4 A e B.** Sangramento imediato pós-APC.

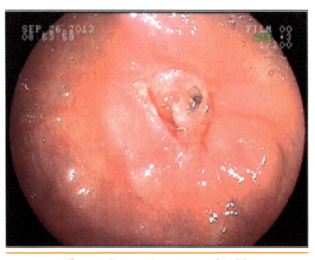

**Figura 5.** Estenose importante pós-APC.

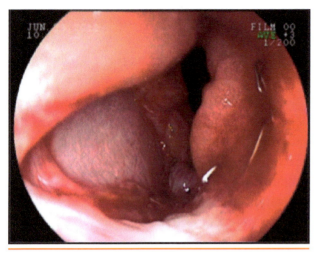

**Figura 6.** Perfuração de anastomose pós-dilatação de estenose por APC – bordo hepático evidenciado.

- **SUGESTÕES DE CONDUTA INDIVIDUALIZADA:**

    1. Bypass Gástrico com pouch de diâmetro < 5cm e anastomose gastrojejunal entre 12-25mm: APC isolado com 70W e 2-3L/min a cada 8 semanas até atingir *endpoint* de 9-12mm;

    2. Bypass Gástrico com pouch de diâmetro < 5cm e anastomose gastrojejunal > 25mm: APC isolado com 90W (primeira sessão) e 2-3L/min (a cada 8 semanas com redução para 70W a partir da segunda sessão – *endpoint* de 9-12mm) ou APC + FTS;

    3. Bypass Gástrico com pouch > 5cm de diâmetro: Sutura no pouch distal (TTORe) associada a APC + FTS em anastomose.

- **PONTOS CHAVES**

    a. A recorrência de peso / perda insuficiente de peso é multifatorial e deve ser tratada como tal;

    b. O retorno à equipe multidisciplinar e à atividade física são fundamentais;

    c. Os procedimentos endoscópicos como o plasma de argônio e a sutura endoscópica apresentam baixo índice de complicações e, quando presentes, são de baixa complexidade e fácil resolutividade;

    d. O tempo para intervenção é crucial, ou seja, quanto mais precoce realizar, melhor;

    e. As expectativas do paciente e do endoscopista devem ser realistas com relação à perda ponderal e à durabilidade do procedimento endoscópico.

### ▶ REFERÊNCIAS

1. Chang S-H, Stoll CRT, Song J, Varela JE, Eagon CJ, Colditz GA. The effectiveness and risks of bariatric surgery: an updated systematic review and meta-analysis, 2003-2012. JAMA surgery. 2014 Mar;149(3):275–87.

2. Cooper TC, Simmons EB, Webb K, Burns JL, Kushner RF. Trends in Weight Regain Following Roux-en-Y Gastric Bypass (RYGB) Bariatric Surgery. Obesity surgery. 2015 Aug;25(8):1474–81.

3. Berti L V, Campos J, Ramos A, Rossi M, Szego T, Cohen R. Position Of The Sbcbm - Nomenclature And Definition Of Outcomes Of Bariatric And Metabolic Surgery. ABCD Arquivos Brasileiros de Cirurgia Digestiva (SÃ\poundso Paulo) [Internet]. 2015;28:2. Available from: http://www.scielo.br/scielo.php?script=sci_arttext&pid=S0102-67202015000600002&nrm=iso

4. Jirapinyo P, Abu Dayyeh BK, Thompson CC. Weight regain after Roux-en-Y gastric bypass has a large negative impact on the Bariatric Quality of Life Index. BMJ open gastroenterology. 2017;4(1):e000153.

5. Odom J, Zalesin KC, Washington TL, Miller WW, Hakmeh B, Zaremba DL, et al. Behavioral predictors of weight regain after bariatric surgery. Obesity surgery. 2010 Mar;20(3):349–56.

6. Karmali S, Brar B, Shi X, Sharma AM, de Gara C, Birch DW. Weight recidivism post-bariatric surgery: a systematic review. Obesity surgery. 2013 Nov;23(11):1922–33.

7. Heneghan HM, Yimcharoen P, Brethauer SA, Kroh M, Chand B. Influence of pouch and stoma size on weight loss after gastric bypass. Surgery for obesity and related diseases : official journal of the American Society for Bariatric Surgery. 2012;8(4):408–15.

8. Abu Dayyeh BK, Lautz DB, Thompson CC. Gastrojejunal stoma diameter predicts weight regain after Roux-en-Y gastric bypass. Clinical gastroenterology and hepatology : the official clinical practice journal of the American Gastroenterological Association. 2011 Mar;9(3):228–33.

9. Cambi MPC, Baretta GAP, Magro DDO, Boguszewski CL, Ribeiro IB, Jirapinyo P, et al. Multidisciplinary Approach for Weight Regain-how to Manage this Challenging Condition: an Expert Review. Obesity surgery. 2021 Mar;31(3):1290–303.

10. Yimcharoen P, Heneghan HM, Singh M, Brethauer S, Schauer P, Rogula T, et al. Endoscopic findings and outcomes of revisional procedures for patients with weight recidivism after gastric bypass. Surgical endoscopy. 2011 Oct;25(10):3345–52.

11. Abu Dayyeh BK, Jirapinyo P, Thompson CC. Plasma Ghrelin Levels and Weight Regain After Roux-en-Y Gastric Bypass Surgery. Obesity surgery. 2017 Apr;27(4):1031–6.

12. Storm AC, Thompson CC. Endoscopic Treatments Following Bariatric Surgery. Gastrointestinal endoscopy clinics of North America. 2017 Apr;27(2):233–44.

13. Alves JS, Dib RA, de Moura EGH. Parecer do núcleo de endoscopia bariátrica da SOBED sobre: O tratamento endoscópico do reganho de peso pós-derivação gástrica em Y-de-Roux e do emprego da coagulação com plasma de argônio para remodelamento da anastomose gastrojejunal. [Internet]. 2020. Available from: https://www.sobed.org.br/fileadmin/user_upload/sobed/2020/03/04/parecer_endoscopia_bariatrica_sobed_2020.pdf
14. Baretta GAP, Alhinho HCAW, Matias JEF, Marchesini JB, de Lima JHF, Empinotti C, et al. Argon plasma coagulation of gastrojejunal anastomosis for weight regain after gastric bypass. Obesity surgery. 2015 Jan;25(1):72–9.
15. Marchesini SD, Baretta GAP, Cambi MPC, Marchesini JB. Endoscopic plasma argon coagulation in treatment of weight regain after bariatric surgery: what does the patient think about this? Arquivos brasileiros de cirurgia digestiva : ABCD = Brazilian archives of digestive surgery. 2014;27 Suppl 1(Suppl 1):47–50.
16. Cambi MPC, Marchesini SD, Baretta GAP. Post-bariatric surgery weight regain: evaluation of nutritional profile of candidate patients for endoscopic argon plasma coagulation. Arquivos brasileiros de cirurgia digestiva : ABCD = Brazilian archives of digestive surgery. 2015;28(1):40–3.
17. Kumar N. Endoscopic therapy for weight loss: Gastroplasty, duodenal sleeves, intragastric balloons, and aspiration. World journal of gastrointestinal endoscopy. 2015 Jul;7(9):847–59.
18. Aly A. Argon plasma coagulation and gastric bypass--a novel solution to stomal dilation. Obesity surgery. 2009 Jun;19(6):788–90.
19. Barrichello S, Galvao Neto MDP, Ferreira de Souza T, Guimaraes Hourmeaux de Moura E, Minata M, Oliveira de Quadros AP, et al. Increased Gastric Retention Capacity, Assessed by Scintigraphy, after APC Treatment of Dilated Gastrojejunal Anastomosis. GE Portuguese journal of gastroenterology. 2018 Nov;25(6):327–30.
20. Hourneaux de Moura DT, Hathorn KE, Thompson CC. You Just Got Burned! What Is Wrong With This Gastric Pouch? Gastroenterology. 2019 Jun;156(8):2139–41.
21. de Moura DTH, Sachdev AH, Lu P-W, Ribeiro IB, Thompson CC. Acute bleeding after argon plasma coagulation for weight regain after gastric bypass: A case report. Vol. 7, World journal of clinical cases. 2019. p. 2038–43.
22. Borjas G, Marruffo M, Sanchez N, Urdaneta A, Gonzalez M, Ramos E, et al. Gastric bypass with weight regain - Biliary limb distalization plus endoscopic transjejunal A.P.C. pouch therapy in one step: Case report. Vol. 76, International journal of surgery case reports. 2020. p. 148–52.
23. Moon RC, Teixeira AF, Neto MG, Zundel N, Sander BQ, Ramos FM, et al. Efficacy of Utilizing Argon Plasma Coagulation for Weight Regain in Roux-en-Y Gastric Bypass Patients: a Multi-center Study. Obesity surgery. 2018 Sep;28(9):2737–44.
24. de Quadros LG, Neto MG, Marchesini JC, Teixeira A, Grecco E, Junior RLK, et al. Endoscopic Argon Plasma Coagulation vs. Multidisciplinary Evaluation in the Management of Weight Regain After Gastric Bypass Surgery: a Randomized Controlled Trial with SHAM Group. Obesity surgery. 2020 Jan;
25. Jirapinyo P, de Moura DTH, Dong WY, Farias G, Thompson CC. Dose response for argon plasma coagulation in the treatment of weight regain after Roux-en-Y gastric bypass. Gastrointestinal Endoscopy [Internet]. 2020 Jan 6; Available from: https://doi.org/10.1016/j.gie.2019.12.036
26. Galvao Neto M, Brunaldi VO, Grecco E, Silva LB, de Quadros LG, de Souza TF, et al. Good Clinical Practices on Argon Plasma Coagulation Treatment for Weight Regain Associated with Dilated Gastrojejunostomy Following Roux-en-Y Gastric Bypass: a Brazilian-Modified Delphi Consensus. Obesity surgery. 2021 Nov;1–11.
27. Brunaldi VO, Jirapinyo P, de Moura DTH, Okazaki O, Bernardo WM, Galvão Neto M, et al. Endoscopic Treatment of Weight Regain Following Roux-en-Y Gastric Bypass: a Systematic Review and Meta-analysis. Obesity Surgery. 2017;1–11.
28. Brunaldi VO, Farias GFA, de Rezende DT, Cairo-Nunes G, Riccioppo D, de Moura DTH, et al. Argon plasma coagulation alone versus argon plasma coagulation plus full-thickness endoscopic suturing to treat weight regain after Roux-en-Y gastric bypass: a prospective randomized trial (with videos). Gastrointestinal endoscopy. 2020 Jul;92(1):97-107.e5.
29. Jaruvongvanich V, Vantanasiri K, Laoveeravat P, Matar RH, Vargas EJ, Maselli DB, et al. Endoscopic full-thickness suturing plus argon plasma mucosal coagulation versus argon plasma mucosal coagulation alone for weight regain after gastric bypass: a systematic review and meta-analysis. Gastrointestinal endoscopy. 2020 Dec;92(6):1164-1175.e6.
30. Vargas EJ, Bazerbachi F, Matar R, Calderon G, Storm AC, Topazian M, et al. Sa1985 Endoscopic Tubular Outlet Reduction (Ttore) For The Treatment Of Weight Regain Enhances Weight Loss And Improves Quality Of Life. Gastrointestinal Endoscopy [Internet]. 2019 Jun 1;89(6):AB272–3. Available from: https://doi.org/10.1016/j.gie.2019.03.316
31. Watson RR, Huang BL, Goyal D, Easwar N, Irani SS, Larsen MC. Sa2003 Comparison of Transoral Outlet Reduction (TORE) Alone Versus Tore With Gastroplasty (Tore-G): A Matched Cohort Analysis. Gastrointestinal Endoscopy [Internet]. 2017 May 1;85(5):AB271–2. Available from: https://doi.org/10.1016/j.gie.2017.03.617
32. Kumar N, Thompson CC. Transoral outlet reduction for weight regain after gastric bypass: long-term follow-up. Gastrointestinal endoscopy. 2016 Apr;83(4):776–9.
33. Jirapinyo P, Kumar N, AlSamman MA, Thompson CC. Five-year outcomes of transoral outlet reduction for the treatment of weight regain after Roux-en-Y gastric bypass. Gastrointestinal endoscopy. 2020 May;91(5):1067–73.
34. Callahan ZM, Su B, Kuchta K, Linn J, Carbray J, Ujiki M. Five-year results of endoscopic gastrojejunostomy revision (transoral outlet reduction) for weight gain after gastric bypass. Surgical endoscopy [Internet]. 2019 Jul 25;10.1007/s00464-019-07003-6. Available from: https://www.ncbi.nlm.nih.gov/pubmed/31346750

## 14.2
### SUTURA ENDOSCÓPICA PÓS BYPASS GÁSTRICO E PÓS SLEEVE

Antonio Afonso de Miranda Neto ■ Epifanio Silvino do Monte Junior ■ Eduardo Guimarães Hourneaux de Moura

### ■ INTRODUÇÃO

A obesidade é uma doença pandêmica que ameaça a qualidade de vida, bem como proporciona o surgimento de diversas comorbidades relacionadas, promovendo um prejuízo contínuo e progressivo para a saúde do paciente. A sua adequada e correta abordagem é feita através de uma equipe multidisciplinar de profissionais que deve atuar a longo prazo, permitindo com que o paciente consiga não apenas perder, como também manter esta perda de peso alcançada com o seu tratamento[1].

Dentre as diferentes modalidades de tratamento para a obesidade, temos a cirurgia bariátrica como sendo uma das de maior destaque e importância hoje em dia, garantindo uma perda de peso importante, além de duradoura. No que diz respeito às diferentes técnicas que mais são empregadas atualmente pelos cirurgiões, temos a Gastrectomia Vertical (GV) ou Sleeve Gástrico, além do Bypass Gástrico em Y-de-Roux (BGYR) como sendo as de maior destaque.

Tradicionalmente, em virtude dos seus excelentes resultados, a cirurgia bariátrica tem aumentado de forma crescente o seu número de realizações por todo o mundo, com o BGYR sendo o procedimento mais realizado (em até 45% de todos os casos de cirurgia bariátrica), com a GV logo atrás em termos de número de realizações, entretanto, com tendência crescente a equivalência e superação, por se tratar de um procedimento tecnicamente mais rápido e reprodutível[2].

Entretanto, apesar de sua alta eficácia alcançando uma perda de excesso de peso variando entre 56,7% e 66,5% em até 2 anos pós cirurgia[3], os pacientes submetidos ao BGYR podem apresentar infelizmente recorrência de parte desse peso perdido ao longo de um período de 10 anos (2). Já em relação a GV, alcançou uma perda de excesso de peso em até 1 ano após a cirurgia, variando entre 48% a 72%. Porém, da mesma forma como ocorre com o BGYR, a recorrência de peso pós GV pode ocorrer em até 14% a 37% dos pacientes em até 7 anos de seguimento potencialmente devido a dilatação da câmara gástrica residual[4].

Desta forma, em virtude dos potenciais prejuízos que acarretam a recorrência de peso, em uma população de pacientes onde a manutenção da perda de peso é fundamental não apenas para garantir uma melhor qualidade de vida, bem como permitir com que suas possíveis comorbidades associadas estejam devidamente controladas, diferentes métodos de tratamento para a recorrência têm sido empregadas com esse objetivo.

Dentre as diferentes modalidades no tratamento da recorrência de peso, podemos destacar as terapias endoscópicas como grande destaque, por não apenas permitir um tipo de tratamento minimamente invasivo, evitando então novas abordagens cirúrgicas (cirurgias revisionais) que acarretam potenciais complicações ao paciente, também garantem eficácia e segurança adequadas.

- **SUTURA ENDOSCÓPICA:**

A utilização da sutura endoscópica, vem ganhando cada vez mais destaque dentre as possibilidades terapêuticas endoscópicas tanto nas terapias bariátricas e metabólicas primárias (TBMP), como também no tratamento da recorrência de peso.

Utilizando como uma das principais plataformas de destaque atualmente o sistema de endossutura OverStitch (Apollo Endosurgery, Austin, TX), a utilização desse dispositivo é cada vez maior em diversos centros do mundo, trazendo resultados animadores dentre os diferentes tipos de técnicas que podem ser realizadas[1].

A gastroplastia endoscópica com o dispositivo OverStitch é um procedimento realizado por um endoscopista especializado em terapias endoscópicas para a obesidade, o qual não envolve incisões cirúrgicas, além de ser minimamente invasivo, e que irá remodelar a câmara gástrica residual através da aplicação de suturas de espessura de camada total com fio inabsorvível, com o objetivo de promover uma nova redução do seu volume, diminuindo a capacidade de armazenamento de alimento, além de retardar o esvaziamento gástrico[5].

- **SUTURA ENDOSCÓPICA NA GASTRECTOMIA VERTICAL:**

A GV habitualmente é realizada através do grampeamento que se inicia no antro gástrico na altura da incisura angularis, se estendendo até o nível do ângulo de His, removendo grande porção do corpo gástrico através da grande curvatura como também do fundo gástrico (Figura 1). O tubo gástrico residual eventualmente dilatado, irá ser então submetido a redução do seu volume total. Este procedimento irá ocorrer através da aplicação de endossuturas de espessura total com fio inabsorvível (2.0, polipropileno) que se inicia ao nível da incisura angularis, percorrendo ao longo do corpo gástrico, as paredes anterior, grande curvatura e parede posterior gástrica. O número de suturas realizadas pode variar, a depender do grau de redução do volume gástrico a ser alcançado.

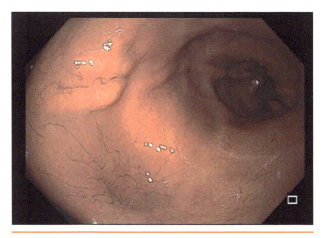

**Figura 1.** Aspecto habitual pós Gastrectomia Vertical.

De Moura et al (5) em um recente coorte retrospectiva multicêntrica incluindo 34 pacientes previamente submetidos a GV e que evoluíram com recorrência de peso, foram submetidas a endossutura observando-se um sucesso técnico de 100%. Em 1 ano 82,4% e 100% dos pacientes alcançaram ≥ 10% perda de peso total (%PPT) e ≥ 25% de perda de excesso de peso (%PEP) respectivamente (Figura 2). Importante avaliar que não foram relatados eventos adversos graves decorrentes da realização da sutura endoscópica.

Maselli et al [4], em outra recente coorte retrospectiva multicêntrica envolvendo 82 pacientes submetidos a GV e que evoluíram posteriormente com recorrência de peso, também foram submetidas a gastroplastia endoscópica. O peso médio dos pacientes pré gastroplastia foi de 128,2 +/- 57,5 quilogramas (kg). Após 1 ano da gastroplastia a %PPT foi de 15,7%

+/- 7,6%, enquanto que a %PEP foi de 47,6% +/- 26,6%. Também não foram reportados eventos adversos graves em todo o período de seguimento.

Podemos observar através desta análise, que a endossutura para o tratamento da recorrência de peso em pacientes que foram submetidos a GV pode ser segura e eficaz, com taxas de perda de peso total e excesso de peso adequadas a curto e médio prazo. Entretanto, novos trabalhos e estudos randomizados são necessários para que uma análise a longo prazo possa ser realizada para que assim tenhamos mais dados e valores para definir se esta nova perda de peso irá não somente progredir, como principalmente se manter.

- **SUTURA ENDOSCÓPICA NO BYPASS GÁSTRICO EM Y-DE-ROUX:**

O Bypass gástrico em Y-de-Roux é um procedimento cirúrgico cujo objetivo final é auxiliar na perda de peso. Vale salientar que a obesidade é um dos principais problemas de saúde mundo afora, com cerca de dois terços da população americana com diagnóstico de obesidade ou sobrepeso. O BGYR pode determinar uma perda de peso que gira em torno de 60-80% do excesso de peso em um ano. Todavia, existe a possibilidade de recorrência e, de forma mais preocupante, do retorno das comorbidades associadas à obesidade[6].

A recorrência de peso vem de uma base multimodal, com vários fatores comportamentais associados. Além disso, fatores anatômicos, tais como tamanho da anastomose e tamanho do "pouch" estão envolvidos na fisiopatologia da recorrência de peso após o Bypass gástrico em Y-de-Roux. Pensando nisso, devemos instituir um tratamento multidisciplinar, com objetivo de corrigir os fatores comportamentais, através de dieta e atividade física, além de procedimentos que determinem redução do calibre da anastomose gastrojejunal e do tamanho do "pouch" gástrico.

O TORe (Transoral Outlet Reduction) é uma alternativa terapêutica minimamente invasiva para o tratamento da recorrência de peso após o Bypass gástrico em Y-de-Roux. Consiste de uma sutura endoscópica de espessura total realizada com a plataforma OverStitch (Apollo

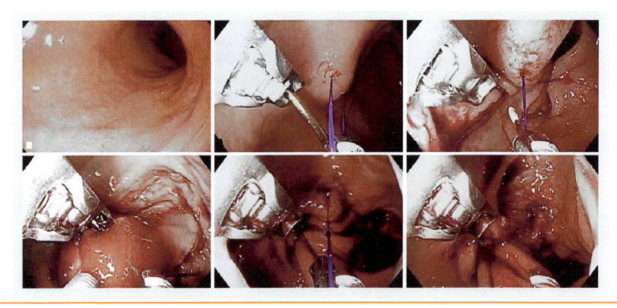

**Figura 2:** Sequência de suturas da gastroplastia endoscópica [5].

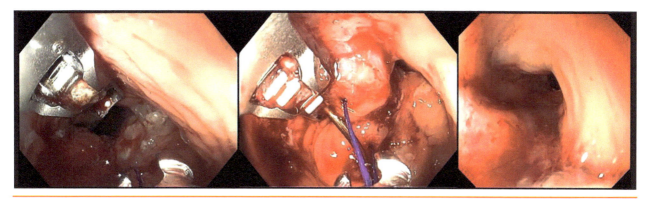

**Figura 3.** TORe (*Transoral Outlet Reduction*). Endossutura com OverStitch (Apollo Endosurgery, Austin, TX)

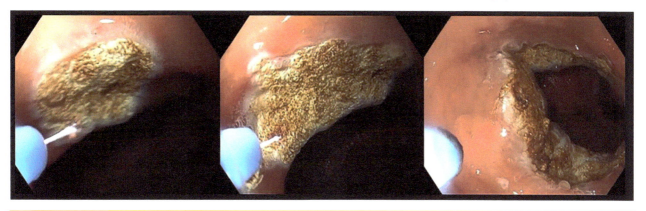

**Figura 4.** Coagulação com plasma de argônio para correção do diâmetro da anastomose gastrojejunal.

Endosurgery, Austin, TX) (Figura 3). O objetivo do TORe, como o próprio nome sugere, é reduzir o tamanho da anastomose gastrojejunal e, consequentemente, diminuir o tamanho do "pouch" gástrico, culminando na redução de peso após recorrência. Vale salientar que podemos lançar mão da coagulação com plasma de argônio (APC) em conjunto com a endossutura com OverStitch (Figura 4).

Vargas et al [6] realizaram uma revisão sistemática e metanálise, avaliando a segurança e eficácia do método. Além disso, no mesmo trabalho, também publicaram a experiência alcançada ao longo de três anos em três centros de referência americanos. Um total de 330 pacientes foram incluídos no estudo, dentre os quais 130 foram submetidos ao TORe nos centros americanos e 200 foram oriundos da revisão sistemática. A idade média dos pacientes foi de 47 anos e IMC médio de 36.8 kg/m². Os autores incluíram pacientes cuja recorrência médio foi de 24.6% em relação ao nadir. Em um segmento de 6, 12 e 18 meses, foram observadas perdas de 9.31kg (DP = 6.7), 7.75kg (DP = 8.4); 8kg (DP = 8.8), respectivamente. Dentre os principais efeitos adversos, observaram-se náuseas em 14% da amostra, ao passo que dor foi observada em 18% e 8% dos pacientes necessitam de endoscopia de para avaliação dos sintomas. Em suma, quando utilizado em conjunto com medidas comportamentais, o TORe se mostrou uma ferramenta útil no auxílio no tratamento da recorrência após Bypass gástrico em Y-de-Roux.

Jaruvongvanich et al [7] realizaram uma revisão sistemática com metanálise comparando a endossutura isolada com a endossutura associada à coagulação do plasma de argônio para tratamento da recorrência de peso após Bypass gástrico em Y-de-Roux. Um total de nove trabalhos avaliando o TORe e sete trabalhos avaliando a combinação entre Overstitch e APC, englobando 1625 pacientes, foi incluído na revisão. Em relação ao grupo que realizou apenas a endossutura, a porcentagem de perda de peso total foi de 8.0% (CI = 95% ; 6.3% - 9.7%), 9.5% (CI = 95% ; 8.1% - 11.0%) e 5.8% (CI = 95% ; 4.3% - 7.1%) no seguimento de 3, 6 e 12 meses, respectivamente. No grupo que foi submetido a combinação de endossutura e APC, a porcentagem de perda de peso total foi de 9.0% (CI = 95% ; 4.1% - 13.9%), 10.2% (CI = 95% ; 8.4% - 12.1%) e 9.5% (CI = 95% ; 5.7% - 13.2%) no seguimento de 3, 6 e 12 meses, respectivamente. Nenhuma diferença estatística foi evidenciada nos segumentos de 3 e 6 meses. Os autores concluíram que ambos os métodos são alternativas válidas para o tratamento da recorrência. Todavia, a combinação entre os métodos determina a necessidade de duas ou três sessões para tratamento completo. Brunaldi et al (8) realizaram um ensaio clínico randomizado envolvendo 40 pacientes, cujo objetivo também foi comparar a terapia combinada com o Overstitch isolado. Os resultados corroboraram com os achados por Jaruvongvanich et al[7].

A última revisão sistemática com metanálise sobre o tema foi conduzida por Dhindsa et al[9] em 2020. O grupo avaliou o sucesso técnico, perda de peso absoluta e porcentagem de perda de peso total em 3, 6 e 12 meses após o TORe (endossutura com Overstitch). Um total de 13 trabalhos, perfazendo 850 pacientes, foram incluídos na metanálise. O sucesso técnico foi de 99.80%. No tocante à perda absoluta de peso, os autores encontraram uma média de 6.14 kg, 10.15 kg e 7.14 kg em 3, 6 e 12 meses, respectivamente. Além disso, foi observada uma porcentagem de perda de peso total média de 6.69 kg, 11.34kg e 8.88kg no mesmos marcos de seguimento. O grupo concluiu que o TORe é uma alternativa minimamente invasiva, válida em pacientes que não querem se submeter a uma cirurgia revisional.

## CONCLUSÃO

A obesidade é inegavelmente um grande e atual problema de saúde pública, e em decorrência do aumento crescente do número de pacientes submetidos a cirurgia bariátrica, consequentemente, existe uma maior tendência no número de casos de pacientes evoluindo com recorrência de peso ao longo dos anos.

A sutura endoscópica se mostra cada vez mais como um método eficaz, seguro e capaz de permitir com que o paciente volte a apresentar uma perda de peso importante, e acima de tudo duradoura a curto e médio prazo, associado a baixos riscos e complicações. Novos estudos são necessários para avaliar o comportamento da realização desta técnica a longo prazo, entretanto, em virtude do previamente exposto, podemos dizer que as perspectivas futuras são promissoras para que ela se consolide ainda mais como tratamento da recorrência de peso pós cirurgia bariátrica.

## PONTOS CHAVES

- A obesidade é uma pandemia e a cirurgia bariátrica uma das maiores ferrramentas no seu tratamento.
- Em virtude do crescente número de cirurgias realizadas ao longo dos anos, um número também maior de casos de recorrência de peso vêm ocorrendo.
- A recorrência de peso é uma condição que pode prejudicar a qualidade de vida e a saúde da população pós cirurgia bariátrica, trazendo a tona as comorbidades a ela associada.
- A sutura endoscópica em pacientes submetidos ao BGYR e a GV é uma alternativa segura e eficaz para o tratamento da recorrência de peso, com baixos índices de eventos adversos.

▶ Novos trabalhos são necessários para assegurar a eficácia a longo prazo da perda de peso, alcançada em pacientes com recorrência de peso pós cirurgia, que são submetidos a sutura endoscópica.

## ▶ REFERÊNCIAS

1. Storm AC, Thompson CC. Endoscopic Treatments Following Bariatric Surgery. Gastrointestinal Endoscopy Clinics of North America. [Online] 2017;27(2): 233–244. Available from: doi:10.1016/j.giec.2016.12.007
2. Brunaldi VO, Jirapinyo P, de Moura DTH, Okazaki O, Bernardo WM, Galvão Neto M, et al. Endoscopic Treatment of Weight Regain Following Roux-en-Y Gastric Bypass: a Systematic Review and Meta-analysis. Obesity Surgery. [Online] 2018;28(1): 266–276. Available from: doi:10.1007/s11695-017-2986-x
3. Hourneaux De Moura DT, Thompson CC. Endoscopic management of weight regain following Roux-en-Y gastric bypass. Expert Review of Endocrinology & Metabolism. [Online] 2019;14(2): 97–110. Available from: doi:10.1080/17446651.2019.1571907
4. Maselli DB, Alqahtani AR, Abu Dayyeh BK, Elahmedi M, Storm AC, Matar R, et al. Revisional endoscopic sleeve gastroplasty of laparoscopic sleeve gastrectomy: an international, multicenter study. Gastrointestinal Endoscopy. [Online] 2021;93(1): 122–130. Available from: doi:10.1016/j.gie.2020.05.028
5. de Moura DTH, Barrichello S, de Moura EGH, de Souza TF, Dos Passos Galvão Neto M, Grecco E, et al. Endoscopic sleeve gastroplasty in the management of weight regain after sleeve gastrectomy. Endoscopy. [Online] 2020;52(3): 202–210. Available from: doi:10.1055/a-1086-0627
6. Vargas EJ, Bazerbachi F, Rizk M, Rustagi T, Acosta A, Wilson EB, et al. Transoral outlet reduction with full thickness endoscopic suturing for weight regain after gastric bypass: a large multicenter international experience and meta-analysis. Surgical Endoscopy. [Online] 2018;32(1): 252–259. Available from: doi:10.1007/s00464-017-5671-1
7. Jaruvongvanich V, Vantanasiri K, Laoveeravat P, Matar RH, Vargas EJ, Maselli DB, et al. Endoscopic full-thickness suturing plus argon plasma mucosal coagulation versus argon plasma mucosal coagulation alone for weight regain after gastric bypass: a systematic review and meta-analysis. Gastrointestinal Endoscopy. [Online] 2020;92(6): 1164-1175.e6. Available from: doi:10.1016/j.gie.2020.07.013
8. Brunaldi VO, Farias GFA, de Rezende DT, Cairo-Nunes G, Riccioppo D, de Moura DTH, et al. Argon plasma coagulation alone versus argon plasma coagulation plus full-thickness endoscopic suturing to treat weight regain after Roux-en-Y gastric bypass: a prospective randomized trial (with videos). Gastrointestinal Endoscopy. [Online] 2020;92(1): 97-107.e5. Available from: doi:10.1016/j.gie.2020.03.3757
9. Dhindsa BS, Saghir SM, Naga Y, Dhaliwal A, Ramai D, Cross C, et al. Efficacy of transoral outlet reduction in Roux-en-Y gastric bypass patients to promote weight loss: a systematic review and meta-analysis. Endoscopy International Open. [Online] 2020;8(10): E1332–E1340. Available from: doi:10.1055/a-1214-5822

## 14.3
### TÉCNICA DE DISSECÇÃO ENDOSCÓPICA SUBMUCOSA (ESD) MODIFICADA + ELETROFULGURAÇÃO COM PLASMA DE ARGÔNIO + SUTURA ENDOSCÓPICA

Bruno Salomão Hirsch ■ Pichamol Jirapinyo ■ Diogo Turiani Hourneaux de Moura

### INTRODUÇÃO

Apesar da eficácia comprovada do bypass gástrico em Y-de-Roux (BGYR) na perda de peso e tratamento das comorbidades relacionadas à obesidade, a recorrência de peso acomete uma fração considerável dos pacientes submetidos à cirurgia, resultando muitas vezes em retorno das comorbidades e piora da qualidade de vida, como discutido detalhadamente em capítulos anteriores[1]. Geralmente a etiologia da recorrência de peso é multifatorial, e entre as causas anatômicas, são relacionadas o diâmetro da anastomose gastrojejunal (AGJ), o tamanho do *pouch* gástrico e o comprimento das alças intestinais, sendo os dois primeiros passíveis de tratamento endoscópico. O diâmetro da AGJ já foi descrito como preditor independente para a recorrência de peso e é atualmente o principal alvo das terapias endoscópicas[1].

Os procedimentos revisionais endoscópicos têm se mostrado efetivos no tratamento da recorrência de peso, associados a menor risco cirúrgico[2]. A redução da AGJ (transoral outlet reduction - TORe) é uma técnica endoscópica minimamente invasiva, eficaz e segura, que vem se popularizando no tratamento destes pacientes. A técnica tradicional utiliza a eletrofulguração com plasma de argônio na AGJ, seguida por sutura endoscópica, objetivando a redução da anastomose e visando um diâmetro menor que 12 mm. Porém, poucos estudos na literatura avaliam o seguimento desta técnica a longo prazo. No único estudo com seguimento de até 5 anos, Jirapinyo P. *et al.* demonstraram a eficácia e segurança do método[3]. Entretanto, as técnicas de eletrofulguração com plasma de argônio (APC) seguida de sutura endoscópica (APC-TORe) ou isolada, apresentam algumas limitações, como por exemplo, a pouca durabilidade do método em uma única sessão, de modo que repetidas sessões são necessárias para grande parcela dos pacientes.

Visando aumentar a efetividade a longo prazo dos procedimentos revisionais endoscópicos, Moura DTH *et al.* descreveram a técnica de dissecção endoscópica submucosa (ESD) modificada associada à eletrofulguração com plasma de argônio e sutura, também chamado de ESD-TORe[4]. O objetivo desta técnica é promover maior fibrose da AGJ, resultando em maior durabilidade do procedimento, promovendo melhores resultados a longo prazo.

### TÉCNICA

Primeiramente é realizada a avaliação da anatomia gástrica, estando indicada intervenção caso o diâmetro da AGJ for maior que 15 mm (Figura 1A). Entre as contraindicações, estão a presença de úlceras, e anel de constrição. O procedimento é iniciado com a injeção submucosa de solução salina (ou hidroxietilamido [Voluven]) associada à adrenalina e azul de metileno (ou índigo carmin) junto a AGJ (Figuras 1B e 1C). Após a injeção submucosa, com auxílio de uma faca endoscópica (*knife*), é realizada a incisão da mucosa gástrica, de forma circunferencial (Figura 1D). A dissecção endoscópica submucosa (ESD) modificada é efetuada até a exposição completa da camada muscular própria ao redor da AGJ (cerca de 1 cm de largura), sem a necessidade de ressecção tecidual. Em seguida, é realizada a eletrofulguração com plasma de argônio (APC) nas margens proximal e distal da área dissecada, evitando-se a eletrofulguração da camada muscular própria pelo elevado risco de perfuração (Figuras 1E e 1F). Após, é realizada sutura endoscópica com pontos transmurais (*full-thickness*), facilitados pela exposição da camada muscular própria (Figura 1G). Por fim, é efetuada a medição do diâmetro final da AGJ com balão hidrostático, seguida por ajuste da sutura por meio da tração do fio, visando um diâmetro menor que 12 mm (Figuras 1H, 1I e 1J).

Durante a realização do ESD-TORe, algumas variações técnicas podem ser utilizadas de acordo com as preferências e experiência do médico executante. Com relação aos parâmetros do plasma de argônio, o modo mais utilizado é o *forced-APC* com fluxo de 0,8L/min e potência entre 45 a 80 watts (W). Em um estudo comparando um total de 217 pacientes submetidos a APC-TORe com baixa voltagem (45 a 55 W) versus alta voltagem (70 a 80 W), foi observado que o segundo grupo apresentou maior perda de peso[5], provavelmente devido maior lesão tecidual e consequentemente maior fibrose. Ademais, não foi observada diferença estatística em relação às taxas de efeitos adversos.

A técnica de sutura foi inicialmente descrita com dispositivos que permitiam apenas a sutura parcial, entretanto, com a evolução dos dispositivos, atualmente é possível a realização de sutura de espessura total (transmural, ou *full-thickness*), que apresenta maior durabilidade e eficácia[1].

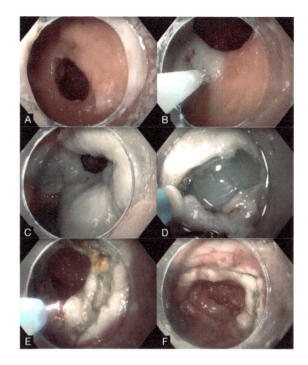

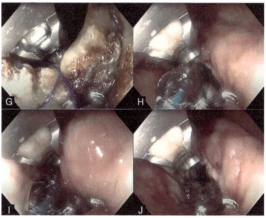

**Figura 1.** Passo a passo da técnica ESD-TORe. A) avaliação do calibre da AJG; B) injeção submucosa; C) aspecto pós injeção submucosa; D) dissecção endoscópica submucosa; E) eletrofulguração com plasma de argônio; F) aspecto pós eletrofulguração com plasma de argônio; G) sutura endoscópica; H) medição do diâmetro da AGJ; I) ajuste do diâmetro da AGJ após tração do fio de sutura; J) aspecto final.

Com relação às técnicas de sutura transmural, são descritas as suturas contínuas (*purse-string*) e com pontos interrompidos. Schulman A., *et al.* demonstraram que a primeira apresenta vantagens, como utilização de um único fio de sutura e controle fidedigno do diâmetro final da AGJ por meio da medição com balão hidrostático, além de promover maior durabilidade dos resultados a longo prazo[6].

Este achado é concordante com outros estudos na literatura, que afirmam a superioridade da sutura contínua. Porém, está técnica é mais difícil de ser realizada, e atualmente é utilizada rotineiramente por poucos grupos ao redor do mundo[7-8].

### RESULTADOS

O único estudo publicado até o momento envolvendo a técnica de ESD-TORe modificada avaliou 19 pacientes submetidos a este procedimento[9]. A taxa de sucesso técnico foi de 100%. O tempo médio de todo o procedimento foi de 104 ± 26 minutos. Dos 19 pacientes, três tiveram perda de seguimento, representando uma taxa de seguimento completo de 84,2%. Aos 6 e 12 meses, os pacientes perderam 12,2 ± 6,2 kg (P <0,0001) e 11,8 ± 9,4 kg (P = 0,02), respectivamente. Isso correspondeu a 13,4% ± 6,6% e 12,1% ± 9,3% da perda total de peso (PTP) em 6 e 12 meses, respectivamente. As reduções do IMC foram de 3,9 ± 2,6 kg/m2 e 3,9 ± 3,8 kg/m2 em 6 e 12 meses, respectivamente. As proporções de pacientes que experimentaram pelo menos 5% de PTP em 6 e 12 meses foram de 80% e 83,3%, respectivamente.

Os eventos adversos (EA) ocorreram em 4 dos 19 casos (21,1%). Destes, 3 foram EAs leves (erosões esofágicas encontradas no final do procedimento), que não necessitaram qualquer tipo de intervenção. O outro EA, definido como moderado, foi relatado como dor abdominal intensa, que necessitou de realização de endoscopia digestiva alta para avaliação, revelando apenas erosões ao redor do AGJ. Nenhum dos EAs foi classificado como grave de acordo com o Glossário de Eventos Adversos em endoscopia da Sociedade Americana de Endoscopia Gastrointestinal (American Society of Gastrointestinal Endoscopy – ASGE)[10].

Com o intuito de comparar essa nova abordagem à técnica TORe tradicional, os 19 pacientes submetidos ao ESD-TORe foram pareados (1:3) com 57 pacientes do grupo APC-TORe. A taxa de sucesso técnico foi igual entre as duas técnicas (100%). O tempo médio do procedimento foi maior para ESD-TORe em comparação com APC-TORe (104 ± 26 minutos vs 71 ± 22 minutos, P = 0,0005). Dentre as variações técnicas relacionadas aos procedimentos, o número de passagem de pontos (12 ± 4 versus 10 ± 4 [P = 0,07]), o tamanho final da AGJ (8,6 ± 0,9 mm versus 8.0 ± 1,2 mm [P = 0,05]), e a proporção de casos com necessidade de pontos de reforço no *pouch* gástrico (57,9% versus 43,9% [P = 0,29]) foram semelhantes entre os dois procedimentos.

Já em relação à perda de peso, aos 6 e 12 meses, os pacientes submetidos a ESD-TORe experimentaram resultados superiores em comparação com aqueles submetidos ao APC-TORe. Especificamente, aos 6 meses, os grupos ESD-TORe e APC-TORe apresentaram PTP de 13,4% ± 6,6% e 8,5% ± 3,4% (P = 0,045), respectivamente. Aos 12 meses, os grupos ESD-TORe e APC-TORe experimentaram PTP de 12,1% ± 9,3% e 7,5% 3,3% (P = 0,036), respectivamente (Figura 2). Aos 6 meses, 80% e 66,7% dos pacientes submetidos ao ESD-TORe e APC-TORe experimentaram pelo menos 5% de PTP (P = 0,33), respectivamente. Já aos 12 meses, 83,3% e 56,1% dos pacientes submetidos a ESD-TORe e APC-TORe atingiram pelo menos 5% de PTP (P = 0,14), respectivamente.

Aos 12 meses, a endoscopia digestiva alta (EDA) de acompanhamento foi realizada em 52,6% dos pacientes de cada grupo. Para o grupo ESD-TORe, as principais indicações para repetir a EDA durante o seguimento foram dor abdominal, náuseas e vômitos (60%) e perda de peso insatisfatória (40%). Já para o grupo APC-TORe, as indicações mais frequentes para repetição da endoscopia foram dor abdominal, náuseas e vômitos (30%) e perda de peso inadequada (70%). No grupo de resposta satisfatória, definido como aqueles que repetiram a EDA por outros motivos que não a perda de peso inadequada, o tamanho da AGJ foi de 9,9 ± 3,7 mm e 15,8 ± 1,7 mm para os grupos ESD-TORe e APC-TORe, respectivamente (P = 0,02). Já no grupo em que os pacientes se submeteram à EDA devido à perda de peso insatisfatória, o tamanho da AGJ foi de 14,0 ± 4,9 mm e 18,4 ± 5,1 mm para os grupos ESD-TORe e APC-TORe, respectivamente (P = 0,18).

A taxa de EA foi de 21,1% para o grupo ESD-TORe, e 8,77% para a APC-TORe (P = 0,15). Os quatro EAs no grupo ESD-TORe foram erosões esofágicas (n = 3, leve) e dor abdominal intensa devido a erosões junto a AGJ (n = 1, moderado), como descrito anteriormente. Os cinco EAs no grupo APC-TORe foram sangramento durante o procedimento, tratado com injeção de adrenalina (n = 1, leve), dano à agulha do sistema de sutura endoscópica devido ao contato com um grampo cirúrgico (n = 1, leve), perfuração esofágica tratada com hemoclipes (n = 1, leve), melena secundária à úlcera de AGJ (n = 1, moderada) e estenose da AGJ tratada através de dilatação com balão hidrostático (n = 1, moderada). Nenhum dos EAs em ambos os grupos foi classificado como grave de acordo com o Glossário de Eventos Adversos em Endoscopia da ASGE[10].

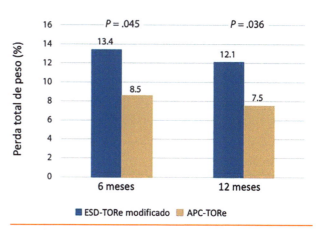

**Figura 2.** Eficácia da técnica de ESD-TORe modificada comparada a APC-TORe.

Em análise de regressão linear univariável, a porcentagem de recorrência de peso e o tempo pós BGYR foram associados com maior porcentagem de PTP em 12 meses no grupo submetido ao ESD-TORe, em comparação com o APC-TORe. Em análise de regressão linear multivariável, a técnica ESD-TORe permaneceu um preditor significativo de maior porcentagem de PTP em 12 meses após o controle por idade, sexo, IMC, quantidade de recorrência de peso e tempo após o BGYR ($\beta$ = 5,99, P = 0,02). Ademais, o IMC e a quantidade de peso recuperado no momento do procedimento também foram identificados como preditores significativos da porcentagem de PTP em 12 meses após o controle dos outros cofatores ($\beta$ = −0,40, P = 0,01 e $\beta$ = 0,12, P = 0,001, respectivamente) (tabela 1).

**Tabela 1.** Análises de regressão linear dos preditores de perda total de peso 1 ano após a TORe.

| Variáveis | Univariável | | | Multivariável | | |
|---|---|---|---|---|---|---|
| | β | Erro-padrão | P | β | Erro-padrão | P |
| Idade | -0,6 | 0,09 | 0,50 | -0,11 | 0,08 | 0,16 |
| Sexo masculino | -5,95 | 3,15 | 0,07 | -0,54 | 2,96 | 0,86 |
| IMC | 0,002 | 0,14 | 0,99 | -0,40 | 0,16 | 0,01 |
| Recorrência | 0,08 | 0,03 | 0,02 | 0,12 | 0,03 | 0,001 |
| Anos desde o BGYR | 0,52 | 0,21 | 0,02 | 0,37 | 0,22 | 0,10 |
| ESD-TORe (vs APC-TORe) | 6,66 | 2,66 | 0,02 | 5,99 | 2,49 | 0,02 |

Este estudo comparando as duas técnicas possui algumas limitações, como o modelo retrospectivo e o fato de ter sido realizado em centro único com elevada experiência em endoscopia bariátrica. Desta forma, estudos prospectivos e maior adesão desta técnica por outros centros são necessários para comprovação da superioridade em relação às outras terapias revisionais.

### CONCLUSÃO

O ESD-TORe modificado é tecnicamente viável e parece ser seguro e eficaz no manejo da recorrência de peso pós BGYR. Ademais, em comparação com a APC-TORe tradicional, esta nova modalidade aparentemente está associada à maior perda de peso e durabilidade. Acredita-se que estes resultados estão relacionados a um nível mais profundo de exposição tecidual promovido pelo ESD modificado, levando a maior facilidade em se realizar a sutura transmural, aumentando a fibrose local, resultando em maior eficácia e durabilidade do procedimento. Outra possível vantagem desta técnica é permitir a retirada de corpos estranhos, como grampos cirúrgicos e fios de sutura devido a melhor exposição, resultando em melhor cicatrização da ferida operatória. Entretanto, esta técnica apresenta limitações, como elevação dos custos hospitalares pela necessidade de utilização de dispositivos extras para realização do ESD modificado (*knife* e possivelmente pinça de coagulação), dificuldade técnica, e maior tempo de procedimento. Apesar de ser um método promissor, estudos com um período mais longo de seguimento e realizados por outros grupos são necessários para comprovação da reprodutibilidade, eficácia e segurança do método.

### PONTOS CHAVES

- O ESD modificado + APC + sutura endoscópica é superior ao APC + sutura no seguimento de 1 ano.
- Apesar de tecnicamente desafiador, o ESD modificado + APC + sutura contínua é um método promissor para o tratamento de pacientes com recorrência de peso.
- Mais estudos são necessários para comprovação da reprodutibilidade, eficácia e segurança do ESD-TORe modificado.

### REFERÊNCIAS

1. Hourneaux De Moura DT, Thompson CC. Endoscopic management of weight regain following Roux-en-Y gastric bypass. Expert Ver Endocrinol Metab. 2019 Mar;14(2):97–110.
2. Brunaldi VO, Jirapinyo P, de Moura DTH, Okazaki O, Bernardo WM, Galvão Neto M, et al. Endoscopic Treatment of Weight Regain Following Roux-en-Y Gastric Bypass: a Systematic Review and Meta-analysis. Obes Surg. 2018 Jan;28(1):266–76.
3. Jirapinyo P, Kumar N, Al Samman MA, Thompson CC. Five-year outcomes of transoral outlet reduction for the treatment of weight regain after Roux-en-Y gastric bypass. Gastrointest Endosc. 2020 May;91(5):1067–73.
4. de Moura DTH, Jirapinyo P, Thompson CC. Modified-ESD Plus APC and Suturing for Treatment of Weight Regain After Gastric Bypass. Obes Surg. 2019 Jun;29(6):2001–2.
5. Jirapinyo P, de Moura DTH, Dong WY, Farias G, Thompson CC. Dose response for argon plasma coagulation in the treatment of weight regain after Roux-en-Y gastric bypass. Gastrointest Endosc. 2020 May;91(5):1078–84.
6. Schulman AR, Kumar N, Thompson CC. Transoral outlet reduction: a comparison of purse-string with interrupted stitch technique. Gastrointest Endosc. 2018 May;87(5):1222–8.
7. Patel LY, Lapin B, Brown CS, Stringer T, Gitelis ME, Linn JG, et al. Outcomes following 50 consecutive endoscopic gastrojejunal revisions for weight gain following Roux-en-Y gastric bypass: a comparison of endoscopic suturing techniques for stoma reduction. Surg Endosc. 2017 Jun;31(6):2667–77.
8. Hedberg HM, Trenk A, Ujiki MB. Modeling suture patterns for endoscopic gastrojejunostomy revision: Analyzing a technique to address weight regain after gastric bypass. Surg Obes Relat Dis Off J Am Soc Bariatr Surg. 2018 May;14(5):569–75.
9. Jirapinyo P, de Moura DTH, Thompson CC. Endoscopic submucosal dissection with suturing for the treatment of weight regain after gastric bypass: outcomes and comparison with traditional transoral outlet reduction (with video). Gastrointest Endosc. 2020 Jun;91(6):1282–8.
10. Cotton PB, Eisen GM, Aabakken L, Baron TH, Hutter MM, Jacobson BC, et al. A lexicon for endoscopic adverse events: report of an ASGE workshop. Gastrointest Endosc. 2010 Mar;71(3):446–54.

# 14.4

## ESCLEROTERAPIA ENDOSCÓPICA, COLOCAÇÃO DE CLIPES E ABLAÇÃO POR RADIOFREQUÊNCIA PARA O TRATAMENTO DE RECORRÊNCIA DE PESO

**Thomas R. McCarty** ▪ **Christopher C. Thompson**

### INTRODUÇÃO

Atualmente, uma ampla variedade de técnicas e dispositivos endoscópicos minimamente invasivos tem sido utilizada para o tratamento da recorrência de peso. Embora as abordagens comuns na prática clínica hoje em dia tipicamente envolvam a redução do diâmetro da anastomose gastrojejunal e do tamanho da bolsa gástrica por meio de coagulação com plasma de argônio ou aposição de tecido usando uma estratégia de sutura ou plicatura endoscópica, pesquisas iniciais e estratégias alternativas foram estudadas. O uso precoce da escleroterapia endoscópica lançou as bases para o desenvolvimento futuro do campo da endoscopia bariátrica, enquanto a colocação de clipe endoscópico e a ablação por radiofrequência foram propostas para reduzir o tamanho da anastomose gastrojejunal. Todas essas terapias nasceram da necessidade, projetadas para evitar a morbidade associada à revisão cirúrgica após RYGB. Embora haja evidências limitadas para apoiar o uso dessas técnicas no campo da endoscopia bariátrica neste momento, essas terapias são baseadas em técnicas e mecanismos ainda utilizados na prática clínica hoje.

### ESCLEROTERAPIA ENDOSCÓPICA

Historicamente, a escleroterapia endoscópica tem sido um tratamento eficaz para recorrência de peso entre pacientes com história de RYGB. Embora não seja utilizada com frequência devido ao uso estendido de sutura endoscópica e adoção mais ampla de coagulação com plasma de argônio para reduzir o diâmetro da anastomose gastrojejunal, a escleroterapia foi um importante tratamento precoce no campo da endoscopia bariátrica. A escleroterapia envolve o uso de uma agulha de injeção para realizar a injeção precisa de um agente esclerosante diretamente na anastomose gastrojejunal. Agentes esclerosantes típicos, mais comumente morruato de sódio a 5%, são injetados de maneira circunferencial ao redor da anastomose gastrojejunal em um esforço para cicatrizar a anastomose, reduzir a complacência e diminuir o diâmetro do estoma[1,2].

### TÉCNICA DE ESCLEROTERAPIA

O procedimento e a técnica de escleroterapia tradicionalmente envolvem a injeção circunferencial de um esclerosante (tipicamente 2 mL) ao redor da saída. É importante que o endoscopista realize a primeira injeção de aproximadamente 2 mL no espaço submucoso/intramuscular ao longo da borda externa da anastomose para garantir que não ocorra uma reação adversa antes de prosseguir com a injeção[1,3]. Depois que o paciente é monitorado por 2 a 3 minutos para detecção de qualquer reação adversa após a dose de teste inicial, o endoscopista deve injetar de maneira circunferencial ao longo da margem interna da saída e visualizar o levantamento da mucosa devido a expansão do espaço submucoso pelo esclerosante. Idealmente, a injeção deve ser realizada a cada 0,5 a 1 cm ao redor da saída, usando um total de 10 a 30 mL de esclerosante para obter melhores resultados.[4-6] As imagens do procedimento de escleroterapia são destacadas na Figura 1. É importante ter cuidado para evitar injeção excessiva e garantir que a agulha esteja no espaço submucoso para evitar eventos adversos, como lesão isquêmica local. Dado o risco de sangramento e translocação bacteriana, também é tipicamente recomendado fornecer o uso profilático de antibiótico com ciprofloxacina antes do procedimento, bem como um curso de 3 a 5 dias após.

Também é extremamente importante ressaltar que o tamanho da saída deve ser medido antes da injeção do esclerosante. A estimativa e documentação adequadas do diâmetro da anastomose gastrojejunal, bem como o comprimento da bolsa gástrica usando ferramentas endoscópicas, são fundamentais. Isso foi feito anteriormente usando um instrumento de medição endoscópica de leitura direta (Olympus, Center Valley, PA, EUA); no entanto, mais comumente, pode-se fazer a estimativa com base no tamanho do gastroscópio ou em um dispositivo de medição endoscópica mais novo (Napoleon Measuring Device, Micro-Tech, Ann Arbor, MI, EUA). Independentemente da estratégia utilizada, a medição da anastomose gastrojejunal antes e depois da intervenção é crucial.

Semelhante ao uso de coagulação com plasma de argônio, que é mais comumente usado hoje, a escleroterapia pode ser repetida em intervalos de 3 a 6 meses com base na resposta individual do paciente e nos resultados de perda de peso desejados. É comum os pacientes precisarem de várias sessões para atingir um diâmetro de estoma desejado de aproximadamente 8 a 10 mm. Apesar da capacidade de realizar múltiplas sessões, deve-se notar que as sessões subsequentes de escleroterapia podem se tornar mais difíceis devido ao desenvolvimento de tecido cicatricial. Isso, por sua vez, pode tornar os procedimentos endoscópicos adicionais futuros (ou seja, sutura endoscópica) mais difíceis também. Embora a escleroterapia endoscópica possa ser eficaz na redução do diâmetro da anastomose gastrojejunal, os pacientes ideais são aqueles com tamanhos de saída não maiores que 18 a 20 mm, pois outros métodos (ou seja, sutura endoscópica) provavelmente alcançarão resultados de perda de peso mais duradouros.

### Resultados da Escleroterapia

Este primeiro estudo relatado de escleroterapia endoscópica para o tratamento de recorrência de peso foi relatado por Spaulding e colegas em 2003.[6] Neste estudo, injeções intramusculares de 1 cc de morruato de sódio a 5% foram colocadas circunferencialmente ao redor da saída em 20 pacientes com história de RYGB. O objetivo deste estudo foi avaliar o uso da escleroterapia endoscópica para redução do estoma como um tratamento eficaz para recorrência de peso. Este estudo de prova de conceito demonstra que a escleroterapia endoscópica teve 100% de sucesso na redução do tamanho da gastrojejunostomia para aproximadamente 9 a 10 mm. Os pacientes necessitaram de uma média de 1,3 tratamentos por paciente (intervalo 1 e 3) e foram submetidos a uma média de seis injeções de 1 cc por procedimento. Em um acompanhamento de curto prazo de 2 meses, 75% dos pacientes relataram perda de peso com uma média de 5,8 kg (12,8 lb). Neste estudo piloto, náuseas e vômitos foram comuns (10%) na primeira semana após o procedimento, embora nenhum evento adverso grave tenha ocorrido.

Com esses dados iniciais, esses mesmos autores procuraram avaliar esses resultados em um período de acompanhamento mais longo de 12 meses.[7] Este foi um estudo retrospectivo que revisou pacientes submetidos à escleroterapia e descobriu que a taxa de ganho de peso diminuiu significativamente após o tratamento. No entanto, após 12 meses, apenas 56,3% dos pacientes relataram perda de peso, com 34,4% mantendo o peso e os 9,4% restantes sofrendo ganho de peso contínuo. Outro estudo retrospectivo de Catalano e colegas, baseado em uma pequena amostra semelhante de 28 pacientes, descobriu que dois terços dos pacientes perderam uma quantidade significativa de peso (definido como ≥75% do peso original recuperado).[8] Neste estudo, morruato de sódio foi injetado circunferencialmente em quatro quadrantes ao redor da anastomose gastrojejunal até que o tecido do estômago desenvolvesse sinais de isquemia local. Após uma média de 2,3 sessões de injeções, a redução do estoma e a perda de peso foram observadas em 64% dos pacientes no acompanhamento de 18 meses. Novamente, não ocorreram eventos adversos graves, embora um paciente tenha necessitado de dilatação endoscópica por balão para estenose da anastomose gastrojejunal.

Outro estudo que examinou o acompanhamento de longo prazo da escleroterapia endoscópica como tratamento para recorrência de peso descobriu que os pacientes tiveram apenas resultados de perda de peso marginal em 22 meses (1,45 kg/3,2 lbs).[9] Neste estudo, os pacientes tiveram um diâmetro médio de gastrojejunostomia de 20 ± 3,6 mm e o volume médio de morruato de sódio injetado de 12,8 ± 3,7 mL por sessão. É importante ressaltar que o procedimento foi seguro, sem ocorrência de eventos adversos periprocedimento. No maior estudo de escleroterapia até o momento, Abu Dayyeh e colegas do Brigham and Women's Hospital em Boston, MA, analisaram 231 pacientes consecutivos que foram submetidos a 575 sessões de escleroterapia entre 2008 e 2011. Aos 6 e 12 meses de acompanhamento, a recorrência de peso estabilizou para 92% e 78% dos pacientes, respectivamente – com maiores taxas de perda de peso entre os pacientes com mais sessões. Sangramento peri e pós-procedimento foi relatado em 2,4% dos procedimentos e pequenas ulcerações observadas em aproximadamente 1% dos pacientes, embora nenhum evento adverso grave tenha ocorrido.

- **ESCLEROTERAPIA COMPARADA E COMBINADA COM OUTROS TRATAMENTOS ENDOSCÓPICOS**

Um dos primeiros estudos prospectivos publicados para examinar a escleroterapia versus sutura endoscópica para o tratamento da recorrência de peso foi de Jirapinyo e colegas do Brigham and Women's Hospital em 2016.[10] Este foi um estudo prospectivo que incluiu 47 pacientes com história de RYBG que apresentaram recorrência de peso (média de 43% do peso máximo perdido). Trinta e quatro pacientes foram submetidos a escleroterapia versus 9 pacientes submetidos a sutura. Os pacientes no estudo tiveram uma anastomose gastrojejunal média de 21 ± 6,3 mm, sem diferenças no diâmetro do estoma, bem como em outras características basais (ou seja, anos de RYGB, recorrência de peso desde o nadir, idade, sexo, grelina pré-procedimento e comportamentos alimentares). Em um acompanhamento de curto prazo de 3 meses, o diâmetro da saída endoscópica foi reduzido em ambos os grupos; entretanto, significativamente menor para pacientes submetidos à sutura endoscópica (-15 mm vs -2,6 mm; *P*<0,001). A sutura também foi superior à escleroterapia em termos de perda de peso em 3 meses (perda de peso total de 10,4% vs 2,7%; *P*<0,001). Com relação aos hormônios intestinais, os níveis de grelina aumentaram após a sutura endoscópica em 46 ng/mL e diminuíram em 37 ng/mL após a escleroterapia (*P*=0,020). Até o momento, esta é a única literatura publicada prospectivamente para avaliar a escleroterapia endoscópica.

Outro estudo de Riva et al. demonstrou terapia combinada com escleroterapia combinada com sutura endoscópica.[11] Neste estudo de observação retrospectivo francês de 22 pacientes com IMC médio de 42,4 ± 9,5 kg/m², todos os pacientes obtiveram perda de peso com escleroterapia combinada com sutura. É importante ressaltar que um padrão de sutura interrompido foi usado para obter a redução do tamanho do estoma, uma perda média de excesso de peso (PEP) de 60,3% relatada - nenhuma perda de peso total foi relatada neste estudo. Embora a escleroterapia seja relativamente segura, os resultados em longo prazo, juntamente com a agulha para múltiplas sessões, limitaram seu uso hoje como estratégia de tratamento de primeira linha para recorrência de peso. Com base em dados comparativos com outras estratégias endoscópicas disponíveis (ou seja, coagulação com plasma de argônio e sutura endoscópica), houve um afastamento da escleroterapia e da gravitação em direção a tratamentos mais eficazes e duráveis.

## COLOCAÇÃO DE CLIPES OVER-THE-SCOPE

O uso expandido de ferramentas endoscópicas tradicionais, como clipes endoscópicos, é uma estratégia mais nova proposta para reduzir o tamanho da anastomose gastrojejunal. Esta técnica, que é usada para abordar a dilatação da bolsa e da anastomose gastrojejunal, inclui o uso de um clipe *over-the-scope* grande em um esforço para reduzir o esvaziamento rápido que pode ocorrer com a dilatação estomal.[12] Este tipo específico de clipe *over-the-scope* (OTSC; Ovesco AG, Tübingen, Alemanha) é feito de um clipe de nitinol preso a um aplicador colocado ao redor da ponta distal do endoscópio. O Sistema OTSC tem sido tradicionalmente usado para tratar hemorragias gastrintestinais agudas, alcançar o fechamento total da espessura da parede, aproximar o tecido e gerenciar complicações de terapias endoscópicas ou cirúrgicas. No entanto, o uso do dispositivo e do sistema de clipe foi liberado para incluir o uso de um tratamento de endoscopia bariátrica para dilatação do diâmetro do estoma. É importante salientar que clipes adicionais podem ser colocados para reduzir ainda mais a saída se o lúmen continuar dilatado.

### Clipe Over-the-Scope de suporte de dados

Em 2010, Heylen e colegas utilizaram o clipe *over-the-scope* endoscópico para realizar a redução do diâmetro do estoma em 94 pacientes com história de RYGB e recorrência de peso com evidência de uma anastomose gastrojejunal dilatada.[13] Neste estudo, a estratégia ideal e os melhores resultados clínicos foram obtidos estreitando a gastrojejunostomia usando uma técnica que envolvia a colocação de duas pinças em locais opostos (ou seja, nas posições de 6 e 12 horas) para melhorar a aproximação do tecido. Após a pinça juntar o tecido na parede oposta, o tecido era puxado para dentro da tampa do OTSC e o clipe implantado. Isso resultou em uma redução da saída de mais de 80%. A melhora na saciedade foi observada em 49% dos pacientes em 1,5 mês de acompanhamento. Aos 12 meses de acompanhamento, o IMC médio dos pacientes inscritos diminuiu significativamente de 32,8 ±1,9 para 27,4 ±3,8 ($P<0,001$). Embora os dados sejam amplamente limitados a este estudo, nenhum evento adverso importante ocorreu; no entanto, 2 dos 94 pacientes necessitaram de dilatação subsequente para estenose da anastomose gastrojejunal.

Outros estudos para avaliar a eficácia dessa técnica *over-the-scope* têm amostras pequenas e não têm potência adequada para comparação com outros tratamentos. Honegger et al avaliaram o uso deste sistema de clipes *over-the-scope* para uma variedade de terapias – uma delas foi a redução do tamanho do estoma gastrojejunal.[14] Neste estudo de mais de 200 casos, apenas 6 pacientes foram tratados especificamente com o clipe endoscópico para reduzir o tamanho da anastomose gastrojejunal. O sucesso imediato, definido como uma redução no tamanho da anastomose imediatamente após a colocação do clipe, foi alcançado em todos os 6 pacientes. No entanto, em um mês de acompanhamento, observou-se que 83,3% dos pacientes apresentaram redução no tamanho da anastomose (5 em 6 pacientes).

Outro relato de caso de Kumbhari et al. descreveu com sucesso a redução de uma anastomose gastrojejunal usando este novo método de clipe como uma terapia de resgate para um paciente que anteriormente não havia respondido à sutura endoscópica.[15] Esses autores descrevem uma técnica envolvendo o uso de pinças gêmeas nas posições de 7 e 10 horas e implantação do clipe *over-the-scope*. Um segundo clipe foi então colocado, mas desta vez segurando as bordas nas posições de 2 e 5 horas, reduzindo assim o tamanho da anastomose de 35 mm para 10 mm ao final do procedimento. A perda de peso em 3 meses foi de aproximadamente 9 kg (20 libras), embora essa técnica não tenha sido expandida para estudos maiores ou estratégias comparadas ou como uma terapia de resgate para pacientes que não respondem a abordagens endoscópicas mais tradicionais. Até que mais dados estejam disponíveis, esta técnica provavelmente permanecerá subutilizada.

### ▪ REMOÇÃO POR RADIOFREQUÊNCIA

O tratamento endoscópico com ablação por radiofrequência tem se mostrado eficaz para vários tipos de doenças gastrintestinais hemorrágicas benignas, bem como para pacientes com esôfago de Barrett displásico.[16-20] A técnica envolve corrente elétrica alternada de alta frequência distribuída localmente no tecido ou mucosa, resultando em aquecimento controlado e destruição direcionada com necrose coagulativa térmica.[21] Embora o tratamento dirigido termicamente usando coagulação com plasma de argônio para a anastomose seja um procedimento eficaz e seguro, o uso de ablação por radiofrequência como terapia para recorrência de peso também foi descrito na literatura. Embora muito menos comum, com evidências significativamente menores em comparação com a coagulação com plasma de argônio, a energia de radiofrequência pode causar lesão tecidual profunda e reduzir a necessidade de sessões repetidas (dados extrapolados da comparação de tratamentos para ectasia vascular gástrica e proctite crônica por radiação – sem dados bariátricos comparativos).[21-23]

No entanto, apesar dessa teoria proposta, há dados muito limitados para avaliar a ablação por radiofrequência para o tratamento da recorrência de peso. Em 2018, Abrams e colegas projetaram um estudo piloto para realizar ablação por radiofrequência da bolsa gástrica após RYGB e medir seus efeitos na perda de peso. Este foi um estudo multicêntrico, prospectivo, incluindo 4 centros, e incluiu 25 pacientes com história de RYGB e anastomose gastrojejunal dilatada. A média de IMC pré-procedimento foi de 40,2 ±7,8 kg/m$^2$ com uma PEP de 18,4% alcançada em um acompanhamento de 12 meses. Nenhum evento adverso grave periprocedimento ocorreu com dor abdominal leve e autolimitada e náusea ocorrendo na maioria dos pacientes. É importante ressaltar que 2 eventos adversos graves ocorreram após o procedimento envolvendo sangramento e hospitalização necessária, embora um estivesse relacionado a um paciente em uso concomitante de anticoagulação. Os autores concluíram que a perda de peso provavelmente foi multifatorial - resultante de fibrose e complacência da bolsa diminuída (ou seja, acomodação limitada e restrição de tamanho), que produzia uma sensação de plenitude e saciedade. No entanto, devido aos modestos resultados de perda de peso, potencial para eventos adversos e falta de dados adicionais,

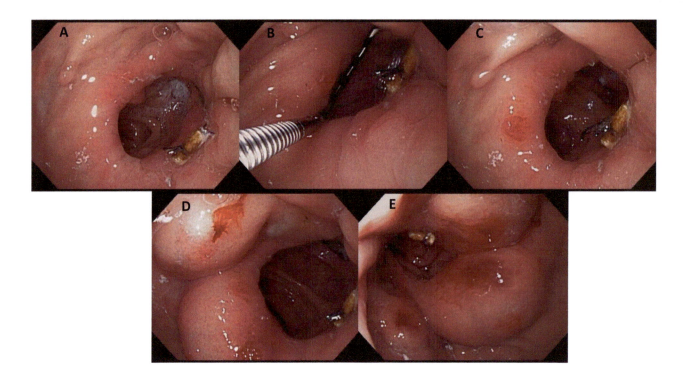

**Figura 1.** Imagens passo a passo da escleroterapia. A: Endoscopia inicial demonstrando uma bolsa gástrica de 2 cm com anastomose gastrojejunal dilatada e evidência de material de sutura retido de revisão endoscópica anterior. B: Anastomose gastrojejunal medindo 22 mm de diâmetro. C: Morruato de sódio foi injetado na borda da anastomose gastrojejunal. Uma dose de teste de 2 cc foi administrada primeiro para avaliar a sensibilidade ou uma reação adversa aguda. Após 3 minutos, as injeções terapêuticas foram iniciadas. D: Injeção circunferencial de morruato de sódio injetado em alíquotas de 1 a 2 cc. E: Aspecto final após a injeção do morruato de sódio. Um total de 20 cc foram injetados em 10 locais.

esta estratégia não é recomendada neste momento para o tratamento de recorrência de peso após RYGB.

### CONCLUSÃO

Nesta revisão, resumimos três técnicas para o tratamento da recorrência de peso após RYGB. A escleroterapia endoscópica foi o primeiro tratamento endoscópico bem-sucedido para recorrência de peso e forneceu um roteiro para estratégias futuras, como coagulação com plasma de argônio, sutura endoscópica e plicatura endoluminal. Embora essa estratégia não seja mais utilizada, o sucesso inicial na redução do diâmetro do estoma forneceu informações importantes para futuros estudos, pesquisas e expansão do campo. Estratégias adicionais, como colocação de clipes over-the-scope e ablação por radiofrequência, têm dados limitados para apoiar seu uso no momento. Embora a escleroterapia, a colocação de clipe endoscópico e a ablação por radiofrequência não sejam usadas na prática clínica, as terapias endoscópicas também são comprovadamente seguras e eficazes para revisão de cirurgia bariátrica.

### REFERÊNCIAS:

1. Kumar N. Endoscopic therapy for weight loss: Gastroplasty, duodenal sleeves, intragastric balloons, and aspiration. World J Gastrointest Endosc. 2015;7(9):847-59.
2. Hourneaux De Moura DT, Thompson CC. Endoscopic management of weight regain following Roux-en-Y gastric bypass. Expert Rev Endocrinol Metab. 2019;14(2):97-110.
3. Woods KE, Abu Dayyeh BK, Thompson CC. Endoscopic post-bypass revisions. Tech in Gastrointest Endosc. 2010;12(3):160-166.
4. Loewen M, Barba C. Endoscopic sclerotherapy for dilated gastrojejunostomy of failed gastric bypass. Surg Obes Relat Dis. 2008;4(4):539-42; discussion 42-3.

5. Madan AK, Martinez JM, Khan KA, Tichansky DS. Endoscopic sclerotherapy for dilated gastrojejunostomy after gastric bypass. J Laparoendosc Adv Surg Tech A. 2010;20(3):235-7.
6. Spaulding L. Treatment of dilated gastrojejunostomy with sclerotherapy. Obes Surg. 2003;13(2):254-7.
7. Spaulding L, Osler T, Patlak J. Long-term results of sclerotherapy for dilated gastrojejunostomy after gastric bypass. Surg Obes Relat Dis. 2007;3(6):623-6.
8. Catalano MF, Rudic G, Anderson AJ, Chua TY. Weight gain after bariatric surgery as a result of a large gastric stoma: endotherapy with sodium morrhuate may prevent the need for surgical revision. Gastrointest Endosc. 2007;66(2):240-5.
9. Giurgius M, Fearing N, Weir A, Micheas L, Ramaswamy A. Long-term follow-up evaluation of endoscopic sclerotherapy for dilated gastrojejunostomy after gastric bypass. Surg Endosc. 2014;28(5):1454-9.
10. Jirapinyo P, Dayyeh BK, Thompson CC. Gastrojejunal anastomotic reduction for weight regain in roux-en-y gastric bypass patients: physiological, behavioral, and anatomical effects of endoscopic suturing and sclerotherapy. Surg Obes Relat Dis. 2016;12(10):1810-6.
11. Riva P, Perretta S, Swanstrom L. Weight regain following RYGB can be effectively treated using a combination of endoscopic suturing and sclerotherapy. Surg Endosc. 2017;31(4):1891-5.
12. Storm AC, Thompson CC. Endoscopic Treatments Following Bariatric Surgery. Gastrointest Endosc Clin N Am. 2017;27(2):233-44.
13. Heylen AM, Jacobs A, Lybeer M, Prosst RL. The OTSC(R)-clip in revisional endoscopy against weight gain after bariatric gastric bypass surgery. Obes Surg. 2011;21(10):1629-33.
14. Honegger C, Valli PV, Wiegand N, Bauerfeind P, Gubler C. Establishment of Over-The-Scope-Clips (OTSC(R)) in daily endoscopic routine. United European Gastroenterol J. 2017;5(2):247-54.
15. Kumbhari V, Cai JX, Tieu AH, Kalloo AN, Khashab MA. Over-the-scope clips for transoral gastric outlet reduction as salvage therapy for weight regain after Roux-en-Y gastric bypass. Endoscopy. 2015;47 Suppl 1 UCTN:E253-4.
16. Almond LM, Hodson J, Barr H. Meta-analysis of endoscopic therapy for low-grade dysplasia in Barrett's oesophagus. The British journal of surgery. 2014;101(10):1187-95.
17. Coron E, Robaszkiewicz M, Chatelain D, Svrcek M, Flejou JF. Advanced precancerous lesions in the lower oesophageal mucosa: high-grade dysplasia and intramucosal carcinoma in Barrett's oesophagus. Best practice & research Clinical gastroenterology. 2013;27(2):187-204.
18. Shaheen NJ, Overholt BF, Sampliner RE, Wolfsen HC, Wang KK, Fleischer DE, et al. Durability of radiofrequency ablation in Barrett's esophagus with dysplasia. Gastroenterology. 2011;141(2):460-8.
19. Lyday WD, Corbett FS, Kuperman DA, Kalvaria I, Mavrelis PG, Shughoury AB, et al. Radiofrequency ablation of Barrett's esophagus: outcomes of 429 patients from a multicenter community practice registry. Endoscopy. 2010;42(4):272-8.
20. Shaheen NJ, Sharma P, Overholt BF, Wolfsen HC, Sampliner RE, Wang KK, et al. Radiofrequency ablation in Barrett's esophagus with dysplasia. N Engl J Med. 2009;360(22):2277-88.
21. McCarty TR, Rustagi T. New Indications for Endoscopic Radiofrequency Ablation. Clin Gastroenterol Hepatol. 2018;16(7):1007-17.
22. McCarty TR, Garg R, Rustagi T. Efficacy and safety of radiofrequency ablation for treatment of chronic radiation proctitis: A systematic review and meta-analysis. J Gastroenterol Hepatol. 2019;34(9):1479-85.
23. McCarty TR, Rustagi T. Comparative Effectiveness and Safety of Radiofrequency Ablation Versus Argon Plasma Coagulation for Treatment of Gastric Antral Vascular Ectasia: A Systematic Review and Meta-Analysis. J Clin Gastroenterol. 2019;53(8):599-606.

## 14.5

# CIRURGIA RESTAURADORA ENDOLUMINAL DE OBESIDADE (ROSE) PARA TRATAMENTO DA RECORRÊNCIA DE PESO

**Thomas R. McCarty • Christopher C. Thompson**

### INTRODUÇÃO

Embora a cirurgia bariátrica forneça a opção de perda de peso mais robusta e durável para indivíduos com obesidade mórbida, até 15 a 20% dos pacientes podem apresentar recorrência significativo do peso.[1] Classicamente definido como um aumento de peso >15% do nadir, a recorrência de peso pode incluir a recorrência ou o desenvolvimento de muitas comorbidades associadas à obesidade. Assim, estratégias eficazes de perda de peso permanecem fundamentais. Uma dessas terapias inclui o procedimento endoluminal de cirurgia restauradora da obesidade (ROSE). Esta estratégia de tratamento endoscópico visa reduzir o tamanho da anastomose gastrojejunal e da bolsa gástrica usando uma nova plataforma multicanal e sistema de plicatura de tecido. Embora existam dados clínicos robustos para sustentar o uso deste sistema como terapia endoscópica primária para obesidade, a literatura também demonstrou que o dispositivo é altamente eficaz como terapia revisional para pacientes com histórico de bypass gástrico em Y de Roux.[2-4] Nesta revisão, destacaremos o procedimento e a plataforma ROSE, bem como os dados atuais disponíveis de suporte a seu uso.

### DISPONIBILIDADE E APROVAÇÃO DA PLATAFORMA

Esta nova plataforma revisional endoscópica conta com um sistema de plicatura inovador para reduzir o tamanho da anastomose gastrojejunal e da bolsa gástrica. O sistema é conhecido como Plataforma Cirúrgica Sem Incisão (do inglês *Incisionless Operating Platform*, IOP, USGI Medical, San Clemente, CA, Estados Unidos), que pode ser usado para o procedimento endoluminal de cirurgia primária de obesidade (POSE), para estômagos virgens entre pacientes sem histórico de bypass gástrico em Y de Roux prévio, bem como para pacientes com um bypass gástrico em Y de Roux que desenvolvem recorrência de peso - chamado procedimento ROSE. Este procedimento revisional e plataforma de plicatura são usados para obter aposição de tecido em um esforço para diminuir o tamanho da anastomose gastrojejunal e da bolsa gástrica. O dispositivo em si recebeu a aprovação 510(k) da Food and Drug Administration (FDA) dos EUA para aposição geral de tecidos; no entanto, a IOP geral não tem uma indicação específica para perda de peso.[5,6] Apesar da aprovação do FDA nos Estados Unidos, o dispositivo tem sido utilizado em um número limitado de centros. No entanto, o dispositivo está mais amplamente disponível na Europa e no Oriente Médio.

### ESPECIFICAÇÕES DO DISPOSITIVO

A IOP é composta por quatro dispositivos distintos, que incluem o guia endoscópico TransPort, bem como o cateter de introdução de âncora tecidual e duas pinças endoscópicas de tecido – Figura 1.[7] As âncoras de tecido expansíveis são feitas de sutura não absorvível biocompatível e nitinol. Em geral, o sistema TransPort possui um design tipo overtube de 110 cm × 18 mm com um eixo direcionável e foi projetado para ser análogo a um endoscópio tradicional com rodas direcionais na interface do usuário. O sistema TransPort tem quatro grandes portas multicanais (7 mm, 6 mm, 4 mm, 4 mm) com o maior canal de 7 mm possibilitando a inserção de um endoscópio superior ultrafino que fornece visualização para o procedimento.[8]

Ferramentas endoluminais inovadoras adicionais incluem a Pinça de Preensão Endoscópica g-Prox EZ, A Pinça de Preensão de Tecido g-Lix e, por último, o Cateter de Distribuição de âncora de Sutura g-Cath EZ.[2,3] O g-Prox é avançado pelo canal de 6 mm e fecha em um ângulo de 45 graus em relação ao eixo da haste do dispositivo. Isso possibilita a aproximação de dobras de tecido de espessura total. A pinça de Preensão de Tecido g-Lix é um cateter helicoidal distal projetado para capturar o tecido alvo para que possa ser puxado para dentro do dispositivo g-Prox. O g-Cath é um sistema que inclui uma agulha oca em sua ponta distal que é colocada dentro do dispositivo g-Prox maior. Após o tecido ser aproximado e o dispositivo g-Prox fechado no tecido-alvo, o g-Cath e a agulha oca penetram na parede gástrica e fazem uma plicatura usando âncoras snowshoe de tecido de malha de poliéster para criar uma fusão serosa durável.[5,9-11]

### ■ REALIZAÇÃO DO PROCEDIMENTO ROSE

Para realizar com sucesso o procedimento ROSE, primeiro o endoscopista deve avaliar adequadamente o tamanho da anastomose gastrojejunal e da bolsa gástrica. Com base na experiência e na prática desses autores em nossa instituição, os candidatos ideais para o procedimento ROSE são pacientes com diâmetro gastrojejunal moderadamente dilatado. Saídas de diâmetro maior podem se beneficiar mais de uma abordagem de sutura ou dissecção endoscópica submucosa modificada

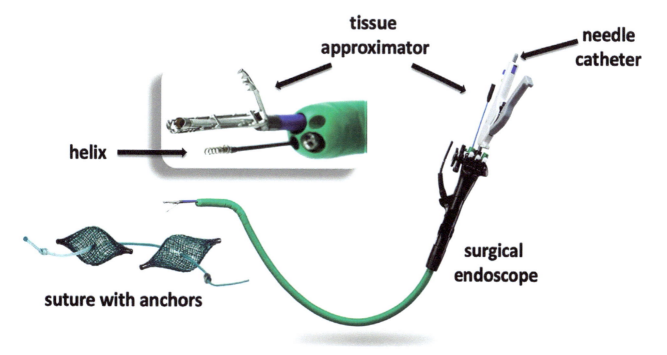

**Figura 1.** Plataforma cirúrgica sem incisão (IOP, USGI Medical, San Clemente, CA, Estados Unidos) usada para realizar o procedimento de cirurgia restauradora endoluminal de obesidade (ROSE)

e sutura. Um tamanho de bolsa gástrica de pelo menos 3 a 4 cm também é crucial, pois possibilita manobrabilidade adequada da IOP. Também é importante selecionar cuidadosamente os pacientes com base na anatomia, pois pacientes com uma hérnia de hiato grande podem tornar o procedimento mais desafiador.

Depois que o tamanho da anatomia em Y de Roux for medido adequadamente com um gastroscópio padrão, deve-se dar atenção ao tratamento do tecido na borda da anastomose gastrojejunal com coagulação forçada com plasma de argônio a 0,8 litros/minuto e 70 watts (ERBE Elektromedizin GmbH, Tübingen, Alemanha). Em seguida, o endoscópio pode ser retirado e a IOP inserida. Recomendamos o uso de um insuflador laparoscópico para garantir a insuflação precisa de dióxido de carbono ($CO_2$) durante o procedimento. Depois que o dispositivo IOP estiver posicionado na bolsa gástrica, as plicaturas são primeiro colocadas na anastomose gastrojejunal usando uma técnica de hélice simples ou dupla para reduzir o diâmetro. Depois disso, o tamanho da bolsa gástrica é reduzido de maneira semelhante. As instruções passo a passo para realizar o procedimento ROSE são destacadas na Figura 2.

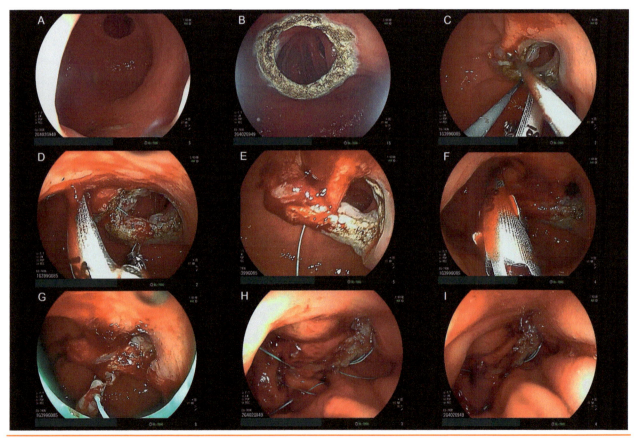

**Figura 2.** Instruções passo a passo para realizar o procedimento de cirurgia restauradora endoluminal de obesidade (ROSE). A: Endoscopia inicial com bolsa gástrica de 4 cm e anastomose gastrojejunal dilatada para 18 mm de diâmetro. B: Tratamento da anastomose gastrojejunal com coagulação forçada de plasma de argônio a 0,8 litros/minuto para cicatrizar a anastomose e diminuir o tamanho da anastomose gastrojejunal. C: Técnica de dupla hélice usada para adquirir tecido na anastomose gastrojejunal e abertura da pinça endoscópica g-Prox EZ. D: Colocação bem-sucedida das âncoras de tecido snowshoe proximais e distais (ou seja, cateter de colocação de âncora de sutura g-Cath EZ). E: Plicatura concluída na anastomose gastrojejunal após modelagem e corte do material de sutura. F: Plicatura adicional usando o sistema IOP com g-Prox de 16 mm visualizada. G: Vista após plicaturas adicionais colocadas na anastomose gastrojejunal. H e I: Aspecto final após procedimento ROSE bem-sucedido.

### ESTUDOS INICIAIS EM ANIMAIS

Os primeiros estudos em animais explorando o procedimento de IOP e ROSE foram extremamente importantes para aperfeiçoar o design do dispositivo e reafirmar os mecanismos de ação. Um dos primeiros estudos iniciais, por Herron e colegas, examinou a viabilidade de realizar a redução da bolsa e do estoma usando âncoras transorais de tecido colocadas endoscopicamente.[12] Neste estudo de modelo animal *ex vivo* e *in vivo*, a plataforma USGI foi bem-sucedida na redução do diâmetro do estoma em todos os quatro estômagos *ex vivo* em uma média de 8 mm (41%) e diminuição na área transversal de 65%. O volume da bolsa foi documentado como reduzido em 30% em dois estômagos de animais. Os primeiros dados *in vivo* mostraram uma redução média do diâmetro do estoma de 11,5 mm (53%) e forneceram dados importantes usados para confirmar a capacidade e a segurança do dispositivo.

### LITERATURA PROSPECTIVA

Com esses primeiros dados de animais, os estudos em humanos prosseguiram rapidamente, com achados igualmente bem-sucedidos. A primeira descrição do procedimento ROSE em modelo humano foi publicada por nosso grupo (Mullady et al) em 2009 e incluiu um total de 20 pacientes com recorrência de peso após bypass gástrico em Y de Roux.[13] Este estudo piloto inicial foi um estudo prospectivo para determinar a viabilidade do ROSE. É importante ressaltar que este estudo demonstrou sucesso técnico entre 85% dos pacientes com uma diminuição de 65% no tamanho do diâmetro da anastomose gastrojejunal. Além disso, houve uma redução média no comprimento da bolsa de 36%. Dos 17 pacientes que receberam plicaturas de tecido, esses pacientes apresentaram uma perda de peso total (PPT) média de 8,8 kg (19,4 lbs) em 3 meses de acompanhamento. Esses dados iniciais promissores foram fundamentais para a eventual aprovação do FDA.

Outro estudo de Ryou e colegas também foi publicado em 2009.[14] Neste estudo prospectivo, incluindo cinco pacientes com recorrência de peso após o bypass gástrico em Y de Roux, as plicaturas foram feitas com sucesso em todos os pacientes (sucesso técnico de 100%). Os pacientes incluídos neste estudo perderam 48 kg (105,8 lbs) com o bypass gástrico em Y de Roux; no entanto, apresentaram um ganho de peso médio de 14,7 kg (32,4 lbs) desde o nadir até aproximadamente 5 anos após a cirurgia. O índice médio de massa corporal (IMC) foi de 35,7 kg/m² no momento do procedimento ROSE com bolsa gástrica e diâmetro gastrojejunal de 8 cm e 30 mm, respectivamente. O número médio de plicaturas de tecido na bolsa foi de 3 (variando de 1 a 7) com média de 4,6 plicaturas (variando de 3 a 9) na anastomose gastrojejunal. Isso resultou em redução significativa na bolsa gástrica e no tamanho da saída em 4,4 cm e 21 mm, respectivamente. É importante ressaltar que este estudo incluiu um dispositivo de segunda geração para realizar o procedimento ROSE e demonstrou um PPT de 7,8% e redução do IMC para 33,4 kg/m².

Um ano depois, Horgan et al. publicaram os resultados do registro clínico multicêntrico prospectivo, que incluiu 116 pacientes submetidos a ROSE para tratamento de recorrência de peso após bypass gástrico em Y de Roux.[15] Este estudo incluiu nove instituições especializadas com pacientes inscritos de fevereiro a agosto de 2008. Os pacientes neste estudo tinham um IMC pré-ROSE de 39,9 kg/m² com sucesso técnico alcançado em 112 de 116 casos (97%) com falhas técnicas relacionadas a mau funcionamento do dispositivo ou anatomia não passível de procedimento. Houve uma média de 5,9 plicaturas colocadas por procedimento com duração média do procedimento de 87 minutos. Oito e cinco por cento dos pacientes receberam alta no mesmo dia com âncoras teciduais presentes em mais de 94% dos pacientes em repetição endoscópica 3 meses depois. Seis meses após o ROSE, um total de 32% do peso recuperado foi perdido. Além disso, em um acompanhamento de 6 meses, os pacientes incluídos demonstraram perda do excesso de peso (PEP) de 18%. Nenhum evento adverso grave foi relatado para nenhum paciente neste estudo.

Em um estudo adicional de nosso grupo, Thompson et al demonstraram em análises de subgrupo que pacientes com anastomose gastrojejunal pós-ROSE >1 2 mm desenvolveram PEP significativamente maior em comparação com pacientes com diâmetro estomal menor (PEP de 24% versus 10%; $P$=0,03).[16] Esses achados forneceram evidências iniciais que sugerem que o objetivo de reduzir o tamanho da saída gastrojejunal pode ser mais importante do que a redução da bolsa gástrica.

### DADOS RESPECTIVOS MAIS RECENTES

Em um estudo retrospectivo de 27 pacientes, Gallo e colegas procuraram avaliar os desfechos relacionados ao procedimento ROSE.[17] Neste estudo, incluindo pacientes com recorrência de peso aproximadamente 12 anos após o bypass gástrico, esses autores descobriram que o ROSE resultou em uma redução no comprimento da bolsa e no diâmetro do estoma de 50% e 61%, respectivamente. O tempo médio do procedimento foi de 77 ± 30 minutos, com todos os pacientes recebendo alta em até 24 horas após o procedimento. Nenhum evento adverso significativo ocorreu neste estudo e as plicaturas pareceram ser muito duráveis com todas as âncoras presentes em 11 pacientes (91,6%) e seis pacientes (85%) em 3 e 12 meses, respectivamente. Em geral, 17 pacientes (65%) demonstraram perda de peso após o procedimento, com seis pacientes (35%) atingindo mais de 10% de PEP em 12 meses de acompanhamento. Outro estudo, de Zebol et al, examinou o procedimento ROSE para 12 pacientes com recorrência de peso após o bypass gástrico em Y-de-Roux.[18] As plicaturas de tecido para recorrência de peso após o bypass gástrico em Y-de-Roux resultaram em perda de peso em 9 dos 12 pacientes (75%). Usando um acompanhamento de longo prazo de 12 meses, este estudo demonstrou que a perda de peso inicial em 3 e 6 meses foi sustentada, demonstrando assim a durabilidade do dispositivo USGI – os pacientes relataram ter um PEP de 23,1%.

### CONCLUSÃO

Em resumo, o procedimento ROSE é um tratamento altamente eficaz e seguro para recorrência de peso após o bypass gástrico em Y-de-Roux. Com base na literatura atual, bem como na própria experiência desses autores, uma estratégia de plicatura de tecido oferece uma opção de tratamento endoscópico durável e robusto. Nesta revisão, resumimos os primeiros estudos em animais, bem como dados prospectivos em humanos. Além disso, a literatura retrospectiva mais recente reafirmou isso. Como tal, é provável que o procedimento ROSE continue sendo cada vez mais utilizado e adotado e deve ser considerado uma estratégia de tratamento altamente eficaz para pacientes com recorrência de peso após o bypass gástrico em Y-de-Roux.

### ▶ REFERÊNCIAS

1. Bariatric Surgery Procedures. American Society for Metabolic and Bariatric Surgery (ASMBS). Available at: https://asmbs.org/patients/bariatric-surgery-procedures. Accessed 3 October 2019.
2. Jirapinyo P, Thompson CC. Gastric plications for weight loss: distal primary obesity surgery endoluminal through a belt-and-suspenders approach. VideoGIE 2018;3:296-300.
3. Jirapinyo P, Thompson CC. Endoscopic gastric body plication for the treatment of obesity: technical success and safety of a novel technique (with video). Gastrointest Endosc 2020;91:1388-94.
4. Singh S, Bazarbashi AN, Khan A, et al. Primary obesity surgery endoluminal (POSE) for the treatment of obesity: a systematic review and meta-analysis. Surg Endosc 2021.
5. Turkeltaub JA, Edmundowicz SA. Endoscopic Bariatric Therapies: Intragastric Balloons, Tissue Apposition, and

Aspiration Therapy. Curr Treat Options Gastroenterol 2019;17:187-201.

6. McCarty TR, Thompson CC. Bariatric and Metabolic Therapies Targeting the Small Intestine. Tech Innov Gastrointest Endosc 2020;22:145-53.

7. Hourneaux De Moura DT, Thompson CC. Endoscopic management of weight regain following Roux-en-Y gastric bypass. Expert Rev Endocrinol Metab 2019;14:97-110.

8. Shaikh SN, Thompson CC. Natural orifice translumenal surgery: Flexible platform review. World J Gastrointest Surg 2010;2:210-6.

9. Sullivan S, Edmundowicz SA, Thompson CC. Endoscopic Bariatric and Metabolic Therapies: New and Emerging Technologies. Gastroenterology 2017;152:1791-801.

10. Abu Dayyeh BK, Acosta A, Camilleri M, et al. Endoscopic Sleeve Gastroplasty Alters Gastric Physiology and Induces Loss of Body Weight in Obese Individuals. Clin Gastroenterol Hepatol 2017;15:37-43 e1.

11. McCarty TR, Thompson CC. Bariatric Endoscopy. Yamada's Textbook of Gastroenterology. 7th Edition. 2020. Accepted. [In Press].

12. Herron DM, Birkett DH, Thompson CC, Bessler M, Swanstrom LL. Gastric bypass pouch and stoma reduction using a transoral endoscopic anchor placement system: a feasibility study. Surg Endosc 2008;22:1093-9.

13. Mullady DK, Lautz DB, Thompson CC. Treatment of weight regain after gastric bypass surgery when using a new endoscopic platform: initial experience and early outcomes (with video). Gastrointest Endosc 2009;70:440-4.

14. Ryou M, Mullady DK, Lautz DB, Thompson CC. Pilot study evaluating technical feasibility and early outcomes of second-generation endosurgical platform for treatment of weight regain after gastric bypass surgery. Surg Obes Relat Dis 2009;5:450-4.

15. Horgan S, Jacobsen G, Weiss GD, et al. Incisionless revision of post-Roux-en-Y bypass stomal and pouch dilation: multicenter registry results. Surg Obes Relat Dis 2010;6:290-5.

16. Thompson CC, Jacobsen GR, Schroder GL, Horgan S. Stoma size critical to 12-month outcomes in endoscopic suturing for gastric bypass repair. Surg Obes Relat Dis 2012;8:282-7.

17. Gallop R. Extensive restorative treatment in a previously irregular attender. Dent Update 1986;13:14, 6, 8 passim.

18. Zobel M, Yoo J, Posselt A, et al. Endoscopic Gastric and Gastrojejunostomy Plication for Revision of Gastric Bypass. Surg Obes Relat Dis 2019;15(10), S111-S111.

# Cirurgia Revisional Pós Bypass Gástrico

José Carlos Pareja ▪ Everton Cazzo ▪ Celso Empinotti

### RESUMO

Existem evidências sólidas acerca da efetividade e segurança do *Bypass* gástrico em Y de Roux, porém, índices variáveis de recorrência de obesidade e recorrência de peso têm sido descritos ao longo do tempo e, por esta razão, diversas possibilidades de resgate cirúrgico foram propostas. Neste capítulo, são discutidas as principais propostas de cirurgia revisional para casos de falha terapêutica ou recuperação de peso após o *Bypass* gástrico em Y de Roux. As principais proposições envolvem aumentos da má absorção, obtidos através de alterações nos segmentos intestinais excluídos, ou da restrição gástrica através da colocação de anéis/bandas ou ressecção parcial da bolsa. Os resultados ponderais são variáveis, porém existe clara vantagem neste sentido nas técnicas que potencializam a má absorção, à custa de maior risco de complicações nutricionais em longo prazo. Deve-se levar em consideração também que o procedimento cirúrgico não deve ser encarado como único fator associado à perda de peso no paciente bariátrico, assim como a perda de peso não é o único objetivo da cirurgia bariátrica/metabólica. O acompanhamento multidisciplinar e o reforço constante sobre a necessidade de adesão regular ao seguimento periódico são tão ou mais importantes do que a decisão pela realização de procedimentos revisionais neste contexto.

**Palavras-Chave:** Derivação gástrica; Obesidade; Perda de peso; Falha de tratamento; Recorrência.

### INTRODUÇÃO

A proposta original de *Bypass* gástrico como procedimento bariátrico foi descrita e realizada por Mason e Ito na década de 1960. Após uma série de desenvolvimentos técnicos, como a confecção de um reservatório (*pouch*) gástrico vertical associado à derivação intestinal em Y de Roux, tornou-se um procedimento consagrado a partir da década de 1980, sendo por muitos anos a técnica cirúrgica bariátrica mais realizada no mundo, inclusive já na era da cirurgia laparoscópica, consolidada no início do século XXI.[1] Os mecanismos envolvidos na perda de peso e resolução de comorbidades deste procedimento foram classicamente descritos como uma associação entre restrição à ingestão alimentar provocada pela redução do volume gástrico e má absorção causada pela derivação intestinal. Porém, estão também relacionadas à perda de peso significativas alterações na dinâmica de hormônios gastrointestinais envolvidos na regulação de saciedade, equilíbrio energético e metabolismo glicêmico (mecanismo sacietógeno-incretínico).[2] Durante muitos anos, prevaleceu a idéia de que a restrição imposta pelo reservatório gástrico vertical deveria ser potencializada pela utilização de dispositivos ajustáveis ou inelásticos circunferenciais que limitassem a elasticidade do reservatório, como anéis e bandas. Porém, o uso destes dispositivos vem caindo ao longo do tempo, especialmente em função de seu impacto sobre a tolerância alimentar e à morbidade causada por migrações e deslizamentos dos mesmos.

Existem evidências sólidas acerca da efetividade e segurança do *Bypass* gástrico em Y de Roux, uma vez que se associa à morbidade cirúrgica relativamente baixa, perda de peso significativa e sustentada em longo prazo e resolução de comorbidades, levando à redução relevante da mortalidade por quaisquer causas em longo prazo.[3] Porém, índices variáveis de recorrência de obesidade e recorrência de peso têm sido descritos ao longo do tempo e, por esta razão, diversas possibilidades de resgate cirúrgico foram propostas. Neste capítulo, são discutidas as principais propostas de cirurgia revisional para casos de falha terapêutica ou recuperação de peso após o *Bypass* gástrico em Y de Roux.

## AUMENTO DA MÁ ABSORÇÃO

A maioria das descrições típicas de *Bypass* gástrico em Y de Roux envolve a exclusão funcional de segmentos variáveis de intestino delgado, que ficariam desprovidos de secreção biliopancreática na alça alimentar e de nutrientes na alça biliopancreática. Existe pouco consenso acerca das medidas ideais destas duas alças que compõem o Y de Roux, porém tradicionalmente a soma da medida de ambas dificilmente ultrapassa 250 cm. Considerando esta questão técnica e observando os resultados ponderais mais satisfatórios em longo prazo de técnicas cirúrgicas predominantemente disabsortivas, em especial as derivações biliopancreáticas clássicas (cirurgia de Scopinaro) e modificadas (*Duodenal Switch*), foram propostas diversas adaptações do modelo original de *Bypass* gástrico, visando a reduzir a superfície intestinal de absorção e potencializando a secreção de hormônios gastrointestinais do intestino delgado distal.[4]

## CONVERSÃO PARA DERIVAÇÃO BILIOPANCREÁTICA

Existem evidências acerca da possibilidade de conversão do *Bypass* gástrico em pacientes com falha terapêutica tanto para um modelo próximo da derivação biliopancreática clássica ("Scopinarização") quanto para o *Duodenal switch*.

### Scopinarização

Este procedimento foi proposto inicialmente em nosso meio por Marchesini et al.[5] O *Bypass* tradicional é desfeito a partir de sua anastomose jejunojejunal e da ressecção de parte da alça alimentar; é confeccionada uma nova derivação, caracterizada por um canal comum distal à nova enteroanastomose distando 100 cm da válvula ileocecal e um canal alimentar com aproximadamente 250 cm, com uma alça biliopancreática que compreende o restante do intestino delgado. Pareja et al. observaram uma perda média de excesso de peso de 70% após 11 meses com este procedimento em uma população composta por super-obesos.[6] Porém, este procedimento não obteve grande aceitação entre a comunidade cirúrgica bariátrica, devido às complicações nutricionais e metabólicas previamente observadas na técnica na qual foi baseado, em especial o risco de desnutrição protéica grave e os relatos mais do que anedóticos de insuficiência hepática.[7,8]

## CONVERSÃO PARA DUODENAL SWITCH

A conversão para *Duodenal Switch* é tecnicamente desafiadora e envolve basicamente dois procedimentos separados que podem ser realizados de uma vez ou como um procedimento em etapas, dependendo da experiência da equipe cirúrgica e do tempo sob anestesia. O procedimento requer que seja desfeita a anastomose gastrojejunal e seja restabelecida a continuidade gastrogástrica, seguida de gastrectomia vertical (sleeve gastrectomy). A mudança é então estabelecida pela secção do duodeno após o piloro, gastrojenunostomia e, em seguida, a conversão da jejunojejunostomia em Y de Roux para uma alça biliopancreática longa, uma alça alimentar de 150 cm e um canal comum de 100 cm.[9]

Parikh et al. e Keshishian et al. relataram sua experiência com este procedimento revisional em 12 e 47 pacientes, respectivamente; foi observado um perda do excesso de peso média de 63% em um ano e 71% em até três anos, com um risco de complicações graves de 4%.[10,11] A metanálise de Tran et al. Identificou este procedimento como a forma de revisão pós-Bypass gástrico mais efetiva em termos de perda de peso, porém a mesma não obteve ampla aceitação devido à complexidade técnica do procedimento e à preocupação com desnutrição grave em longo prazo.[9]

### CONVERSÃO PARA BYPASS DISTAL

Dentre várias proposições já descritas, destacam-se as técnicas de Fobi e Brolin, cujo objetivo é reduzir o comprimento do canal comum, permitindo que a alimentação ingerida entre em contato com a secreção biliopancreática apenas em um pequeno segmento.[12,13]

No Bypass distal de Fobi, após a cirurgia tradicional descrita por esse autor, em que a alça aferente tem 30 cm e a alça alimentar 90 cm, é desfeita a anastomose jejunojejunal e a seguir refeita distalmente na metade do comprimento do intestino delgado, que é novamente medido a partir do ângulo de Treitz. Dessa forma, o canal comum e o canal alimentar somados ficam com 300 a 350 cm, permanecendo este último com 90 cm. Os autores relataram uma diminuição de 7 pontos de IMC, correspondendo a uma perda de excesso de peso de 43% em 12 meses. Houve desnutrição protéica em 23% dos pacientes e em 9% foi necessário proceder com a reversão do procedimento.[12] Já na proposição de Brolin, a partir de uma cirurgia de Bypass inicial cuja alça aferente mede 30 cm e a alça alimentar 75 cm, é desfeita a anastomose jejunojejunal, que é refeita distalmente a 75 cm da válvula íleocecal, constituindo-se então um canal comum de 75 cm de comprimento, um alça biliopancreática de 30 cm e o restante do intestino delgado como canal alimentar. Neste caso, também a soma do canal alimentar e comum é, em geral, maior do que 350 cm. Os autores relataram uma perda de excesso de peso em um ano de 48% e a ocorrência de desnutrição protéica em 7% dos pacientes, 6% necessitando reversão.[13]

Na metanálise de Tran et al., observou-se que a conversão para Bypass Distal, independentemente da técnica empregada, levou a uma perda média do excesso de peso de 54% em um ano e 52% em até três anos.[9]

### ■ AUMENTO DA RESTRIÇÃO GÁSTRICA

A proposta de se acentuar a perda de peso em indivíduos com falha terapêutica ou recuperação significativa de peso após o Bypass gástrico em Y de Roux se baseia na observação de que, em longo prazo, pode ocorrer aumento da complacência do reservatório gástrico e dilatação do mesmo e da anastomose gastrojejunal, que propiciariam ao indivíduo a capacidade de ingerir maior volume de alimentos. As evidências de que o Bypass gástrico com anel, em algumas séries, associou-se à maior manutenção de peso perdido, especialmente em indivíduos com superobesidade, reforçaram esta visão.[14-16]

### Colocação de Anel ou Banda

Com a colocação de uma banda ajustável ao redor do reservatório gástrico, Bessler et al. relataram uma perda média de excesso de peso de 47% até e além de 5 anos de acompanhamento da revisão, e 57% quando combinado com a perda obtida com o procedimento original.[17] Irani et al. relataram uma perda média de excesso de peso de 51% em dois anos.[18] Dapri et al., em uma série de seis pacientes submetidos à colocação de um anel de silicone inelástico, observaram um percentual médio de perda de 70% em um ano.[19] A morbidade em todos os estudos citados foi baixa. Estudos com tempos de seguimento maior são necessários, uma vez que a recuperação de peso mais significativa após o *Bypass* com anel usualmente ocorre a partir de dois anos de seguimento.

### Revisão da Bolsa (Pouch) Gástrica e Anastomose Gastrojejunal

Estes procedimentos revisionais envolvem a redução do volume da bolsa gástrica dilatada e/ou da extensão da anastomose, obtidas através de ressecção parcial da bolsa e reconfecção da anastomose, mantendo um diâmetro máximo próximo de 1,5 cm.[9]

Iannelli et al. sugeriram que a revisão laparoscópica da bolsa é uma opção significativa de revisão em curto prazo para ganho de peso após o *Bypass* gástrico em Y de Roux, com uma perda média de excesso de peso 72% em 12 meses, acompanhada, porém, de uma morbidade perioperatória de 30%, incluindo abscesso intra-abdominal e embolia pulmonar, entretanto sem mortalidade relatada.[20] Parikh et al., entretanto, relataram que os procedimentos foram ineficazes para *Bypass* com falha terapêutica, alcançando uma perda média de excesso de peso de apenas 26% após 12 meses.[21] De forma similar, Tran et al., em série de 25 pacientes, observaram resultados promissores em um ano de acompanhamento, com uma queda média de 8 pontos de IMC; todavia, após 2 anos não houve diferença estatisticamente significativa dos pesos pré-revisão.[22]

Na metanálise de Tran et al., a perda média ponderada do excesso de peso após este procedimento, foi de 14% em até três anos.[9]

## CONSIDERAÇÕES FINAIS

As evidências expostas no presente capítulo sublinham a dificuldade em propor revisões cirúrgicas para pacientes que apresentaram falha terapêutica após o *Bypass* gástrico em Y de Roux.

Considerando os resultados satisfatórios usualmente observados na maioria dos pacientes submetidos a este procedimento, é necessário ponderar que a causa da falha terapêutica ou recuperação significativa de peso é complexa e comumente multifatorial e envolve indivíduos que, provavelmente, apresentam perfil metabólico mais refratário e suscetível à obesidade.

Em geral, os procedimentos revisionais associam-se à maior morbidade perioperatória do que a cirurgia bariátrica primária, e alguns procedimentos inclusive, em especial aqueles que promovem aumento da má absorção, apresentam riscos tardios relevantes. Deve-se levar em consideração também que o procedimento cirúrgico não deve ser encarado como único fator associado à perda de peso no paciente bariátrico. Mudanças de estilo de vida que envolvam a adoção de práticas saudáveis, como dietas regradas e atividade física regular, bem como o acompanhamento de possíveis fatores psíquicos que possam interferir na adesão a estas práticas, devem ser um dos principais objetivos do tratamento.

Além disto, sempre deve ser ressaltado que a perda de peso não é o único objetivo da cirurgia bariátrica/metabólica, uma vez que a melhora no controle de comorbidades e o aumento da expectativa de vida podem ocorrer mesmo em casos onde a perda foi considerada modesta. O acompanhamento multidisciplinar e o reforço constante sobre a necessidade de adesão regular ao seguimento periódico são tão ou mais importantes do que a decisão pela realização de procedimentos revisionais neste contexto.

## ▶ REFERÊNCIAS BIBLIOGRÁFICAS

1. Baker MT. The history and evolution of bariatric surgical procedures. Surg Clin North Am. 2011;91:1181–2001, viii.
2. Cazzo E, Callejas-Neto F, Pareja JC, Chaim EA. Correlation between post over preoperative surrogate insulin resistance indexes' ratios and reversal of metabolic syndrome after Roux-en-Y gastric bypass. Obes Surg. 2014;24(6):971-3.
3. Adams TD, Gress RE, Smith SC, Halverson RC, Simper SC, Rosamond WD, Lamonte MJ, Stroup AM, Hunt SC. Long-term mortality after gastric bypass surgery. N Engl J Med. 2007;357(8):753-61.
4. Buchwald H, Avidor Y, Braunwald E, Jensen MD, Pories W, Fahrbach K, Schoelles K. Bariatric surgery: a systematic review and meta-analysis. JAMA. 2004;292(14):1724-37.
5. Marchesini JB, Marchesini JC, Marchesini SD. "Scopinarização" - uma proposta para correção de operações bariátricas mal-sucedidas [resumo]. Anais do Congresso Brasileiro de Cirurgia Bariátrica, São Paulo, 2001.
6. Pareja JC, Pilla VF, Callejas-Neto F, Coelho-Neto Jde S, Chaim EA, Magro DO. Gastroplastia redutora com *Bypass* gastrojejunal em Y-de-Roux: conversão para *Bypass* gastrointestinal distal por perda insuficiente de peso--experiência em 41 pacientes. Arq Gastroenterol. 2005;42(4):196-200.
7. Cazzo E, Pareja JC, Chaim EA. Liver failure following biliopancreatic diversions: a narrative review. Sao Paulo Med J. 2017;135(1):66-70.
8. Soares PFDC, de Carvalho RB, Chaim EA, Cazzo E. Brown bowel syndrome: a rare malnutrition-related complication of bariatric surgery. Nutr Hosp. 2019;36(3):743-747.
9. Tran DD, Nwokeabia ID, Purnell S, Zafar SN, Ortega G, Hughes K, Fullum TM. Revision of Roux-En-Y Gastric *Bypass* for Weight Regain: a Systematic Review of Techniques and Outcomes. Obes Surg. 2016;26(7):1627-34.
10. Parikh M, Pomp A, Gagner M. Laparoscopic conversion of failed gastric *Bypass* to duodenal switch: technical considerations and preliminary outcomes. Surg Obes Relat Dis. 2007;3(6):611–8.
11. Keshishian A, Zahriya K, Hartoonian T, Ayagian C. Duodenal switch is a safe operation for patients who have failed other bariatric operations. Obes Surg. 2004;14(9):1187–92.
12. Fobi MA, Lee H, Igwe D Jr., Felahy B, James E, Stanczyk M, Tambi J, Eyong P. Revision on failed gastric *Bypass* to distal Roux-en-Y gastric *Bypass*: a review of 65 cases. Obes Surg 2001;11:190-5.
13. Brolin RE, Kenler HA, Gorman JH, Cody RP. Long limb gastric *Bypass* in the superobese. A prospective randomized study. Ann Surg 1992;215:387-95.
14. Heneghan HM, Annaberdyev S, Eldar S, Rogula T, Brethauer S, Schauer P. Banded Roux-en-Y gastric bypass for the treatment of morbid obesity. Surg Obes Relat Dis. 2014;10(2):210-6.
15. Lemmens L. Banded gastric bypass: better long-term results? A cohort study with minimum 5-year follow-up. Obes Surg. 2017;27(4):864–72.
16. Magro DO, Ueno M, Coelho-Neto JS, Callejas-Neto F, Pareja JC, Cazzo E. Long-term weight loss outcomes after banded Roux-en-Y gastric bypass: a prospective 10-year follow-up study. Surg Obes Relat Dis. 2018 Jul;14(7):910-917.
17. Bessler M, Daud A, Digiorgi M, Inabnet W, Schrope B, Olivero-Rivera L, et al. Adjustable gastric banding as a revisional bariatric procedure after failed gastric *Bypass*-intermediate results. Surg Obes Relat Dis. 2010;6(2010):31–5.
18. Irani K, Youn H, Ren-Fielding C, Fielding G, Kurian M. Midterm results for gastric banding as salvage procedure for patients with weight loss failure after Roux-en-Y gastric *Bypass*. Surg Obes Relat Dis. 2011;7(2):219–24.
19. Dapri G, Cadière G, Himpens J. Laparoscopic placement of non-adjustable silicone ring for weight regain after Roux-en-Y gastric *Bypass*. Obes Surg. 2009;19(5):650–4.
20. Iannelli A, Schneck A, Hébuterne X, Gugenheim J. Gastric pouch resizing for Roux-en-Y gastric *Bypass* failure in patients with a dilated pouch. Surg Obes Relat Dis. 2013;9(2):260–7.
21. Parikh M, Heacock L, Gagner M. Laparoscopic "gastrojejunal sleeve reduction" as a revision procedure for weight loss failure after Roux-en-Y gastric *Bypass*. Obes Surg. 2011;21(5):650–4.
22. Tran D, Hamdi A, Julien C, Brown P, Woods I, Hamdi A, et al. Midterm outcomes of revisional surgery for gastric pouch and gastrojejunal anastomotic enlargement in patients with weight regain after gastric *Bypass* for morbid obesity. Obes Surg. 2014;24(8):1386–90.

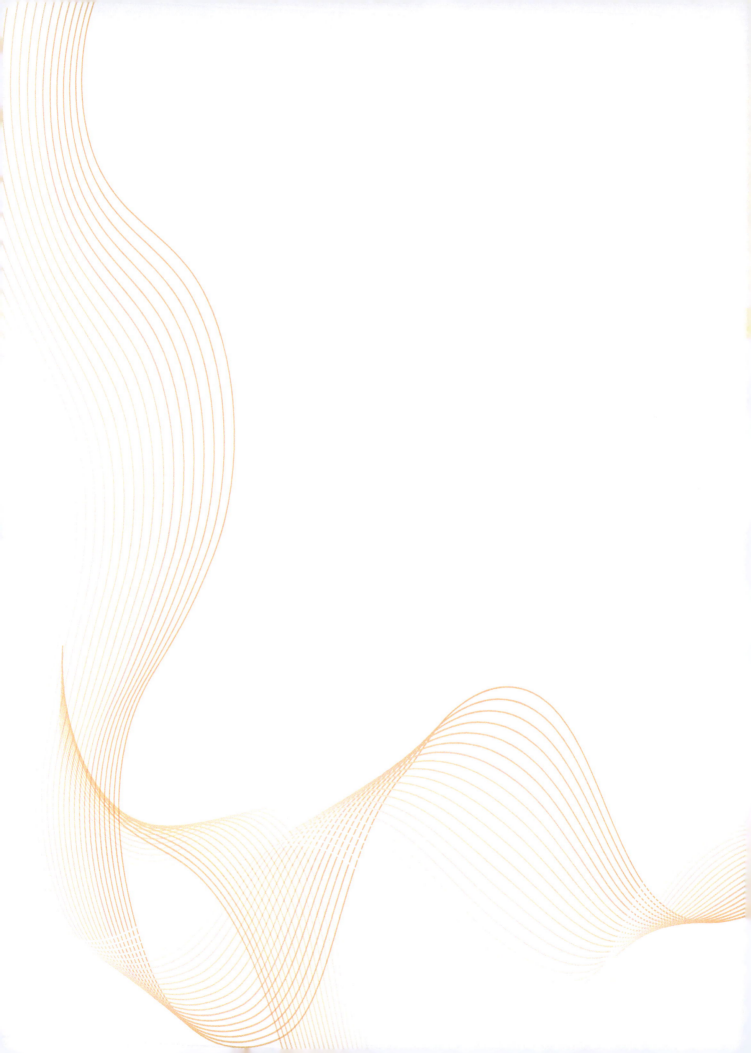

# 16

# Cirurgia Revisional
## Pós Gastrectomia Vertical

Luciana Janene El-Kadre ▪ Luiz Alfredo Vieira D'Almeida ▪ Carlos Manuel Vaz

A gastrectomia vertical (GV) é a operação bariátrica mais popular no mundo, com baixo índice de complicações, curto tempo operatório e sem anastomose gastrointestinal. Suas principais desvantagens são a possibilidade de recorrência da obesidade, que pode acontecer em 6% dos casos em dois anos, até 75.6 % em seis anos, recorrência ou não remissão do diabete, e aparecimento ou piora de refluxo gastro-esofágico (DRGE). Vários estudos relatam bons resultados em curto e médio prazos, mas resultados preocupantes em longo prazo, principalmente necessidade de cirurgia revisional, em média após quatro anos, que pode comprometer, anualmente, até 15% dos casos. Fatores como história de banda gástrica, diabete tipo 2 e super obesidade, podem dobrar a necessidade de segunda operação após GV.

Na indicação de cirurgia revisional há necessidade de avaliação individualizada, exame contrastado do sistema digestório, com RX ou tomografia computadorizada, e endoscopia digestiva alta. Quando há DRGE, esofagomanometria, phmetria e, em alguns casos, impedanciometria esofágica. A indicação de cirurgia revisional seria maior quando a primeira cirurgia foi realizada em serviços com baixo volume de cirurgias.[1]

Os mecanismos de ação da GV ainda não estão completamente esclarecidos, e mecanismo definitivo permanece indefinido. Entre os mais estudados, estão a alteração na secreção da Grelina, a modificação do esvaziamento gástrico com chegada mais rápida de alimentos no intestino distal e a alteração da absorção de ácidos biliares.[2]

A grelina foi isolada, em 1999, na mucosa gástrica de ratos. Mais de 90% da grelina, secretagogo do hormônio do crescimento, é produzida no estômago e duodeno. Caracterizada como hormônio orexigênico, também relacionado à redução da sensibilidade hepática à insulina e diminuição da secreção de insulina induzida por glicose, tem papel determinante no início do apetite e regulação do peso corporal. Os níveis de grelina sofrem variação ao longo do dia, com níveis mais elevados antes das refeições (pré-prandial) e durante a noite e níveis mais baixos após as refeições (pós-prandial). Estudos demonstraram diminuição dos níveis plasmáticos de grelina em pacientes com obesidade, existindo correlação inversa entre níveis circulantes de grelina e o índice de massa corporal (IMC). Postula-se que em indivíduos obesos haveria disfunção no gene da grelina ou presença de anticorpos que antagonizariam seus efeitos.

Da mesma forma, foi identificado que a supressão pós-prandial da grelina seria menor em obesos, com perpetuação da sensação de fome mesmo após ingestão alimentar, levando a aumento na produção do hormônio, independentemente do consumo de alimentos. O estabelecimento de precisa correlação entre grelina, apetite e obesidade seria importante avanço no combate à obesidade, mas existem muitas limitações para a análise do nível plasmático de jejum de sua forma ativa.

Foi observado diminuição nas concentrações circulantes de grelina até um ano em pacientes após GV, mas a grelina não foi necessária para os efeitos da perda de peso em modelos de GV em roedores. Em estudos animais, o hormônio foi importante na ocasião de escassez de alimento, como mecanismo para prevenir a hipoglicemia e promover a sobrevivência. Torna-se importante lembrar a diferença existente entre o estômago de ratos e camundongos, enfraquecendo a relação entre o resultado encontrado no modelo animal e estudo em seres humanos. O conhecimento atual atribui pouca importância na eventual e inicial alteração da secreção de grelina e os efeitos de perda de peso da GV. [3]

Um dos principais e mais estudados efeitos da cirurgia bariátrica esta apoiado na oferta rápida de nutrientes ao intestino distal, com secreção de hormônios anorexígenos e com ação no esvaziamento gástrico. Após a GV, mesmo sem desvio intestinal, existe aumento na secreção de hormônios do intestino distal, intestinais, peptídeo-1 semelhante ao glucagon (GLP-1) e peptídeo YY (PYY). O aumento da pressão intragástrica contribuiria para a oferta rápida de nutrientes ao intestino. O GLP1 já foi apontado como principal mediador dos efeitos da cirurgia bariátrica. Com o conhecimento de sua sinalização, o receptor GLP-1 parece não ser necessário, isoladamente, para a mudança metabólica favorável que acontece após a operação. [4]

Os ácidos biliares (BAs) surgiram como moléculas sinalizadoras com papel central na modulação, por meio do receptor nuclear farnesóide X (FXR) e do receptor de membrana de ácido biliar acoplado à proteína G (TGR5), de efeitos metabólicos benéficos e independentes de perda de peso, observados após cirurgia bariátrica. Ao contrário da grelina e dos camundongos nocaute para receptor GLP-1, onde a GV permanece eficaz, quando o animal não tem o receptor de ácido biliar FXR, os efeitos da GV foram, completamente, abolidos. A GV está associada ao aumento das concentrações plasmáticas de ácidos biliares em animais e humanos. O TGR5 teria papel na homeostase da glicose.

Da mesma forma, processos distintos mediados por ácidos biliares, como a modificação em sua composição, podem estar relacionados à modificação do paladar e no metabolismo dos triglicerídeos intestinais. [5]

Fatores como o tamanho da manga gástrica parecem não ter efeito, em longo prazo, no maior emagrecimento, mas o estômago menor pode ser relacionado a maior incidência de DRGE. A GV pode interferir na fisiologia da junção gastro-esofágica, favorecendo a DRGE, agravada pelo aumento da pressão gástrica intraluminal. A DRGE tornou-se grande preocupação em pacientes submetidos a GV. Diversos mecanismos foram envolvidos, incluindo perda do ângulo de Hiss, diminuição da pressão do esfíncter inferior do esôfago esfíncter e dano nas *sling fibers*. A DRGE é fator de risco para o desenvolvimento do esôfago de Barrett (EB), que pode preceder o aparecimento de adenocarcinoma de esôfago. A prevalência de DRGE e hérnias de hiato é maior quando há obesidade, mas não foi encontrada maior prevalência de EB nesta população, antes da cirurgia bariátrica. O EB, com aparecimento entre três até dez anos após a GV, pode alcançar 12% dos casos, não limitados à manifestação de sintomas de DRGE. Sugere-se que o risco de esofagite aumente em 13% a cada ano, e muitos pacientes com EB e esofagite podem ser assintomáticos. A indicação de revisão cirúrgica é estabelecida quando os sintomas de DRGE são refratários ao tratamento com altas doses de inibidores de bomba de prótons (IBP), com ou sem sinais endoscópicos de esofagite e ruptura da junção esofagogástrica.[6] Quando há recorrência da obesidade ou síndrome metabólica, a GV torna-se a melhor cirurgia, com mais opções de revisão operatória. Aqui podem ser indicados diversas operações que acrescentem desvio ou interposição intestinal, com a cautela de avaliar a função hepática antes da proposta de desvio intestinal e certificar-se que não há DRGE.

O bypass gástrico em Y de Roux é a opção cirúrgica de escolha na presença de DRGE e EB. A resolução da DRGE foi observada em 83% dos casos, sem necessidade de IBP em período de acompanhamento médio 24 meses. Da mesma forma, pode haver perda adicional de 20% do peso.[7]

No período compreendido entre 2001 e 2020 (Tab. 2), 8.130 pacientes foram submetidos a cirurgia bariátrica (7.420 pacientes RYGB, 560 pacientes submetidos a GV, e 150 pacientes submetidos a cirurgias revisionais) em nosso *Surgical Review Corporation Center of Excellence*. Entre 2012 e 2020, operamos 506 pacientes por acesso robótico (DaVinci Si e DaVinci Xi) (405 RYGB, 31 gastrectomia vertical robótica (GVR) e 70 pacientes submetidos a cirurgia revisional robótica (GRR)). Destes, 220 casos foram de cirurgias revisionais, 150 pelo acesso laparoscópico e 70 robóticas. A conversão de RYGB para GV foi realizada em 29 pacientes, 12 por laparoscopia e 17 por robótica. A principal indicação foi o recorrência da obesidade, em 50% dos casos, e DRGE em 32,9% dos pacientes, estenose em 10,3% e torção da manga gástrica em 6,8%. Após a cirurgia revisional, houve boa perda de peso e remissão da DRGE.

Desde 2013 temos indicado, de rotina, a via robótica nas cirurgias revisionais. Nos sistemas robóticos temos ergonomia, possibilidade de melhor abordagem para pacientes com IMC > 50 kg/m², muitas vezes com parede abdominal espessa e "pesada", com grande quantidade de tecido adiposo. Os braços robóticos poupam o cirurgião de esforço físico, com excelente exposição intra-abdominal, incluindo casos com fígados volumosos e excesso de gordura abdominal. O acesso multiquadrante deve ser apontado como benefício nas plataformas robóticas recentes.

Na cirurgia revisional encontramos aderências firmes e aderências pélvicas que podem impedir ou dificultar a mobilização intestinal. No sistema robótico é possível realizar dissecções precisas e realizar revisão com excelente desempenho proporcionado por visão 3D, estabilidade da câmera, visão frontal, e grampeamento robótico (Sureform®). É rara a ocorrência de dor pós operatória e a alta é precoce.

### ■ CIRURGIA REVISIONAL: GV PARA RYGB

O terço superior do estômago tubular é liberado de quaisquer aderências ao fígado ou vasos gástricos curtos seccionados. A inspeção cuidadosa do hiato esofágico é feita, e dissecção com mobilização completa do "fundo" gástrico deve ser realizada, com exposição ampla do pilar esquerdo. Se houver hérnia de hiato, deve ser reparada. A bolsa gástrica é seccionada com grampeamento horizontal, aproximadamente a 4 cm distalmente da junção esôfago gástrica. Se necessário, redimensionamos a largura da bolsa utilizando sonda de Fouchet Fr 32 como molde em direção ao ângulo de His já identificado. Em geral, são utilizadas duas cargas verticais.

Quando DRGE é a indicação de revisão, optamos por RYGB com 1m de alça alimentar e 1,2 m (mulher) e 1,5 m (homem) de alça biliar. Em casos de perda insuficiente de peso ou recorrência da obesidade, com ou sem DRGE, optamos por medir todo o jejuno e íleo, realizando bypass com maior alça biliar, com 1m de alça alimentar, alça comum de 3,5 m a 4 m, no sexo masculino, e de 4,5 m a 5 m para a mulher. Realizamos, de forma manual, as anastomoses gastrojejunal e jejunojejunal manual com o fio PDS 30 e fechamos os espaços de Petersen e mesentério com Ethibond 30. Realizamos o teste do azul de metileno.

### CIRURGIA REVISIONAL: GASTRECTOMIA VERTICAL PARA BPD-DS

BPD/DS inclui GV, divisão da primeira porção do duodeno, duodenoileostomia e ileoileostomia a aproximadamente 100 cm da válvula ileocecal. Há muitas variações no comprimento do canal comum, sem consenso sobre medida ideal que possa minimizar a desnutrição e maximizar a perda de peso.

Em comparação com resleeve ou conversão para RYGB, a revisão cirurgia para BPD / DS determina maior perda de peso e índices mais altos de resolução de comorbidades, principalmente diabete tipo 2. Se realizada por cirurgião experiente, o índice de complicações é semelhante a outras operações bariátricas. Aqui não haveria abordagem em tecido previamente manipulado.[8]

O BPD/DS não é a melhor opção para revisão da GV quando existe DRGE, recorrência da obesidade ou fundo gástrico dilatado. Nestes casos, a opção seria o RYGB.

Cirurgia revisional – GV para SADI-S (single anastomosis duodenoileal bypass with sleeve gastrectomy)

A conversão de GV em SADI-S obedece às mesmas indicações, critérios e princípios técnicos da conversão em BPD-DS, tendo em conta a preferência do cirurgião e do doente, devidamente informado.

Com efeito, o SADI-S é intervenção cirúrgica em tudo sobreponível ao BPD-DS, com a diferença que a anastomose enteroentérica, correspondente ao Y de Roux, não é realizada. Este fato tem duas consequências práticas: as secreções biliopancreáticas não são desviadas da anastomose duodenoileal e a alça comum do BPD-DS fica mais longa, correspondendo à totalidade da alça alimentar no SADI-S.

Para os proponentes da técnica [9], ela é mais simples, mais rápida e mais segura do que a BPD-DS, sem que qualquer da duas consequências referidas tenha repercussão clínica relevante. O refluxo biliar, que pode ser problema no bypass gástrico de uma anastomose (OAGB), é aqui acontecimento fisiológico: a existência de bile na anastomose duodeno-ileal, uma anastomose apenas de tecido entérico, é fisiológica; o refluxo para o estômago, uma vez mais como no indivíduo não operado, seria evitado pelo piloro, que é preservado, embora sua função, após a GV, possa ser modificada. Uma alça alimentar completamente percorrida por secreções biliopancreáticas, que, em teoria, facilitaria aumento da absorção dos lípidos, na prática, parece não ter qualquer expressão nos resultados.

Em nossa experiência, para acrescentar derivação biliopancreática, a opção atual é conversão em SADI-S.

### CONVERSÃO DE GASTRECTOMIA EM SLEEVE EM GASTRECTOMIA EM SLEEVE COM INTERPOSIÇÃO ILEAL

A conversão de GV em gastrectomia em sleeve com interposição ileal pode ser equacionada sempre que a indicação não inclua DRGE.

Esta operação foi proposta por De Paula et al [10] com o objetivo de controle ponderal e da síndrome metabólica. De acordo com os autores, haveria restrição da GV (modulável em função do IMC inicial) e aceleração do esvaziamento gástrico ao íleo, proximamente interposto. Postula-se que aqui estejam maximizados os efeitos de reabsorção precoce de ácidos biliares, mecanismo de ação da cirurgia metabólica independente de perda de peso, considerando ser o íleo sítio exclusivo do fenômeno. Mais recentemente, esta intervenção cirúrgica passou a ser proposta pelos autores com derivação duodenal, como cirurgia de escolha para o diabete tipo 2, com ou sem a presença de obesidade. Defendem que seria a cirurgia metabólica menos dependente de perda ponderal.

É escassa a informação da utilização desta operação como revisão para GV. Por outro lado, concordamos com Çelik [11], quando conclui, a propósito de caso clínico, que "A interposição ileal com ou sem re-sleeve pode ser opção segura e efetiva em caso de gastrectomia em sleeve mal sucedida, com efeitos secundários nutricionais aceitáveis".

Com efeito, esta intervenção cirúrgica tem, sobre a conversão em bypass gástrico, a vantagem de ser mais efetiva, sobretudo no controle metabólico e tem, sobre a conversão em BPD-DS, ou SADSI-S, a vantagem de não causar deficiências nutricionais, quando o íleo é interposto no jejuno. Para a versão com interposição duodenal, aplicam-se as mesmas consequências de desvio duodenal. Por outro lado, tem, em relação a todas as alternativas aludidas, a desvantagem de ser a intervenção cirúrgica mais complexa. A operação incluiria três anastomoses, uma das quais duodenoileal na versão derivada, brechas mesentéricas de difícil identificação e fechamento (os autores propõem que haja detalhe técnico que facilite esse problema) com maior potencial para complicações graves, de curto e médio prazos, em equipes cirúrgicas com menor experiência.

### Técnica (versão derivada)

O estômago é liberado das aderências ao fígado e ao grande epíplon, sendo completamente isolado até o hiato esofágico do diafragma, que é explorado. Se existir hérnia do hiato, deve ser reduzida e o defeito reparado.

É avaliado o calibre do estômago. Se existir dilatação da GV, realiza- re-sleeve calibrado por um tubo orogástrico de 34 a 36 Fr, usando grampeador linear com para tecido espesso (Johnson & Johnson: cargas verdes ou pretas; Medtronic TriStaple: cargas violetas ou pretas).

É feito o isolamento do duodeno na transição da primeira para a segunda porção, logo proximal à artéria gastroduodenal (que pode servir de referência anatómica na dissecação posterior). É feita a transecção duodenal a este nível com grampeador linear.

Dependendo da preferência do cirurgião, o segmento distal do sleeve e duodeno encerrado é transposto (ou não) para o andar infra-mesocólico, através de uma abertura que se faz no mesocólon transverso, à direita dos vasos cólicos médios.

Aborda-se a válvula ileocecal, a 30 cm da qual se liberta, secciona e mobiliza um segmento de íleo de até 170 cm.

Os dois cotos ileais são re-anastomosados aos 30 cm da válvula ileocecal: anastomose mecânica (com agrafadora linear) ou manual, de acordo com a preferência do cirurgião. A brecha mesentérica distal é identificada e encerrada.

O coto proximal do segmento ileal de 170 cm é anastomosado ao coto duodenal do sleeve; idealmente, esta anastomose dever ser manual. O coto distal deste segmento ileal transposto é anastomose ao jejuno a 50 cm do ângulo de Treitz: anastomose mecânica (com agrafadora linear) ou manual, de acordo com a preferência do cirurgião. A brecha mesentérica proximal é identificada e encerrada.

### CONVERSÃO DE GV EM GASTRECTOMIA EM GV COM BIPARTIÇÃO DO TRÂNSITO

A conversão de GV em gastrectomia em GV com bipartição do trânsito pode ser sempre equacionada, desde que não exista contraindicação específica.

A GV com bipartição do trânsito foi proposta por Santoro[12], com objetivo de controle metabólico e ponderal, e mínima restrição e mabsorção. Uma vez mais, a GV garantiria alguma restrição e rápido esvaziamento gástrico, e a bipartição intestinal proporcionaria estimulação precoce do íleo pelo alimento ingerido. Nenhum segmento intestinal é excluído; a bipartição garante que cerca de um terço do alimento ingerido prossegue pelo duodeno, a via fisiológica, e só os dois terços restantes são derivados diretamente para o íleo, pela anastomose gastro-ileal, mais proximal. Parece ser, sobretudo no que concerne ao controle metabólico, tão ou mais efetiva do que o bypass gástrico e pouco menos efetiva do que as derivações biliopancreáticas, sem as deficiências nutricionais.

Segundo os autores, a técnica poderia ser equacionada na presença de DRGE, já que a redução da pressão intragástrica, pela nova anastomose na vertente mais declive da transição antro-pilórica, facilitaria o esvaziamento, minimizando o refluxo. Sneineh e Dillemans[13] a propósito de um caso clínico, concluem que "A bipartição do trânsito é alternativa exequível e segura em pacientes com refluxo gastroesofágico severo e recuperação de peso após gastrectomia em sleeve".

Finalmente e não menos importante, esta opção de conversão tem a vantagem de ser de mais simples execução do que a BPD-DS ou a gastrectomia em sleeve com interposição ileal. Por outro lado, ainda carece de maior subsidio na literatura como segunda operação.

### Técnica

O estômago é liberado das aderências ao fígado e ao grande epiplón, sendo completamente isolado até ao hiato esofágico do diafragma, que é explorado. Se existir hérnia do hiato, esta deve ser reduzida e o defeito reparado.

É avaliado o calibre do estômago. Se existir dilatação da gastrectomia em Sleeve é feito um re-sleeve calibrado por tubo oro gástrico de 34 a 36 Fr, usando grampeador linear para tecido espesso (Johnson & Johnson: cargas verdes ou pretas; Medtronic TriStaple: cargas violetas ou pretas).

Aborda-se a válvula ileocecal, a partir da qual se medem 100 cm a 120 cm de íleo, marcando-se este local – "ponto A"; procede-se com a medição até se alcançar um ponto a 250 cm da válvula ileocecal – "ponto B".

É confeccionada anastomose gastro ileal isoperistáltica, ampla, entre o estômago, no local mais declive do mesmo, ao nível da grande curvatura, cerca de 2 cm a 3 cm proximalmente ao piloro e o íleo, ao nível do "ponto B"; esta anastomose pode ser mecânica (linear) ou, idealmente, manual. O segmento ileal correspondente ao "ponto A" é anastomosado ao segmento de intestino delgado, imediatamente proximal à anastomose gastro ileal recém confeccionada; esta anastomose pode ser mecânica (linear) ou manual, de acordo com a preferência do cirurgião. É feita a transecção do intestino delgado entre as duas anastomoses com grampeador linear.

## ▪ VIAS DE ACESSO: CIRURGIA LAPAROSCÓPICA OU CIRURGIA ROBÓTICA

Com a experiência atual das unidades de cirurgia bariátrica em todo o mundo, no atual estado-da-arte, a imensa maioria das intervenções cirúrgicas nesta área, mesmo em contexto de cirurgia de revisão, podem e devem ser realizadas por cirurgia minimamente invasiva videoendoscópica.

A cirurgia laparoscópica e a cirurgia robótica têm demonstrado ser, ambas, alternativas seguras e efetivas, mas ainda carecendo de estudos prospetivos e randomizados, sem conflito de interesses, que demonstrem vantagens da cirurgia robótica sobre a cirurgia laparoscópica, principalmente em contexto de cirurgia revisional complexa, e em doentes obesos. A seguir, vantagens com evidências claras:

- Imagem controlada diretamente pelo cirurgião, com 100% de estabilidade como câmara sobre tripé);
- Instrumentos articulados (EndoWristÒ) que potenciam a destreza e optimizam o desempenho do cirurgião;
- Anulação do tremor natural da mão humana (particularmente em doentes superobesos, nos quais a utilização de instrumentos extralongos em laparoscopia pode aumentar o tremor);
- Posição ergonómica perfeita do cirurgião, que trabalha sentado, de braços apoiados e com perfeito alinhamento entre o corpo, o campo de trabalho e o campo visual;
- Anulação completa das forças de torção de parede abdominal espessa e pesada.

Estas vantagens parecem se traduzir, para os cirurgiões com experiência consolidada em cirurgia robótica, em maior facilidade e segurança na realização de disseções complexas (vantagem especialmente relevante em caso de cirurgia de revisão), por vezes tornando exequíveis por via minimamente invasiva procedimentos que, de outra forma, para os mesmos cirurgiões, não o seriam.

Por outro lado, a cirurgia robótica facilitaria a adoção de anastomoses manuais que, sobretudo no caso de anastomoses gastrojejunais ou duodenoileais, parecem reduzir a taxa de deiscências que, na maior parte das unidades com experiência em cirurgia robótica, se aproxima do zero.

## PONTOS-CHAVE

- A gastrectomia vertical é a cirurgia bariátrica mais realizada no mundo;
- A recorrência da obesidade e da síndrome metabólica, e o aparecimento de doença do refluxo gastro-esofágico são complicações em médio e longo prazos;
- O índice de cirurgia revisional após a gastrectomia vertical é superior a 10% dos casos/ano;
- A opção de revisão quando existe refluxo deve ser a gastroplastia redutora com derivação intestinal em Y de Roux;
- Para casos de perda insuficiente de peso, recorrência da obesidade ou de comorbidades como o diabete, a opção é acrescentar desvio ou interposição intestinais;
- Os acessos laparoscópico e robótico podem ser empregados.

## REFERÊNCIAS

1. Lauti M, Kularatna M, Hill AG, MacCormick AD. Weight Regain Following Sleeve Gastrectomy-a Systematic Review. Obes Surg. 2016 Jun;26(6):1326-34. doi: 10.1007/s11695-016-2152-x.
2. Huang R, Ding X, Fu H, Cai Q. Potential mechanisms of sleeve gastrectomy for reducing weight and improving metabolism in patients with obesity. Surg Obes Relat Dis. 2019 Oct;15(10):1861-1871. doi: 10.1016/j.soard.2019.06.022. Epub 2019 Jun 28.
3. Pradhan G, Samson SL, Sun Y. Ghrelin: much more than a hunger hormone. Curr Opin Clin Nutr Metab Care. 2013 Nov;16(6):619-24. doi: 10.1097/MCO.0b013e328365b9be. PMID: 24100676
4. McCarty TR, Jirapinyo P, Thompson CC. Effect of Sleeve Gastrectomy on Ghrelin, GLP-1, PYY, and GIP Gut Hormones: A Systematic Review and Meta-analysis. Ann Surg. 2020 Jul;272(1):72-80.
5. Flynn CR, Albaugh VL, Abumrad NN. Metabolic Effects of Bile Acids: Potential Role in Bariatric Surgery. Cell Mol Gastroenterol Hepatol. 2019;8(2):235-246. doi: 10.1016/j.jcmgh.2019.04.014. Epub 2019 May 7.
6. Qumseya BJ, Qumsiyeh Y, Ponniah SA, Estores D, Yang D, Johnson-Mann CN, Friedman J, Ayzengart A, Draganov PV. Barrett's esophagus after sleeve gastrectomy: a systematic review and meta-analysis. Gastrointest Endosc. 2021 Feb;93(2):343-352.e2. doi: 10.1016/j.gie.2020.08.008. Epub 2020 Aug 14.
7. Boru CE, Greco F, Giustacchini P, Raffaelli M, Silecchia G. Short-term outcomes of sleeve gastrectomy conversion to R-Y gastric bypass: multi-center retrospective study. Langenbeck's Archives of Surgery. 2018;403(4):473-9.
8. Luhrs A, Sudan R. Conversion of Sleeve Gastrectomy to Duodenal Switch. In: Gagner M., Cardoso A., Palermo M., Noel P., Nocca D. (eds) The Perfect Sleeve Gastrectomy. 2020 Springer, Cham.
9. Sánchez-Pernaute A, Herrera MA, Pérez-Aguirre E, Torres A, et al. Proximal duodenal-ileal end-to-side bypass

with sleeve gastrectomy: proposed technique. Obes Surg 2007;17:1614–8.

10. De Paula AL, Macedo AL, Prudente AS, et al. Laparoscopic sleeve gastrectomy with ileal interposition ("neuroendocrine brake"): pilot study of a new operation. Surg Obes Relat Dis. 2006;2:464–7.

11. Çelik A, Ugale S, Ofluoğlu H. Laparoscopic diverted resleeve with ileal transposition for failed laparoscopic sleeve gastrectomy: a case report. Surg Obes Relat Dis. 2015; 11:e5–e7.

12. Santoro S, Castro LC, Velhote MCP, et al. Sleeve Gastrectomy With Transit Bipartition. A Potent Intervention for Metabolic Syndrome and Obesity. Ann Surg 2012;256:104–110.

13. Sneineh MA, Strypstein S, Dillemans B. Sometimes the Best Solution Is Transit Bipartition: Video Case Report. Obes Surg (2021) 31:1893–1896.

# 17 Cirurgia Revisional
## Pós Derivações Biliopancreáticas

**Carlos Eduardo Domene • Paula Volpe**

- **INTRODUÇÃO**

A cirurgia bariátrica ideal seria aquela que promovesse a melhor e mais sustentada perda do excesso de peso, resolução adequada das comorbidades, baixo índice de complicações e a melhor qualidade de vida possível. Permitir uma dieta geral, com volume normal de alimentos, e ainda assim não ganhar peso, ajudou a DBP-S (Derivação biliopancreática tipo Scopinaro) a ser avaliada, através de índice validado de qualidade de vida, com mais de 85% de bons resultados após 15 anos (Marinari et al., 2004).

As DBP-S, DBP-DD (Derivação biliopancreática com desvio duodenal) e suas variações são as cirurgias que determinam o melhor e mais sustentado controle do peso no seguimento tardio, assim como a maior taxa de remissão prolongada do DMII e da dislipidemia. Entretanto tratam-se de cirurgias de maior complexidade e de mais difícil e trabalhosa execução que demandam maior e especializado cuidado pós-operatório, e com maior morbimortalidade per-operatória; necessitam equipes experientes e treinadas, com alto volume cirúrgico, para obtenção de melhores resultados imediatos. Além disso os pacientes necessitam de acompanhamento clínico e nutricional permanente, pois ocorrem taxas elevadas de complicações clínicas e nutricionais, e que continuam ocorrendo mesmo após mais de 20 anos de seguimento. Em diferentes momentos do pós-operatório, que aparentemente não apresentam previsibilidade, estes pacientes são reoperados por complicações clínicas ou para revisões por desnutrição ou má qualidade de vida devido a diarreia e flatulência (Domene et al., 2005).

Estes fatores – complexidade técnica e elevado índice de complicações – ajudam a explicar parcialmente a baixa adesão dos cirurgiões às derivações biliopancreáticas, que nunca ultrapassaram 2% do total de procedimentos bariátricos realizados em todo o mundo (Angrisani et al., 2018).

As cirurgias puramente disabsortivas foram as primeiras a serem utilizadas com a finalidade de controle da obesidade, a partir dos anos 1950. Associadas a elevada mortalidade e índice proibitivo de complicações imediatas e tardias, foram progressivamente abandonadas. De 49 pacientes operados de derivação jejuno-ileal por Souto et al (2004), cinco faleceram nos primeiros meses após a cirurgia devido a complicações hidro-eletrolíticas, metabólicas e renais. Rabkin (2004) refere mortalidade de 8% após estas cirurgias. Griffen et al (1983) relataram 91 óbitos coletados por insuficiência hepática, além de necessidade de reinternações frequentes por desequilíbrio hidro-eletrolítico; elevada incidência de cálculos renais, artrite, colelitíase, enterite, osteomalácia e mesmo de câncer de colon. Requarth et al (1995), analisando resultados de 453 pacientes operados de derivação jejunoileal, referiram 7% de mortalidade precoce, principalmente por insuficiência hepática; no seguimento tardio, 37% de doença renal, 29% de diarreia severa, 10% de doença hepática, com elevada mortalidade. A reversão foi necessária em 31% dos pacientes por complicações metabólicas, renais e hepáticas, e estes autores enfatizam a ocorrência continuada de complicações no seguimento tardio, inviabilizando este método para o tratamento da obesidade. Jorgensen et al (1997) revisaram os resultados de 141 pacientes operados de derivação jejunoileal após 20 anos de seguimento, encontrando necessidade de reversão em 24% dos pacientes; 61,7% tinham diarreia, 60% queixavam-se de mau odor nas fezes, 18,3% artralgias, 18,3% nefrolitíase, 15% recebiam injeções regulares de vitamina B-12, 35% baixos níveis de cobalamina, 58% deficiência de magnésio, 43% de vitamina D; estes autores também salientam a necessidade do acompanhamento por toda a vida para terapia suplementar.

### CIRURGIA DE SCOPINARO – GASTRECTOMIA HORIZONTAL E ANASTOMOSE JEJUNO-ILEAL

Tentando diminuir os graves efeitos colaterais das derivações intestinais puras, introduziram uma modificação da derivação gástrica de Mason & Ito (1966): executaram uma Scopinaro et al (1979) gastrectomia subtotal horizontal, uma anastomose gastro-ileal e outra íleo-ileal; a alça intestinal entre a anastomose gastro-ileal e a íleo-ileal denomina-se alça alimentar, a alça intestinal entre o duodeno seccionado e a anastomose íleo-ileal chama-se alça biliopancreática, e a alça intestinal entre a anastomose íleo-ileal e a válvula íleo-cecal, alça comum. Comparada à derivação gástrica de Mason & Ito, esta cirurgia tem um maior reservatório gástrico, alça biliopancreática longa e pequena alça comum, associando baixa restrição à ingestão alimentar, relativa diminuição da absorção de carboidratos e a uma grande disabsorção de proteínas e gorduras. Após estudos experimentais em animais (Scopinaro et al, 1979), os autores padronizaram uma técnica em humanos com reservatório gástrico de 200 a 500 ml, alça alimentar de 200 a 300 cm e alça comum de 50 cm.

O racional para estas medidas fixas baseou-se no achado, em 600 pacientes operados com estas medidas padrão, de uma correlação positiva entre o peso de estabilização e o comprimento total do intestino, assim como uma correlação positiva entre comprimento intestinal e peso inicial (Scopinaro et al, 1997). Isto significa, segundo os autores, que quanto mais pesado o indivíduo, mais longo seu intestino delgado, e maior a capacidade de absorção por unidade de superfície intestinal. De acordo com este achado, criar alças alimentares, biliopancreáticas e comuns proporcionais ao comprimento total do intestino determinaria que os pacientes mais pesados teriam maior capacidade de absorção intestinal do que os menos pesados; portanto, as alças com absorção – alimentar e comum – deveriam ser confeccionadas com tamanho em proporção inversa ao comprimento do intestino.

Por outro lado, também encontraram estes autores que o comprimento intestinal é maior em homens do que em mulheres, assim como do comprimento total e altura; portanto, também altura e gênero influenciam no peso de estabilização após a cirurgia. Todos esses achados levaram à conclusão de que provavelmente não há diferença de absorção por unidade de superfície intestinal em intestinos de diferentes comprimentos (Scopinaro et al, 2000).

Em outro estudo, a comparação entre grupos com diferentes comprimentos de alça levou à padronização de reservatório gástrico entre 200 e 500 ml, alça alimentar de 200 a 250 cm e alça comum de 50 cm (Scopinaro et al, 2000). O volume do reservatório gástrico – entre 200 e 500 ml - (chamado estômago "ad hoc"), era adaptado aos seguintes parâmetros: excesso de peso pré-operatório, sexo, idade, hábitos alimentares e grau de adesão esperado. Os comprimentos das alças intestinais determinam um patamar de absorção de energia, gordura, proteínas, vitaminas e oligoelementos em cada refeição, independentemente do volume ingerido durante a refeição; entretanto, um aumento da quantidade de refeições eleva a absorção, determinando uma menor perda de peso e maior peso de estabilização (Scopinaro et al, 1997). As proteínas e carbohidratos são absorvidos através de ação enzimática em todo o intestino entre a gastroenterostomia e a válvula ileocecal; a absorção de proteínas também se faz no cólon. Por outro lado, a absorção de gorduras é limitada á alça comum, devido à necessária presença de sais biliares para sua digestão.

Estudando a absorção intestinal em 15 pacientes com 2 a 3 anos após a cirurgia (Scopinaro et al, 2005), após ser completado o período de adaptação intestinal, constataram que a DBP-S tem uma capacidade máxima constante de transporte para gordura e carbohidratos – e consequentemente de energia – (com exceção de proteínas e açúcares simples), correspondendo a uma média de 1250 kcal/dia. Isto resulta, segundo os autores, em um patamar permanente de absorção de energia que explica a manutenção do peso no longo prazo.

Uma alça comum curta – de 50 cm de extensão – determina diminuição da absorção de colesterol e também do ciclo entero-hepático dos sais biliares, levando a uma neo-síntese de sais biliares a partir do colesterol. Com isso há uma significativa e sustentada diminuição do colesterol em pacientes operados segundo esta técnica (Scopinaro et al, 2012).

Esta cirurgia foi inicialmente realizada por laparotomia. Em 2001 Paiva et al publicaram os resultados iniciais sobre 10 pacientes submetidos a esta técnica por laparoscopia, sem conversões ou complicações imediatas. Em 2002 Scopinaro et al mostraram bons resultados em 26 pacientes operados, sem complicações maiores, demonstrando vantagens da laparoscopia sobre a via aberta.

O mecanismo de funcionamento da derivação gástrica em Y de Roux baseia-se em um esvaziamento gástrico rápido em anastomose gastrointestinal ampla, com o alimento atingindo rapidamente o íleo, liberando hormônios anorexígenos como o GLP-1 e PYY, diminuindo o apetite, e causando síndrome pós-prandial ("dumping") e consequente saciedade precoce (Riccioppo et al., 2018). Para Scopinaro, apesar da saciedade precoce e redução do apetite rapidamente desaparecem após a DBP, permanece o esvaziamento gástrico rápido que reduz a absorção de energia e proteínas. Por outro lado, estômago muito reduzido (150 ml) na DBP leva a grave desnutrição calórico-proteica: má-absorção e restrição não podem estar em uma mesma cirurgia (Scopinaro et al. 1998).

Em uma revisão das causas de mortalidade por cirurgias bariátricas, observou-se índice geral de 0,25%, com diferenças significativas entre as diversas técnicas – banda gástrica ajustável (0,1%), gastroplastia vertical com banda (0,15%), by-pass gástrico (0,8%), derivação biliopancreática (0,8%); 29,4% dos pacientes morriam por complicações diretamente relacionadas à técnica cirúrgica, e um dos fatores importante era o volume de cirurgias do hospital (Morino et al, 2007). Scopinaro operou mais de 3500 casos em 40 anos.

## COMPLICAÇÕES

### ÚLCERA DE ANASTOMOSE

Úlceras de anastomose gastrojejunal acontecem entre 3,2 a 12,5% após a DBP-S; em sua patogênese está a produção de ácido clorídrico no coto gástrico de grande dimensão característico desta cirurgia. Mais raras são as úlceras duodenais, de etiologia mais difícil de ser explicada na DBP-S pela ausência de exposição ácida ao duodeno; uma possível explicação seria a obstrução de alça aferente e consequente isquemia (Garancini et al., 2011).

### DIARRÉIA

A DBP e a derivação gástrica em Y de Roux (DGYR) distal determinam modificação importante dos hábitos intestinais, com aumento da frequência de flatos malcheirosos e diarreia (Borbély et al., 2017). Esta expõe o paciente ao risco de incontinência fecal, o que impacta a qualidade de vida e a absorção de nutrientes e vitaminas (Nett et al., 2016). O comprimento do canal comum, ou seja, a quantidade de superfície de absorção, influencia na ocorrência de diarreia, que acontece mais em pacientes com DGYR distal e DBP com canal comum mais curto (Wasserberg et al., 2008). O comprimento total do intestino, que varia de 230 a 1510 cm, é outro fator que influencia no número de evacuações desde que pode ocorrer síndrome do intestino curto nos pacientes com menor comprimento total (Mahawar et al., 2016). Intolerância à lactose e diminuição da absorção de frutose em pacientes operados também podem contribuir para aumento da frequência de evacuações (Hammer et al., 2012). A hipoalbuminemia, comum nas DBP pela absorção diminuída de micro e macronutrientes no jejuno médio e distal, simula a mal absorção tipo Kwashiorkor – menor produção de ácido gástrico, atrofia pancreática, alterações nas vilosidades intestinais e da microbiota (Hwang et al., 1994). Presença de sais biliares no colon pela reabsorção diminuída de sais biliares devido ao pequeno canal comum determina irritação colônica e diarreia (Walters et al., 2009). A longa alça biliopancreática leva a um menor contato entre as enzimas pancreáticas e o quimo; além disso, a degradação destas enzimas é acelerada na ausência de alimento na alça intestinal (Keller & Layer, 1996), resultando uma insuficiência pancreática exócrina e esteatorréia (Borbély et al., 2016). A diarreia é um dos sintomas da síndrome de dumping, causada pela rápida exposição de nutrientes não digeridos ao intestino delgado, e ocorre de 45% a 75% dos casos após as diferentes cirurgias bariátricas (Laurenius et al., 2016). Alterações intestinais não diagnosticadas, como doença inflamatória intestinal, doença celíaca e síndrome do intestino irritável são também outras causas de diarreia não diretamente relacionadas à cirurgia bariátrica (Carswell et al., 2014). A desnutrição decorrente da DBP com diminuição da imunidade, além de lesão da mucosa intestinal pela desnutrição, pode predispor a outras formas de colite, como a decorrente de citomegalovirus (Van Gool et al., 2008).

Comparando os hábitos intestinais de 266 pacientes operados com DGYR ou DBP-DD, Elias et al. (2018) encontraram diferenças significativas entre os dois grupos. Houve diminuição do número de evacuações após o DGYR e aumento significativo após a DBP-DD. No DGYR houve pouca alteração dos hábitos do pré para o pós-operatório. Na DBP-DD, entretanto, houve aumento importante dos flatos, agora mal cheirosos, urgência evacuatória frequente, necessidade de controle alimentar para diminuir as evacuações e mais queixas de dor abdominal, impactando negativamente o índice de qualidade de vida dos pacientes.

O subgalato de bismuto, utilizado para diminuir o mau odor das fezes em pacientes colostomizados, tem pouco ou nenhum efeito na diarreia e mau odor das fezes que ocorre após a DBP (Hernández et al., 2015).

O aumento do número de evacuações, da consistência e da composição das fezes após a DBP leva a um aumento de lesões anais benignas nesses pacientes: fissura anal, hemorróidas, abscesso e fístula perianal. Elía-Guedea et al. (2008), acompanhando 263 pacientes operados, encontraram 18% de tais complicações no seguimento tardio. Cano-Valderrama et al. (2018), revisando 99 pacientes operados de DGYR e 97 DBP, encontraram lesões anais em 52,9% dos pacientes de DBP e apenas em 21,7% dos com DGYR; hemorróidas foi o diagnóstico mais frequente nesse grupo.

As complicações decorrentes da DBP – desnutrição (16%), úlcera de anastomose (16%), reversão da cirurgia (8%) não têm incidência diferente quando se separam os pacientes de acordo com a faixa etária (Cossu et al., 2004).

## DESNUTRIÇÃO

Em 1991 Scopinaro publicou resultados de seguimento tardio, afirmando que a cirurgia de sua preferência era a DBP-S devido a sua flexibilidade de aplicação a todos os pacientes em todas as situações, apresentar mortalidade de 0,5%, poucas complicações imediatas e tardias – 5% de úlcera de anastomose, 10% de desnutrição proteica (com 2% de recorrência), 3% de revisão cirúrgica por desnutrição. Permitia dieta geral sem restrições, mesmo assim com manutenção de mais de 70% da perda do excesso de peso após 12 anos. Referiu que as complicações tardias, mesmo raras, continuam acontecendo após muitos anos, requerendo um acompanhamento por toda a vida. Salientou, entretanto, que esta cirurgia poderia ser perigosa desde que aplicada por cirurgiões sem familiaridade com o procedimento, realizando ao menos 40 a 50 procedimentos por ano em centros capacitados para o acompanhamento multidisciplinar dos pacientes operados (Scopinaro, 1991).

Guedea et al (2004) analisaram 74 pacientes operados por DBP-S há mais de 5 anos. Encontraram 71% de perda do excesso de peso após esse período, com resultados excelentes em 54,8% e bons em 35,7%. A aplicação do método BAROS de avaliação de qualidade de vida demonstrou 24,3% de resultados excelentes, 41,9% muito bons, 31,1% bons e 2,7% ruins. Hiperglicemia e hiperlipidemia tiveram 100% de resolução. Entretanto houve taxa grande de complicações precoces e tardias: desnutrição proteica (10,8%), úlcera de anastomose (9,5%), anemia (59,5%), hipoalbuminemia importante (13,6%).

Um seguimento de 7 anos após DBP-S em 82 pacientes operados, mostrou perda do excesso de peso de 62%; 72% dos pacientes tiveram perda de mais de 50% do excesso de peso. Diarreia estava presente em 13% dos pacientes, e 76% deles estavam assintomáticos. Hemoglobina, cálcio e albumina estavam baixos em 33% dos casos. A reoperação – alongamento da alça comum de 50 para 100 cm - foi necessária em 14 pacientes devido a desnutrição e diarreia, sendo bem sucedida em 11 casos (Marceau S et al, 1995).

Em acompanhamento de 1968 pacientes operados seguidos por 18 anos, Scopinaro et al(1996) observaram complicações precoces em 1,2% dos casos, com 70% de perda do excesso de peso mantida após este período. As alterações mais significativas foram anemia (5%), úlcera de anastomose (2,8%), desnutrição proteica (7%), com 1,7% de reoperações para alongamento de alça comum ou reversão devido a esta última complicação. Os autores concluem que a DBD-S é um procedimento efetivo, mas potencialmente perigoso se usado de forma incorreta.

Em 1998 Scopinaro et al atualizaram os dados sobre 2241 pacientes operados, com mortalidade de 0,5%, 75% de perda do excesso de peso, normalização da glicemia e hiperlipemia em 100% dos casos, anemia (5%), úlcera de anastomose (3,2%), desnutrição proteica (3%).

Oitenta e dois pacientes operados de DBP-S acompanhados por 3 anos por Newbury et al. (2003). Houve perda do excesso de peso de 73%. Entretanto, 75,6% dos pacientes queixavam-se de diarreia, 63% apresentavam PTH elevado, 50% tinham vitamina D baixa, 25.9% tinham hipocalcemia e 23,8% fosfatase alcalina elevada; 82,9% estavam tomando regularmente suplementação vitamínica. Os autores concluíram que a DBP determina boa perda de peso no longo prazo mas, apesar de adequada suplementação de vitaminas e minerais, os níveis de cálcio e vitamina D eram persistentemente baixos, e as sequelas dessas alterações a longo prazo são desconhecidas.

A qualidade de vida dos pacientes com DBP-S foi avaliada aplicando-se o método BAROS em 858 pacientes após 15 anos da operação. Segundo os critérios do BAROS, 3,5% foram considerados falhas da cirurgia, 11% resultados razoáveis, 22,8% bons, 39,5% muito bons e 23,2% excelentes (Marinari et al, 2004).

Adami et al. (2005) realizaram estudo sobre a qualidade de vida utilizando o índice de Subescalas do Impacto do Peso na Qualidade de Vida (IWQLS). Foram comparados grupo controle de 50 pacientes não obesos, 50 pacientes obesos antes da cirurgia e 150 pacientes operados de DBP-S após 3 anos. Houve melhora significativa em todos os aspectos analisados no questionário quando comparado antes e após a cirurgia; não houve diferença entre os pacientes operados e os não obesos quanto à qualidade de vida.

De Luis et al. (2008) acompanharam 64 pacientes operados após 3 anos. Houve perda de excesso de peso de 61,5%, mas havia deficiência significativa de zinco (53,8% dos pacientes), ferritina (21,1%), vitamina A (7,7%), vitamina E (7,1%), vitamina K (5,7%) e ácido fólico (5,5%), além de PHT elevado em 26% dos casos.

A alça alimentar mais a alça comum curta representam uma menor superfície para absorção de nutrientes e consequente potencial risco de deficiência de proteínas, vitaminas e minerais; sendo a glicose bem absorvida em todos os segmentos intestinais, não há risco de sua falta. Outro aspecto a se considerar é o longo segmento de intestino delgado fora do trânsito alimentar representado pela alça biliopancreática. Nesta alça pode haver supercrescimento bacteriano, levando a várias consequências (Michielson et al., 1996). Seus sintomas – que são principalmente a diarreia e perda de peso – podem ser erroneamente atribuídos à alteração anatômica do trato gastrintestinal causada pela cirurgia (Garzón et al., 2004), e é possível que tal complicação seja subdiagnosticada.

Garzón et al. (2004) relataram que dois pacientes operados de DBP-S presentaram, entre 1 e 2 anos após a cirurgia, grave desnutrição proteica e deficiência de vitaminas e minerais, necessitando internação para nutrição parenteral. Tiveram lenta recuperação e, submetidos a teste respiratório positivo para supercrescimento bacteriano, foram tratados com metronidazol e gentamicina, com melhora clínica e laboratorial rápida após o início do tratamento.

Outra consequência grave da derivação biliopancreática é a cirrose hepática, que tem como um de seus mecanismos a absorção de substâncias hepatotóxicas presentes no intestino delgado excluso, no contexto de supercrescimento bacteriano, desnutrição proteica e excessiva mobilização de ácidos graxos livres causando esteatose e lesão oxidativa dos hepatócitos (Kirkpatrick et al., 2018).

## MODIFICAÇÕES DA CIRURGIA DE SCOPINARO – GASTRECTOMIA VERTICAL E ANASTOMOSE DUODENO-ILEAL (DBP-DD)

A cirurgia de DBP-DD proposta por Hess & Hess em 1988 (Hess & Hess, 1998) e Marceau et al. (1993) visavam primordialmente diminuir a incidência de úlcera de anastomose, frequente na cirurgia de Scopinaro e na gastrectomia subtotal com reconstrução em Y-de-Roux realizada para tratamento de afecções gástricas benignas ou malignas (Hess & Hess, 1998).

Scopinaro defendia o uso de medidas relativamente fixas das alças alimentares e comuns devido a um limite de absorção de nutrientes pelo intestino (Scopinaro et al. 1991). Hess & Hess (1998), diferentemente de Scopinaro, acreditavam que a absorção aumentava quanto maiores eram as alças intestinais, e defenderam a divisão proporcional do intestino, 40% para a alça alimentar, 10% para a alça comum e 50% para a alça biliopancreática. Aceitando que o intestino delgado tem 40% de jejuno e 60% de íleo, a alça alimentar consistia fundamentalmente de íleo, e a biliopancreática de jejuno e parte inicial do íleo (Hess & Hess, 1998).

Avaliação após 9 anos da DBP-DD em 440 pacientes operados (Hess & Hess, 1998) mostrou índices de complicações maiores em 9% dos casos e dois óbitos no pós-operatório imediato. Seis grupos distintos com diferentes medidas de alças comum e alimentares (50/250, 50/275, 50/300, 75/275, 100/300, 100/350) apresentaram resultados inversamente proporcionais em termos de perda de peso após 8 anos da cirurgia, variando de 95% até 65% conforme aumentavam os comprimentos das alças intestinais. Não houve referência sobre diferenças em complicações imediatas e tardias entre estes grupos. Assim como na cirurgia de Scopinaro, alças mais longas determinavam menor perda de peso. A média de perda de peso para o grupo total foi de 80%, alcançada com dois anos de pós-operatório e mantida após 9 anos. Dentre as complicações tardias salientam-se 4 óbitos relacionados a falência hepática e renal, possivelmente relacionadas a complicações tardias do procedimento. Foram reoperados 18 pacientes nesse período: 8 por desnutrição, 2 por diarreia e 7 por perda insuficiente de peso (todos com aumento ou diminuição do canal comum) e uma reversão por dificuldade de controle de micronutrientes. A manutenção da primeira porção do duodeno (local de absorção de ferro) determinou índice de 9% de anemia, significativamente menor do que os encontrados na cirurgia de Scopinaro, que exclui o duodeno e jejuno inicial do trânsito alimentar. Os níveis de cálcio e vitamina D permaneceram abaixo do normal durante todo o período de acompanhamento, mesmo com reposição oral. Os 36 pacientes diabéticos operados (18 insulino-dependentes) permaneceram com glicemia normal durante todo o período de seguimento, sem uso de medicamentos hipoglicemiantes. Denota-se deste estudo a dificuldade de estabelecer um equilíbrio entre as diferentes medidas de alças e o bom resultado da perda de peso e poucas complicações nutricionais, assim como na cirurgia original de Scopinaro.

Marceau et al. (1999) revisaram os primeiros 717 pacientes operados de DBP-DD com seguimento de 5,5 anos; o IMC médio era menor que 35 kg/m2, 90% tinham hábitos alimentares normais sem restrição, 86% estavam satisfeitos com sua perda de peso e 83% com sua evolução geral, 60% não apresentavam sintomas gastrointestinais significativos.

Avaliação dos resultados sobre 1271 pacientes operados por DBP-DD após 10 anos de seguimento demonstrou um IMC médio de 31 kg/m2, e que mais de um quarto dos pacientes permaneciam acima da obesidade grau II, 26% com IMC > 35 kg/m2 e 10% com IMC > 40 kg/m2; ou seja, dez anos após a cirurgia, 20% dos pacientes obesos mórbidos ainda permaneciam nesta classificação, enquanto que 40% dos super-obesos ainda apresentavam IMC > 40 kg/m2, que ainda os qualificaria para tratamento cirúrgico. Pacientes com IMC inicial

< 45 kg/m2 estavam, após 10 anos de cirurgia, com IMC > 40 kg/m2 em 5,4% dos casos, enquanto que dentre aqueles com IMC inicial > 50 kg/m2, 40,9% encontravam-se nessa situação (Biron et al., 2004). Resultados semelhantes foram alcançados por Topart et al. (2001) em pacientes com média de 5 anos de seguimento após a cirurgia; o IMC médio era também de 31 kg/m2 e 20% de resultados insatisfatórios.

Rabkin et al. (2004) acompanharam 589 pacientes consecutivos operados de DBP-DD por dois anos. Houve diminuição da hemoglobina e aumento do PTH no pós-operatório, que retornaram ao normal após adequada suplementação. Os níveis de ferro, cálcio, fosfatase alcalina, TGO, TGP e bilirrubinas estavam em valores normais.

Em 2007 Marceau et al. revisaram os resultados de 1423 pacientes operados de DBP-DD, com média de 7,3 anos se seguimento. A mortalidade operatória foi de 1,1%. Pacientes com IMC pré-operatório < 50 kg/m2 estavam com IMC < 35 em 92% dos casos. Controle do diabetes foi alcançado em 92% dos pacientes e 95% estavam satisfeitos com sua evolução. Mau odor nas fezes foi reportado por 70% e flatulência por 48% dos pacientes. Apesar de reportarem índices menores de 5% para hipoalbuminemia, deficiência de cálcio, vitaminas a e D, houve 10% de hipoalbuminemia aguda com necessidade de suplementação intensiva, e 5% necessitaram hospitalização para nutrição parenteral. O índice de revisão por má-absorção e diarreia foi de 0,7%. Este mesmo grupo publicou os resultados de 1000 casos de DBP-DD operados após a introdução da videolaparoscopia, com queda importante da mortalidade para 0,1% em comparação à laparotomia, mas com índice de 7% de complicações maiores, semelhantes ao grupo histórico anterior (Biertho et al., 2013). Apesar de um índice de complicações ligeiramente maior em pacientes com idade acima de 60 anos, a mortalidade é semelhante entre idosos e pacientes mais jovens (Michaud et al., 2016).

Biertho et al. (2010) analisaram os resultados de 810 pacientes operados de DBP-DD com IMC < 50 kg/m2 acompanhados por 9 anos. Houve complicações pós-operatórias maiores em 5,8% dos casos, e 0,6% de mortalidade. Houve perda do excesso de peso em 76% dos pacientes, e 89% deles tiveram perda de peso > 50%. Readmissão por desnutrição aconteceu em 4,3% e 1,5% de revisão por esta causa. Deficiências nutricionais demandaram ajustes frequentes na suplementação, particularmente para cálcio, vitamina A e Vitamina D.

Anderson et al. (2013) fizeram uma revisão de literatura avaliando os resultados da DBP-DD. A perda do excesso de peso no seguimento tardio variou de 61% a 85%, e foi sempre melhor do que o de todas as outras técnicas quando os resultados foram comparados. A resolução do diabetes variou de 60% a 100%, e também foi sempre melhor quando comparado ao de outras técnicas cirúrgicas. Resolução da hipertensão arterial de 60% a 95%. Controle da dislipidemia de 96% a 98%. Melhora de apnéia do sono entre 90% e 100%.

Com o objetivo de diminuir a taxa de complicações em pacientes superobesos, Iannelli et al. (2013) realizaram a cirurgia em duas etapas em 110 casos, iniciando pela gastrectomia vertical. Apenas 39 (35,5%) deles necessitaram a complementação com a derivação duodenal, evitando-se nova cirurgia em 74,5% dos pacientes. Dentre os 1762 pacientes operados por Marceau et al. (2014), em 48 foi realizada a derivação duodenal isolada e em 53 a somente a gastrectomia vertical; os resultados tardios da perda de peso e resolução das anormalidades metabólicas foram melhores com a derivação duodenal do que com a gastrectomia vertical, assim como a perda de peso foi melhor quando a DBP-DD foi realizada em apenas uma etapa. Moustarah et al. (2010), em 49 pacientes superobesos em que realizou somente a derivação duodenal obteve significativa queda do IMC de 52 para 37,5 kg/m2.) defendem em pacientes super-superobesos realizar-se inicialmente a derivação duodenal, que é um procedimento totalmente reversível e mais fácil do que a gastrectomia vertical, sobretudo Baltasar et al. (2019nesses paciente muito obesos, pois é realizada em uma parte mais baixa do abdômen; a gastrectomia vertical pode ser feita posteriormente, se necessária.

Bolckmans & Himpens (2016) analisaram os dados sobre 153 pacientes operados de DBP-DD com mais de 10 anos de seguimento. Houve 5,9% de fístula na linha de grampos da gastrectomia e 4,6% na anastomose duodeno-ileal. Dois pacientes faleceram por complicações relacionadas à fístula e um por tromboembolismo pulmonar. Houve remissão do diabetes em 87,5% dos casos, hipertensão arterial em 80,9% e dislipidemia em 93,3%. A perda do excesso de peso foi de 99% nos pacientes com IMC < 50 kg/m2 e de 84,7% naqueles com IMC > 50 kg/m2; entretanto, a recorrência de peso maior que 25% foi de 30% nos pacientes com IMC < 50 kg/m2 e de 6,1% nos com IMC > 50 kg/m2. Apesar do uso de suplementação de vitaminas e minerais por 77% destes pacientes, foram detectadas deficiências de vitamina D3 (44,9%), ferritina (58.8%), vitamina A (51,7%) e zinco (33,3%); 37,2% dos pacientes necessitaram administração intravenosa de ferro pelo menos uma vez, além de vitamina B12 injetável (23,9%) e ácido fólico (5,3%). Houve aparecimento de refluxo gastro-esofágico necessitando tratamento medicamentoso ou cirúrgico em 43,8% dos casos. Esta ocorrência, pouco relatada ou inexistente em outras publicações, possivelmente deve-se ao fato de ser realizada a gastrectomia sobre uma sonda de 34 F de diâmetro, enquanto que a padronização inicial desta cirurgia foi descrita com a gastrectomia sendo realizada com sonda de 40 F de diâmetro, com folga de um ou dois dedos (Marceau et al., 1993). Além disso, 42,5% dos pacientes necessitaram reoperações – 3,5% por perda insuficiente de peso, 19,4% por desnutrição grave. 8% por refluxo gastroesofágico incapacitante e 11,6% por outras causas. Mesmo em centros especializados e de alto volume, esta técnica cirúrgica acompanha-se de elevado índice de complicações precoces, mortalidade significativa, ocorrência frequente de deficiências de vitaminas e minerais, apesar da suplementação, além de índice proibitivo de refluxo gastro-esofágico e de reoperações.

## COMPLICAÇÕES E REOPERAÇÕES NAS DERIVAÇÕES BILIOPANCREÁTICAS

Os resultados da DBP, em suas diferentes modalidades, no controle da suficiente e sustentada perda de peso e controle das comorbidades foi extensivamente demonstrada na literatura. Entretanto as deficiências nutricionais e vitamínicas são graves e de difícil controle, acontecendo mesmo em pós-operatório bastante tardio. Nett et al. (2016), acompanharam 51 pacientes operados de DBP-DD há mais de 6 anos; mesmo tomando suplementação vitamínica ajustada ao longo do seguimento, 81,4% deles apresentavam deficiência de vitaminas e/ou minerais; 44,1% tinham anemia e 39,5% deficiência de ferro, 76,7% deficiência de vitamina D, 23,2% de vitamina A, 11,6% de vitamina K e 7,0% de vitamina E.

Cegueira noturna e hiperqueratose folicular (frinoderma) é complicação da hipovitaminose A que pode ocorrer após DBP (Panetta et al., 2014).

Topart et al. (2017) revisaram os resultados de 80 pacientes operados após período mínimo de 9 até 11anos. Houve excelente resultado em termos de perda de peso e sua manutenção. O IMC variou de 48,9 kg/m2 para 31,2 kg/m2. Houve recorrência de peso de mais de 10% em 61% dos pacientes, mas 78% deles apresentavam IMC abaixo de 35 kg/m2. Houve necessidade de cirurgia revisional em 14% dos casos.

Deficiência de vitamina D estava presente em 64,6% dos casos, 62% tinham hiperparatireoidismo. Deficiências graves de vitaminas, minerais ou albumina estavam presentes de 10 a 32% dos casos. Os autores concluíram que esta cirurgia, mesmo mantendo perda de peso significativa, permanece após seguimento de mais de 10 anos associada a efeitos colaterais que necessitam revisão cirúrgica e múltiplas deficiências de vitaminas; estes efeitos demandam contínuo e permanente avaliação nutricional para evitar deficiências graves e que ameaçam a vida dos pacientes.

Strain et al. (2017) acompanharam 284 pacientes por até 9 anos após DBP-DD, período em que todos eles estavam recebendo suplementação de vitaminas e minerais. Mesmo assim 30% apresentavam hipoalbuminemia, o zinco estava baixo em 45%, hematócrito abaixo do normal em 40% e hemoglobina em 46% dos pacientes. Mais da metade tinha deficiência de cálcio e PTH anormal. A incidência destas alterações aumentou com o tempo de seguimento, apesar da suplementação prescrita; concluem os autores pela necessidade mandatória de intervenção ativa para evitar deficiência nutricional grave. Afirmam que "a partir desta análise detalhada, fica claro que não foi possível evitar em nossa unidade cirúrgica o desenvolvimento de deficiências nutricionais graves para todos os pacientes sob nossos cuidados .... apesar da prescrição e recomendação de muitos suplementos".

Mais recentemente, a gastrectomia vertical vem sendo cada vez mais praticada, sobrepujando a derivação gástrica em Y de Roux na maioria dos países onde se realizam as cirurgias bariátricas (Angrisani et al., 2018, Gagner, 2019). Facilidade técnica, ausência de anastomoses, sem risco de hérnia interna, manutenção da continuidade do trato gastrintestinal, baixo índice de complicações, menor necessidade de complementação de vitaminas, são alguns dos fatores que levaram a gastrectomia vertical a ser a cirurgia atualmente mais utilizada (Gagner et al., 2016).

Nenhuma outra cirurgia para controle da obesidade apresenta resultados tão satisfatórios quanto a DBP. Entretanto, publicações mostram que a proporção de DBP-DD vem diminuindo de 6,1% para 4,9% e 2,1% em 2003, 2008 e 2011, respectivamente (Buchwald & Oien, 2013). Campos et al. (2020) mostram proporções progressivamente decrescentes da DBP-DD até 2016, correspondendo a menos de 1% de todas as cirurgias bariátricas (Halawani et al., 2017) e a 1187 (0,6%) de 215.666 pacientes operados nos EUA em 2016 (English et al., 2018).

Porque o procedimento que determina a melhor e mais sustentada perda de peso, reversão significativa das comorbidades, é a cirurgia menos realizada no mundo? A resposta é multifatorial. Primeiro, é cirurgia de alta complexidade e exige cirurgião hábil e equipe experiente para sua realização. A morbidade e mortalidade desta cirurgia é a mais elevada dentre todas as modalidades de tratamento cirúrgico da obesidade, podendo a mortalidade alcançar 2,7%, contra 0,1% das cirurgias mais comumente realizadas (Anderson et al. 2013). As taxas de complicações tardias da DBP-DD (25,7%) são significativamente maiores do que da banda gástrica ajustável (4,6%), gastrectomia vertical (10,8%) e derivação gástrica em Y de Roux (14.9%) (Demaria et al. 2010); tais complicações incluem sintomas gastrintestinais como flatulência, mau cheiro nas fezes e esteatorréia. Publicação mais recente (Biertho et al., 2016), analisando 566 pacientes operados de DBP-DD entre 2011 e 2015 mostram melhora significativa das complicações, que ocorreram em apenas 5,5% dos pacientes, não ocorreu mortalidade neste grupo operado e apenas 0,5% necessitaram revisão cirúrgica. Entretanto revisões de literatura mostram que as reoperações tardias, com alongamento das alças intestinais ou reversão, ocorrem em número significativo de casos (>10%), e continuam a acontecer mesmo 20 anos após a cirurgia inicial (Topart et al., 2017), chegando a necessitar reoperações em 42,5% dos pacientes.

Entretanto, nos últimos quatro anos houve aumento no número de DBP-DD realizadas nos EUA como procedimento revisional para perda de peso inadequada após a cirurgia inicial (Merz et al., 2019). Foram realizadas 199 DBP-DD em 2015 e 426 em 2017 como procedimento revisional. Houve também, nesse período, aumento de casos de DBP-DD, de 1264 para 2019, como cirurgia primária. Este incremento é explicado pelo aumento de cirurgias revisionais após gastrectomia vertical que vêm sendo realizadas, desde que esta última é a cirurgia primária mais realizada nos EUA. A decisão pela DBP deve levar em consideração que esta cirurgia tem mais de 40% de reoperações, mais da metade delas devido a desnutrição grave. Ocorre significativa deficiência de micronutrientes nestas cirurgias, principalmente quando comparada aos outros procedimentos em uso.

As modificações cirúrgicas no trato digestivo para controle da obesidade mórbida promovem diminuição da superfície de absorção do intestino, criando condições para um estado de má-absorção. Esta pode ser excessiva em alguns casos, manifestando-se como deficiências clinicamente significativas de micronutrientes ou macronutrientes. Deficiências graves calórico-proteicas, demandando suporte nutricional, são observadas em cerca de 5% dos pacientes com DGYR, aumentando para 20 a 30% nos pacientes com DBP, refletindo a má-absorção importante induzida por estes procedimentos (Via & Mechanick, 2017). As deficiências de vitaminas e minerais após as DBP-S e DBP-DD são um grande problema: até 90% desses pacientes desenvolverão algum tipo de deficiência de vitaminas ou minerais no prazo de 3 anos após a cirurgia (Homan et al., 2015). Isso relaciona-se à característica de grande diasbsorção dessas cirurgias devido ao canal comum de 50 a 100 cm de suas várias modalidades (Homan et al., 2018).

A DBP-DD é o procedimento bariátrico associado com uma das mais elevadas taxas de complicações metabólicas e nutricionais. Todos os pacientes iniciam suplementação de vitaminas e minerais no pós-operatório, mas a reposição não é padronizada, e muitas vezes as deficiências são refratárias a suplementos nutricionais (Anderson et al., 2013). Estes pacientes consomem refeições normais e mesmo assim podem continuar desnutridos (Faintuch et al., 2004). Anemia ferropriva, desnutrição calórico-proteica, hipocalcemia, deficiência de vitaminas lipossolúveis, vitamina B1, B12 e folato são comuns, e suplementação contínua é fundamental. Marceau et al. (2007) realizaram reposição diária composta de 300 mg de ferro, 500 mg de cálcio, 50.000 UI de vitamina D, 20.000 UI de vitamina A, um multivitamínico e probióticos; mesmo com estas medidas, as deficiências e suplementações eram frequentes. Por outro lado, a adesão ao uso de suplementos é muito baixa neste grupo populacional (Faintuch et al., 2004). Topart et al. (2017) utilizavam suplementação diária com 50.000 UI de vitamina A, 2000 mg de cálcio e 1600 UI de vitamina D3, 160 mg de ferro, 3 mg de Zinco, além de multivitamínicos e, quando necessário, eram usados complementação com injeções de vitamina B12, vitamina D ou ferro; mesmo assim, observaram uma elevação progressiva do paratormônio e dificuldade de manutenção de níveis adequados de vitamina D, apesar da reposição intensiva.

Deficiências de vitaminas do complexo B são raras após DBP. Quando acontecem estão associadas a outras complicações, como vômitos frequentes após DBP-DD, levando a neuropatias ou síndrome de Wernicke-Korsakoff (Primavera et al, 1993; Aasheim et al., 2008).

Os pacientes com cirurgia tipo DBP (S ou DD), assim como DGYR com alça comum curta, têm maior risco de deficiências de vitaminas lipossolúveis – A, D, E e K.

Ocorre diminuição sérica da vitamina A devido à menor superfície de absorção e as alterações da absorção de gordura após estas cirurgias. O risco desta deficiência é muito maior do que nas outras cirurgias como BGA, DGYR e GV, e podem levar a alterações sérias de visão e mesmo cegueira. Outra manifestação é o frinoderma, uma hiperqueratose de extremidades que frequentemente se associa aos problemas oculares (Desirello et al., 1988; Quaranta et al., 1994; Ocón et al., 2012; Abad et al., 2015).

A vitamina D é absorvida no íleo terminal, e está envolvida em vários mecanismos orgânicos, tais como função neuromuscular, calcificação óssea e níveis sanguíneos de cálcio; deficiência crônica da vitamina D determina descalcificação óssea mediada pelo paratormônio (PTH) e osteoporose. Mais de 70% dos pacientes de DBP tem hipovitaminose D no longo termo (Balsa et al., 2008). Estudando a correlação entre níveis séricos de PTH, cálcio e vitamina D, Balsa et al. (2008) concluíram que diferenças individuais na absorção ativa e ou passiva do cálcio em pacientes operados de DBP determinava um hiperparatireoidismo secundário intratável em cerca da metade dos pacientes com níveis normais de vitamina D e em 80% dos pacientes com níveis baixos desta vitamina.

A absorção de vitamina E depende da absorção de gordura pelo organismo, ocorrendo no jejuno e íleo, sendo por isso menos frequente sua deficiência nos pacientes de cirurgias disabsortivas. A vitamina K também é absorvida em jejuno e íleo, mas assim como as outras vitaminas lipossolúveis, requer a presença de lipídeos para estimular a liberação de sais biliares e enzimas pancreáticas e sua deficiência, também menos frequente, ocorre nos pacientes de cirurgias disabsortivas.

Baltasar et al. (2019) recomendam o uso de um multivitamínico, 20.000 UI de vitamina A, 50.000 UI de vitamina D, 1000 mg de cálcio, 300 mg de sulfato ferroso e vitaminas B1 e B12. Topart et al. (2017) propuseram protocolo de suplementação diária após DBP de 25000 UI de vitamina A, 1000 UI de carbonato de cálcio, 1900 UI de vitamina D3 e 1 comprimido de multivitamínico. Depois de 2 anos, mais de 80% dos pacientes necessitaram aumento das doses de vitamina A, D, cálcio, ferro e zinco. Mesmo com suplementação em altas doses, tais deficiências de vitaminas e minerais foram difíceis de controlar (Stroh et al., 2016), e é necessária a monitorização constante dos pacientes operados quanto aos marcadores ósseos para introdução precoce de estratégias preventivas (Granado-Lorencio et al., 2010).

Outra ocorrência importante na DBP-DD é o risco de transtornos hepáticos. A análise de 1000 biópsias hepáticas consecutivas realizadas durante a cirurgia bariátrica mostrou presença de esteatose grave em 26%, fibrose em 8% e cirrose em 0,1% dos casos (Papadia et al., 2004). A maioria dos pacientes melhoram da esteatose hepática e esteatohepatite após derivação biliopancreática; estudos com biópsias realizadas durante a cirurgia e vários meses depois mostraram redução significativa das lesões hepáticas em até 83% dos pacientes (Weiner, 2010). Giannini et al. (2018) acompanharam 56 pacientes com esteatohepatite não alcoólica durante 78 meses; em 57% a hepatopatia ficou estável, melhorou em 32% e piorou em 11%. Por outro lado, um grau leve de lesão hepática subclínica pode ser identificada pela elevação transitória das enzimas hepáticas poucos meses após a cirurgia, normalizando-se após 1 ano (Papadia et al., 2003, Keshishian et al., 2005). Mesmo em indivíduos que não apresentam falência hepática parece haver um efeito bimodal da DBP na função hepática, com uma piora inicial da lesão hepática acompanhada por normalização e subsequente melhora (Cazzo et al., 2017).

Mais raramente há progressão para cirrose e insuficiência hepática após a DBP (Baltasar et al., 2004). Dentre os 950 pacientes operados por Baltasar et al. (2019), 12 (1,2%) tiveram transtornos hepáticos transitórios, e dois deles (0,2%) evoluíram para insuficiência hepática, com seis meses e três anos após a cirurgia. Em um deles conseguiu-se realizar o transplante, enquanto que o outro faleceu antes que este pudesse ser realizado

Geerts et al. (2010) relataram 10 casos de transplante de fígado na Bélgica, 9 deles após DBP-S e outro depois de derivação jejuno-ileal. Cazzo et al. (2017) encontraram 18 casos publicados de transplantes após derivação biliopancreática. Outra revisão de literatura (Addeo et al., 2019) revelou 36 casos de transplantes de fígado após cirurgias disabsortivas para controle da obesidade: 16 após derivação jejuno-ileal, 14 após DBP-S, 3 depois de DBP-DD, 1 após derivação bilio-intestinal, 1 depois de by-pass gástrico com alça longa e 1 após by-pass gástrico com uma anastomose; a falência hepática ocorreu em média 20 meses após a cirurgia.

Uma modificação simplificada da DBP-DD foi proposta em 2007 (Sánchez-Pernaute et al., 2007) – a anastomose duodeno-ileal com gastrectomia vertical (SADI, SADI-S), e vem sendo realizada com diferentes comprimentos de alça comum – 200, 250 e 300 cm. (Shoar et al., 2018); trata-se de procedimento restritivo-disabsortivo, assim como as DBP. Sánchez-Pernaute et al. (2015) acompanharam 97 pacientes diabéticos obesos operados, 28 deles com alça comum de 200 cm e 69 com 250 cm.; após 5 anos houve controle da doença em 75% dos pacientes que não recebiam insulina antes da cirurgia e em 38% daqueles em insulinoterapia prévia; houve três reoperações por desnutrição grave; não referem diferenças dos resultados entre os diferentes comprimentos de alça comum e o porque do seu alongamento.

Topart & Becouarn (2017) realizaram uma revisão de literatura sobre o SADIS, avaliando os resultados de 19 trabalhos publicados e 1041 pacientes operados. Não houve mortalidade e 7,3% de complicações precoces. Houve 37% de perda de peso após 5 anos. Não houve diferença entre a SADIS e a DBP-DD na deficiência de vitaminas, com tendência de haver menos diarreia e desnutrição na SADIS. Houve 2% a 7% de revisão por desnutrição no seguimento de 5 anos. Os autores concluem que ainda faltam dados conclusivos sobre sua vantagem sobre a DBP-DD. Surve et al. (2018), em estudo multicêntrico envolvendo 1328 pacientes operados de SADIS, encontraram 0,6% de fístulas e 0,1% de úlcera anastomótica; os autores concluem que a SADIS tem menos complicações de anastomose que o DGYR e DBP encontradas na literatura.

### ▪ PONTOS CHAVE

- ► As derivações biliopancreáticas são as cirurgias com melhor efeito bariátrico e metabólico, levando a maior e mais sustentada perda de peso e melhor controle do diabetes e síndrome metabólica.
- ► No entanto, são procedimentos de execução complexa que devem ser realizados por cirurgião experiente.
- ► Praticamente todos os pacientes operados vão apresentar deficiência de micronutrientes, e necessitam adesão definitiva à suplementação de micronutrientes, que deve ser intensiva e monitorada pelo menos anualmente.
- ► Mesmo com esses cuidados, a taxa de reoperações, principalmente por desnutrição, é bastante alta.

## BIBLIOGRAFIA

1. Marinari GM, Murelli F, Camerini G, Papadia F, Carlini F, Stabilini C, Adami GF, Scopinaro N – A 15-year evaluation of biliopancreatic diversion according to the bariatric analysis reporting outcome system (BAROS). Obes Surg 2004; 14:325-328.

2. Domene CE, Volpe P, Puzzo DB, Pimentel MPL, Camargo RB – Derivação biliopancreática com preservação gástrica videolaparoscópica para tratamento da obesidade mórbida. Ver Bras Videoc 2005; 3(3):145-151

3. Angrisani, L., Santonicola, A., Iovino, P., Vitiello, A., Higa, K., Himpens, J., … Scopinaro, N. (2018). IFSO Worldwide Survey 2016: Primary, Endoluminal, and Revisional Procedures. Obesity Surgery. doi:10.1007/s11695-018-3450-2

4. Souto KEP, Meinhardt NG, Stein AT – Evaluation of quality of life and metabolic improvement after jejunoileal bypass in a community of low socioeconomics status. Obes Surg 2004; 14:823-828

5. Rabkin RA – The duodenal switch as an increasing and highly effective operation for morbid obesity. Obes Surg 2004; 14:861-865

6. Griffen WO Jr., Bivins BA, Bell RM – The decline and fall of the jejunoileal bypass. Surg Gynecol Obstet 1983; 157:301-308

7. Requarth JA, Burchward KW, Colacchio TA et al.- Long-term morbidity following jejunoileal bypass. The continuing potential for surgical reversion. Arch Surg 1995; 130:318-325

8. Jorgensen S, Oleson M, Gudman-Hoyer E – A review of 20 years of jejunoileal bypass. Scand J Gastroenterol 1997; 32(4):334-339Scopinaro et al(1979)

9. Scopinaro N, Marinari GM, Gianetta E et al.- The respective importance of the alimentary limb and the common limb in protein absorption after BPD. Obes Surg 1997; 7:108-113

10. Scopinaro N, Marinari GM, Camerini G et al.- Energy and nitrogen absorption after biliopancreatic diversion. Obes Surg 2000; 10:436-441

11. Scopinaro N, Marinari G, Camerini G, Papadia F – Biliopancreatic diversion for obesity: State of the art. SORD 2005; 1:317-328

12. Scopinaro N – Thirty-five years of biliopancreatic diversion: notes on gastrointestinal physiology to complete the published information useful for a better understanding and clinical use of the operation. Obes Surg 2012; 22:427-432

13. Scopinaro N, Marinari GM, Camerini G – Laparoscopic standard biliopancreatic diversion: technique and preliminar results. Obes Surg 2002; 12(3):362-365

14. Riccioppo D, Santo MA, Rocha M, Buchpighel CA., Diniz MA, Pajecki D, de Cleva R, Kawamoto F – Small volume, fast emptying gastric pouch leads to better long-term weight loss and food tolerance after Roux-en-Y gastric bypass. Obes Surg 2018; 28(3):693-701

15. Scopinaro N, Adami FG, Marinari GM, Gianetta E, Traverso E, Friedman D, Camerini G, Baschieri G, Simonelli A – Biliopancreatic diversion. World J Surg 1998; 22(9):936-946

16. Morino M, Toppino M, Forestieri P, Angrisani L, Allaix ME, Scopinaro N – Mortality after bariatric surgery: analysis of 13,871 morbidly obese patients from a national registry. Ann Surg 2007; 246(6):1002-1007

17. Garancini M, Luperto M, Delitala A, Maternini M, Uggeri F – Bleeding from duodenal ulcer in a patient with biliopancrettic diversion. Updates Surg 2011; 63(4):297-300

18. Borbély YM, Osterwalder A, Kroll D, Nett PC, Inglin RA – Diarrhea after bariatric procedures: diagnosis and therapy. World J Gastroenterol 2017; 23(26):4689-4700

19. Nett P, Borbély Y, Kroll D – Micronutrient supplementation after biliopancreatic diversion with duodenal switch in the long term. Obes Surg 2016; 26:2469-2474

20. Wasserberg N, Hamoui N, Petrone P, Crookes PF, Kaufman HS – Bowel habits after gastric bypass versus the duodenal switch operation. Obes Surg 2008; 18:1563-1566

21. Mahawar KK, Kumar P, Parmar C, Graham Y, Carr WR, Jennings N, Schroeder N, Balupuri S, Small PK – Small bowel limb lengths and Roux-en-Y gastric bypass: a systematic review. Obes Surg 2016; 26:660-671

22. Hammer HF, Hammer J – Diarrhea caused by carbohydrate malabsorption. Gastroenterol Clin North Am 2012; 41:611-627

23. Hwang TL, Lue MC, Nee YJ, Han YY, Chen MF – The incidence of diarrhea in patients with hypoalbuminemia due to acute or chronic malnutrition during enteral feeding. Am J Gastroenterol 1994; 89:376-378

24. Walters JR, Tasleem AM, Omer OS, Brydon WG, Dew T, le Roux CW – A new mechanism for bile acid diarrhea: defective feedback inhibition of bile acid biosynthesis. Clin Gastroenterol Hepatol 2009; 7:1189-1194

25. Keller J, Layer P – Human pancreatic exocrine response to nutrients in health and disease. Gut 2005; Suppl 6:1-28

26. Borbély Y, Plebani A, Kroo D, Ghisla S, Nett PC – Exocrine pancreatic insufficiency after Roux-en-Y gastric bypass. SOARD 2016; 12:790-794

27. Laurenius A, Engstrom M – Early dumping syndrome is not a complication but a desirable feature of Roux-en-Y gastric bypass surgery. Clin Obes 2016; 6:332-340

28. Carswell KA, Vincent RP, Belgaumkar AP, Sherwood RA, Amiel SA, Patel AG, le Roux CW – The effect of bariatric surgery on intestinal absorption and transit time. Obes Surg 2014; 24:796-805

29. Elias K, Bekhali Z, Hedberg J, Graf W, Sundbom M – Changes in bowel habits in patient-scored symptoms after Roux-en-Y gastric bypass and biliopancreatic diversion with duodenal switch. SOARD 2018; 14(2):144-149

30. Van Gool S, Van Casteren L, Buchel O, Frans E, Dedeurwaerdere F, Van Olmen A, D'Haens G, Moons V, Christiaens P – Cytomegalovirus colitis in an apparently immunocompetent host after biliopancreatic diversion for obesity. Acta Gastroenterol Belg 2008; 71(4):423-426

31. Elía-Guedea M, Gracia Solanas JA, Royo Dachary P, Ramírez Rodriguez JM, Aguilellal Diago V, Martínez Diez M – Prevalence of anal diseases after Scopinaro's biliopancreatic bypass for super-obese patients.(2008)

32. Cossu ML, Fais E, Meloni GB, Profili S, Masala A, Alagna S, Rovasio PP, Spartà C, Pilo L, Tilocca PL, Noya G – Impact of age on long-term complications after biliopancreatic diversion. Obes Surg 2004; 14(9):1182-1186
33. Scopinaro N – Why the operation I prefer is biliopancreatic diversion (BPD). Obes Surg 1991; 1:307-309
34. Guedea ME, Amo DA, Solanas JAG, Marco CA, Bernadó AJ, Rodrigo MAB, Diago VA, Díez MM – Results of biliopancreatic diversion after five years. Obes Surg 2004; 14:766-772
35. Marceau S, Biron S, Lagacé M, Hould FS, Potvin M, Bourque RA, Marceau P – Biliopancreatic diversion with distal gastrectomy, 250 cm and 50 cm limbs: long-term results. Obes Surg 1995; 5(3):302-307
36. Scopinaro N, Gianetta E, Adami GF, Friedman D, Traverso E, Marinari GM, Cuneo S, Vitale B, Ballari F, Colombini M, Baschieri G, Bachi V – Biliopancreatic diversion for obesity at eighteen years. Surgery 1996; 119(3):261-268
37. Scopinaro N, Adami FG, Marinari GM, Gianetta E, Traverso E, Friedman D, Camerini G, Baschieri G, Simonelli A – Biliopancreatic diversion. World J Surg 1998; 22(9):936-946
38. Newbury L, Dolan K, Hatzifotis M, Low N, Fielding G – Calcium and vitamin D depletion and elevated parathyroid hormone following biliopancreatic diversion. Obes Surg 2003; 13:893-895
39. Marinari GM, Murelli F, Camerini G, Papadia F, Carlini F, Stabilini C, Adami GF, Scopinaro N – A 15-year evaluation of biliopancreatic diversion according to the bariatric analysis reporting outcome system (BAROS). Obes Surg 2004; 14:325-328.
40. Adami GF, Ramberti G, Weiss A, Carlini F, Murelli F, Scopinaro N – Quality of life in obese subjects following biliopancreatic diversion. Behavior Med 2005; 31(2):53-62
41. De Luis DA, Pacheco D, Izaola O, Terroba MC, Cuellar L, Martin T – Clinical results and nutritional consequences of biliopancreatic diversion: three years of follow-up. Ann Nutrit Metab 2008; 53(3-4):234-239
42. Michielson D, Van Hee R, Hendrickx L – Complications of biliopancreatic diversion surgery as proposed by Scopinaro in the treatment of morid obesity. Obes Surg 1996; 6:416-420
43. Garzón S, Santos E, Palacios N, Vázquez C – Proteic malnutrition associated to bacterial overgrowth after Scopinaro biliopancreatic diversion. Med Clin (Barcel) 2004; 122(20):797-798
44. Kirkpatrick V, Moon RC, Teixeira AF, Jawad MA – Cirrosis following single anastomisis duodeno-ileal switch: a case report. J Surg C Report 2018; 45:130-132
45. Marceau P, Biron S, Bourque R-A et al. - Biliopancreatic diversion with a new type of gastrectomy. Obes Surg 1993; 3: 29-35
46. Scopinaro N – Why the operation I prefer is biliopancreatic diversion (BPD). Obes Surg 1991; 1:307-309
47. Hess DW, Hess DS. Biliopancreatic diversion with a duodenal switch. Obes Surg. 1998;8:267–82
48. Marceau P, Hould FS, Potvin M, Lebel S, Biron S – Biliopancreatic diversion (duodenal switch procedure). Europ J Gastroenter & Hepatol 1999; 11(2):99-104
49. Rabkin RA – The duodenal switch as an increasing and highly effective operation for morbid obesity. Obes Surg 2004; 14:861-865
50. Marceau P, Biron S, Hould FS, Lebel S, Marceau S, Lescelleur O, Biertho L, Simard S – Duodenal switch: long-term results. Obes Surg 2007; 17:1421-1430
51. Biertho L, Lebel S, Marceau S, Hould FS, Lescelleur O, Moustarah F, Marceau P – Perioperative complications in a consecutive series of 1000 duodenal switches. SORD 2013; 9(1):63-68
52. Michaud A, Marchand GB, Nadeau M, Lebel S, Hould FS, Marceau S, Lescelleur O, Biron S, Tchernof A, Biertho L – Biliopancreatic diversion with duodenal switch in the elderly: long-term results of a matched-control study. Obes Surg 2016; 26(2):350-360
53. Biertho L, Biron S, Hould FS, Lebel S, Marceau S, Marceau P – Is biliopancreatic diversion with duodenal switch indicated for patients with body mass index < 50 kg/m2? SOARD 2010; 6:508515
54. Anderson B, Gill RS, de Gara CJ, Karmali S, Gagner M – Biliopancreatic diversion: the effectiveness of duodenal switch and its limitations. Gastroenterol Res Pract 2013; 1-8 doi:10.1155/2013/974762
55. Iannelli A, Schneck AS, Topart P, Carles M, Hébuterne X, Gugenheim J – Laparoscopic sleeve gastrectomy followed by duodenal switch for superobesity: case-control study. SORD 2013; 9(4):531-538
56. Marceau P, Biron S, Marceau S – Biliopancreatic diversion – duodenal switch: independent contributions of sleeve resection and duodenal exclusion. Obes Surg 2014; 24:1843-1849 Moustarah et al. (2010
57. Baltasar A, Bou R, Pérez N, Serra C, Bengochea M – Twenty-five years of duodenal switch. How to switch to the duodenal switch. Nutr Hosp 2019 Oct. 28 doi:10.20960/nh.2324
58. Bolckmans R & Himpens J – Long-term (>10 years) outcome of the laparoscopic biliopancreatic diversion with duodenal switch. Ann Surg 2016; 264(6):1029-1037
59. Marceau P, Biron S, Bourque R-A et al. - Biliopancreatic diversion with a new type of gastrectomy. Obes Surg 1993; 3: 29-35
60. Nett P, Borbély Y, Kroll D – Micronutrient supplementation after biliopancreatic diversion with duodenal switch in the long term. Obes Surg 2016; 26:2469-2474
61. Panetta C, Paolino G, Muscardin L, Donati M, Donati P – Biliopancreatic diversion: when a cure becomes a disease. Am J Dermatopathol 2014; 36(3):258-259
62. Topart P, Becouarn G, Delarue J – Weight loss and nutritional outcomes 10 years after biliopancreatic diversion with duodenal switch. Obes Surg 2017; 27(7):1645-1650
63. Strain GW, Torghabeh MH, Gagner M, Ebel F, Dakin GF, Connolly D, Pomp A – Nutrient status 9 years after biliopancreatic diversion with duodenal switch: na observational study. Obes Surg 2017; 27(7):1709-1718
64. Gagner M, For whom the bell tolls? It is time to retire the classic BPD (bilio-pancreatic diversion) operation Surgery for Obesity and Related Diseases -(2019) 1–3
65. Gagner M, Hutchinson C, Rosenthal R. Fifth International Consensus Conference: current status of sleeve gastrectomy. Surg Obes Relat Dis 2016;12(4):750–6.

66. Buchwald H, Oien DM – Metabolic/bariatric surgery worldwide 2011. Obes Surg 2013; 23(4):427-436
67. Campos GM, Khoraki, J, Browing MG, Pessoa BM, Mazzini GS, Wolfe L – Changes in utilization of bariatric surgery in the United States from 1993 to 2016. Ann Surg 2020; 271(2):201-209
68. Halawani HM, Antanavicius G, Bonanni F – How to switch to the switch: implementation of biliopancreatic diversion and duodenal switch in to practice. Obes Surg 2017; 27(9):2506-2509
69. English W, DeMaria M, Brethauer SA – American Society for Metabolic and Bariatric Surgery estimation of metabolic and bariatric procedures performed in the United States in 2016. SORD 2018; 14:259-263
70. Demaria EJ, Winegar DA, Pate VW, Hutcher NE, Ponce J, Pories WJ – Postoperative outcomes of metabolic surgery to treat diabetes from sites participating in the ASMBS bariatric surgery center of excellence program as reported in the bariatric outcomes longitudinal database. Ann Surg 2010; 252(3):559-566
71. Biertho L, Hould SF, Marceau S, Lebel S, Lescelleur O, Biron S – Current outcomes of laparoscopic duodenal switch. Ann Surg Innov Res 2016; 10:1-8
72. Topart P, Becouarn G, Delarue J – Weight loss and nutritional outcomes 10 years after biliopancreatic diversion with duodenal switch. Obes Surg 2017; 27(7):1645-1650
73. Bolckmans R & Himpens J – Long-term (>10 years) outcome of the laparoscopic biliopancreatic diversion with duodenal switch. Ann Surg 2016; 264(6):1029-1037
74. Via MA, Mechanick JI – Nutritional and micronutriente care of bariatric surgery patients: current evidence update. Current Obes Repots 2017; 6(3):286-296
75. Anderson B, Gill RS, de Gara CJ, Karmali S, Gagner M – Biliopancreatic diversion: the effectiveness of duodenal switch and its limitations. Gastroenterol Res Pract 2013; 1-8 doi:10.1155/2013/974762
76. Homan J, Schijns W, Aarts EO, Janssen IMC, Berends FJ, de Boer H – Treatment of vitamin and mineral deficiencies after biliopancreatic diversion with or without duodenal switch: a major challange. Obes Surg 2018; 28(1):234-241
77. Faintuch J, Matsuda M, Cruz MELF, Silva MM, Teivelis MP, Garrido Jr AB, Gama-Rodrigues JJ – Severe protein-calorie malnutrition after bariatric procedures. Obes Surg 2004; 14(175-181
78. Marceau P, Biron S, Hould FS, Lebel S, Marceau S, Lescelleur O, Biertho L, Simard S – Duodenal switch: long-term results. Obes Surg 2007; 17:1421-1430
79. Topart P, Becouarn G, Salle A – Five-years follow-up after biliopancreatic diversion with duodenal switch. SOARD 2001; 7:199-205
80. Primavera A, Brusa G, Novello P, Schenone A, Gianetta E, Marinari G, Cuneo S, Scopinaro N – Wernicke-Korsakoff encephalopathy following biliopancreatic diversion. Obes Surg 1993; 3(2):175-177
81. Aasheim ET, Hofso D, Hjelmesaeth J, Sandbu R – Peripheral neuropathy and severe malnutrition following duodenal switch. Obes Surg 2008; 18(12):1640-1643
82. Desirello G, Nazzari G, Stradini D, Friedman D, Gianetta E, Scopinaro N, Crovato F – Oculocutaneous syndrome following total biliopancreatic diversion. G Ital Dermatol Venereol 1988; 123(3):107-112
83. Quaranta L, Nascimbeni G, Semeraro F, Quaranta CA – Severe corneoconjunctival xerosis after biliopancreatic bypass for obesity (Scopinaro's operation). Am J Ophthalmol 1994; 118(6):817-818
84. Ocón J, Cabrejas C, Altemir J, Moros M – Phrynoderma: a rare dermatologic complication of bariatric surgery. JPEN 2012; 36(3):361-364
85. Abad L, Omiste T, Vera J, Gilaberte Y – Phrynoderma after biliopancreatic diversion
86. Balsa JA, Botella-Carretero JI, Peromingo R, Zamarrón I, Arrieta F, Muñoz-Malo T, Vazquez C – Role of calcium malabsorption in the development of secondary hyperparathyroidism
87. Stroh C, Meyer F, Manger T – Nutritive defizite und supplementation nach metabolischer chirurgie. Der Chirurg 2016; 87(9):762-767
88. Granado-Lorencio F, Simal-Antón A, Salazar-Mosteiro J, Herrero-Barbudo C, Donoso-Navarro E, Blanco-Navarro I, Pérez-Sacristán B – Time-course changes in bone turnover markers and fat-soluble vitamins after obesity surgery. Obes Surg 2010; 20(11):1524-1529
89. Papadia FS, Marinari GM, Camerini G, Murelli F, Carlini F, Stabilini C, Scopinaro N – Liver damage in severely obese patients: a clinical-biochemical-morphologic study on 1,000 liver biopsies. Obes Surg 2004; 14(7):952-958
90. Weiner RA – Surgical treatment of non-alchoolic steatohepatitis and non-alchoolic fatty liver diseases. Dig Dis 2010; 28:274-279
91. Giannini EG, Coppo C, Romana C, Camerini GB, De Cian F, Scopinaro N, Papadia FS – Long-term follow--up study of liver-related outcome after biliopancreatic diversion in patients with initial, significant liver damage. Dig Dis Sc 2018; 63(7):1946-1951
92. Papadia et al., 2003, Papadia F, Marinari GM, Camerini G, Adami GF, Murelli F, Carlini F, Stabilini C, Scopinaro N – Short-term liver function after biliopancreatic diversion. Obes Surg 2003; 13(5):752-755
93. Keshishian A, Zahriya K, Willes EB – Duodenal switch has no detrimental effects on hepatic function and improves hepatic steatohepatitis after 6 months. Obes Surg 2005; 15:1418-1423
94. Cazzo E, Pareja JC, Chaim EA – Liver failure following biliopancreatic diversions: a narrative review. São Paulo Med J 2017; 135(1):66-70
95. Baltasar A, Serra C, Pérez N, Bou R, Bengochea M – Clinical Hepatic Impairment after the duodenal switch. Obes Surg 2004; 14:77-83
96. Geerts A, Darius T, Chapelle T, Roeyen G, Francque S, Libbrecht L, Troisi R – The multicenter Belgian hepatocelular failure after bariatric surgery. Tranplant Proceed 2010; 42(10):4395-4398
97. Addeo P, Cesaretti M, Anty R, Iannelli A – Liver transplantation for bariatric surgery-related liver failure: a systematic review of a rare condition. SOARD 2019; doi: 10.1016/j.soard.2019.06.002
98. Sánchez-Pernaute A, Rubio Herrera MA, Pérez-Aguirre E, Pérez JCG, Cabrerizo L, Valladares LD, Fernández C, Talavera P, Torres A – Proximal duodenal-ileal

end-to-side bypass with sleeve gastrectomy: proposed technique. Obes Surg 2007; 17:1614-1618

99. Shoar S, Poliankin L, Rubenstein R, Saber AA – Single anastomosis duodeno-ileal switch: a systematic review of efficacy. Obes Surg 2018; 28(1):104-113

100. Sánchez-Pernaute A, Rubio Herrera MA, Cabrerizo L, Ramos-Levi A, Pérez-Aguirre E, Torres A – Single-anastomosis duodenoileal by-pass with sleeve gastrectomy for obese diabetic patients. SORD 2015; 11(5):1092-1098

101. Topart P, Becouanr G – The single anastomosis duodenal switch modifications: a review of the current literature on outcomes. SORD 2017; 13(8):1306-1312

102. Surve A, Cottam D, Sanchez-Pernaute A, Torres A et al.- SORD 2018; 14(5):594-601

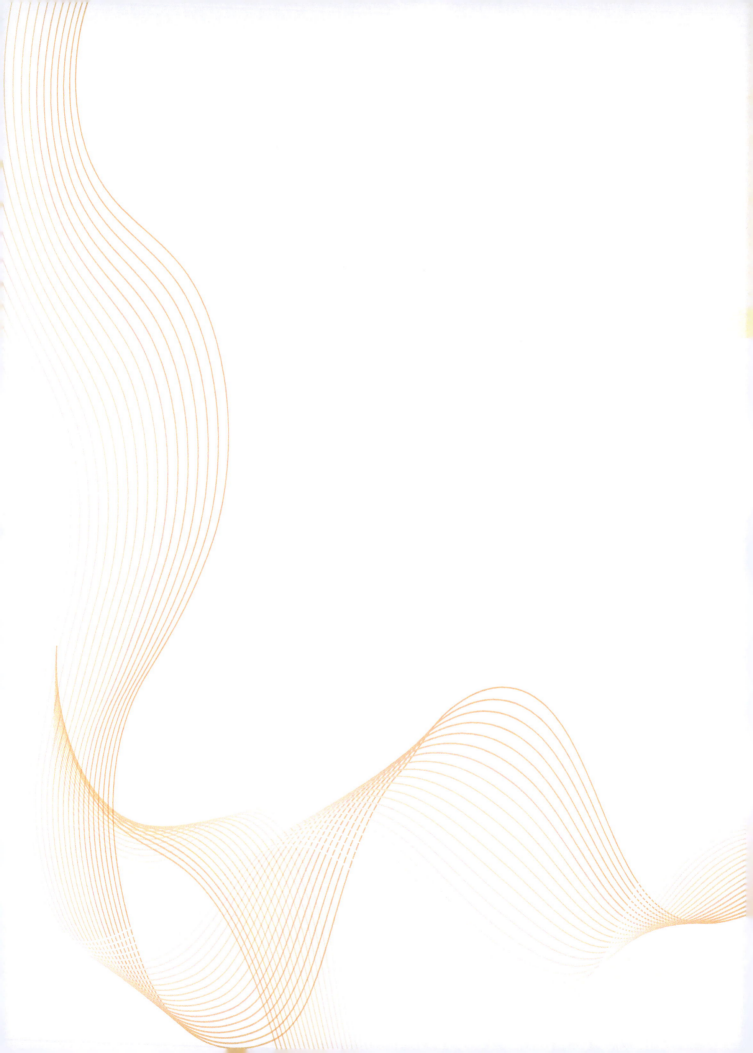

# 18
# Novas Modalidades Cirúrgicas

**Carlos Alberto Malheiros ▪ Elias Jirjoss Ilias ▪ Wilson Rodrigues de Freitas Junior**

Neste capítulo trataremos de novas modalidades cirúrgicas para o tratamento da obesidade, diferentes das já muito bem estabelecidas e difundidas em nosso meio – Gastroplastia com reconstrução em Y-de-Roux, Gastrectomia Vertical, desvio biliopancreático (Scopinaro) e Inversão duodenal.

As técnicas de procedimentos endoscópicos serão abordadas em outros capítulos.

Cabe a ressalva que muitas destas técnicas discutidas podem ser reconhecidas pelo CFM apenas em ambiente experimental, mesmas ressalvas discutidas pela Sociedade Americana de Cirurgia Bariátrica e Metabólica (ASBMS)[1].

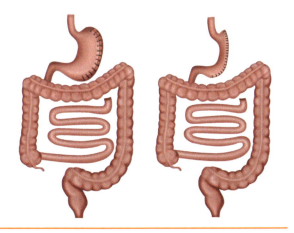

**Figura 1.** Plicatura laparoscópica da grande curvatura gástrica
Fonte: Obesity Surgery https://doi.org/10.1007/s11695-019-04032-x [2]

▪ **DESCRIÇÃO DOS PASSOS:**

► Sonda de Fouchet 32-36 como guia.
► Identificação do piloro.
► Ligadura por dentro da arcada das gastroepiplóicas, com liberação do omento desde 3,0 cm do piloro ao ângulo Hiss.
► Duas linhas de sutura (plicatura) com fio inabsorvível.
► Uma linha de sutura contínua de fio inabsorvível para alinhamento.
► Avaliação endoscópica intraoperatória.

Os critérios de indicação são os mesmos para os outros procedimentos bariátricos. Uma contraindicação relativa é cirurgia prévia de andar superior de abdômen.

Parece conseguir bom resultado de perda de peso. Uma revisão sistemática de Ji e cols [3] com 14 estudos e 1400 pacientes mostrou que a perda do excesso de peso foi de 74,4% em dois anos. Em 2017, Dolezalova, mostrou que a plicatura gástrica atingia uma média de perda de 56,8% do excesso de peso e 61,5% do excesso de IMC em dois anos e 52,9% e 56,9% em cinco anos[4]. Estes achados foram animadores no que tange à diabetes tipo 2, com melhora em 65,5% dos casos e manutenção do controle do diabetes mesmo após recorrência de peso (9,2% em média).

A plicatura gástrica apresenta mortalidade baixa, sendo considerado um procedimento seguro, com taxa de complicações maiores de 4,4%, reoperações de 3,0 % e 0,2% de conversão[5]. O mesmo foi corroborado por Dolezalova [4] com avaliação de 5 anos de cirurgia. Fístula ocorreu num número muito pequeno, menor que na gastrectomia vertical. A taxa de reoperação é de 1 %, com risco de complicações comparável à gastrectomia vertical, como sangramento, perfuração e trombose venosa portal. A cirurgia revisional é tecnicamente muito difícil devido ao processo cicatricial até o sexto mês, porém quando há recorrência de peso e dilatação da pequena curvatura a transformação em outra técnica passa a ser factível [4].

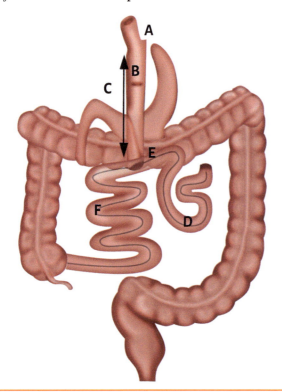

**Figura 2.** Omega Loop ou Mini Gastric Bypass (OAGB/MGB) Fonte: Obesity Surgery https://doi.org/10.1007/s11695-019-04032-x [2]

**A** = 1-1,5 cm distância da transição esôfago gástrica

**B** = 2,5 – 3,0 cm largura do reservatório gástrico

**C** = 15 cm extensão do reservatório

**D** = 200 cm comprimento da alça biliopancreática BMI > 50 kg/m2

**D** = 150 cm comprimento da alça biliopancreática BMI < 50 kg/m2

**E** = 3-4 cm largura da gastroenteroanastomose

**F** = alça comum

**V** = 50-75 ml volume aproximado do reservatório gástrico

O MGB não é recomendado para pacientes com doença do refluxo gastroesofágico (DRGE) ou hérnia hiatal. Apesar da preocupação da ocorrência de adenocarcinoma gástrico e esofágico pelo refluxo biliar a longo prazo, a literatura atual não apresenta muitos casos, porém o procedimento não é aceito pela sociedade americana de cirurgia bariátrica e metabólica (ASBMS)[6].

Descrito em 1997 por Robert Rutledge o MGB (ou *Omega Loop*) consiste num reservatório gástrico longo feito na pequena curvatura que se anastomosa amplamente, sem restrição com uma alça de jejuno a 150-250 cm do ângulo de Treitz. A perda de peso parece ser muito grande e mais rápida que no *bypass* ou nas técnicas disabsortivas, principalmente em decorrência da alça biliopancreática mais longa[7]. Inicialmente essa operação foi criticada pela alta incidência de refluxo biliar no coto gástrico e por alguns casos de desnutrição e risco elevado de esôfago de Barrett e câncer. Apesar da grande melhora em casos de diabetes tipo 2 e dislipidemia, por conta dos riscos descritos e do refluxo biliar, esta técnica ainda não é aceita pela ASBMS, em que pese ser a quarta técnica de cirurgia bariátrica/metabólica mais realizada no mundo[8].

As bases para indicação seguem os mesmos critérios clássicos e os autores defendem sua indicação para casos de superobesos e pacientes com síndrome metabólica. Estudos mostraram, no longo prazo, uma perda de excesso de peso de 85% após 6 anos de cirurgia, com remissão do diabetes em 93,2%[7] (comparável à resposta obtida pelas cirurgias com desvio biliopancreático).

Os resultados iniciais são animadores, com baixa incidência de fistula, e refluxo biliar; complicações maiores ocorreram em 1,3%, como fistulas (0,2%), úlceras marginais (0,6%) e anemia (7,6%) [7].

O MGB pode ser convertido para *bypass*. A despeito do bom resultado na síndrome metabólica e perda de peso no curto prazo, os aspectos relacionados ao possível risco elevado de neoplasia gástrica e esofágica, decorrente do refluxo biliar no longo prazo, permanecem preocupantes e exigem vigilância permanente. Em nosso meio o grupo da UNICAMP desenvolve um estudo com esta técnica e esperamos o desfecho definitivo para termos uma noção mais exata quanto ao risco de câncer gástrico a longo prazo.

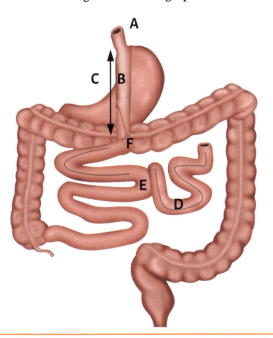

**Figura 3.** Mini Gastric Bypass Dividido (D-MGB) . Fonte: Obesity Surgery https://doi.org/10.1007/s11695-019-04032-x [2]

Uma variação do MGB é a divisão da alça única em *bypass*. Esta variação acrescenta tempo, complexidade e risco cirúrgico ao procedimento, porém visa a diminuir o risco de câncer gástrico pelo desvio da bile, evitando o banho biliar no coto gástrico.

**A** = 1-1,5 cm distância da transição esôfago gástrica

**B** = 2,5 – 3,0 cm largura do reservatório gástrico

**C** = 12-18 cm extensão do reservatório

**D** = 200 cm comprimento da alça biliopancreática (adiciona 50,0 cm se IMC > 50 kg/m2 ou paciente diabético e diminui 50,0 cm em idosos)

**E** = 100,0 cm de alça do Y-de-Roux

**F** = 3 cm largura da gastroenteroanastomose

**V** = 50-75 ml volume aproximado do reservatório gástrico

Sempre deixar alça comum maior que 300,0 cm; se necessário, diminuir a alça biliopancreática.

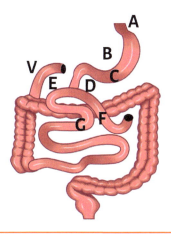

**Figura 4.** Gastrectomia vertical com Anastomose Duodenojejunal em Alça (SG-LDJB) Fonte: Obesity Surgery https://doi.org/10.1007/s11695019-04032-x [2]

**A** = 1-2 cm distância da transição esôfago gástrica e início do grampeamento

**B** = 2.5-3 cm largura da gastrectomia vertical com uso de sonda de Fouchet 32-36

**C** = comprimento da gastrectomia vertical

**D** = 2-6 cm Distância do piloro

**E** = 2-3 cm tamanho do duodeno remanescente

**F** = 100 cm comprimento da alça biliopancreática

**G** = 150 cm comprimento do Y-de-Roux

**H** = tamanho da alça comum

**V** = 75-90 ml volume aproximado da gastrectomia vertical

A ideia desta técnica desenvolvida por Huang 2011 seria de manter o piloro no trânsito para diminuir as incidências de *dumping*, de úlcera marginal e de refluxo biliar, mantendo os efeitos das teorias do intestino proximal e do freio ileal, permitindo a avaliação endoscópica[9].

Mantém as indicações habituais de cirurgia bariátrica, além da possibilidade de cirurgia em pacientes com IMC entre 30 e 35 (segundo o autor da técnica) com contraindicação a pacientes psiquiátricos e drogaditos. Pacientes com úlcera duodenal, diabetes tipo 1, DRGE acentuada ou esôfago de Barrett seriam pacientes com contraindicação destes procedimentos.

Não houve mortalidade no estudo inicial. As complicações tardias foram pouco maiores que no *bypass*, com bom controle glicêmico de pacientes com IMC ao redor de 30 kg/m² quando comparados aos pacientes com *bypass*. O uso de prótese endoscópica foi descrito para tratamento de alguns casos de fístula[9]. A conversão em *bypass* foi realizada em casos de DRGE, estenose ou fístula da anastomose duodeno jejunal.

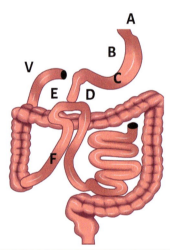

**Figura 5.** Gastrectomia Vertical com Anastomose Duodenoileal Única Fonte: Obesity Surgery https://doi.org/10.1007/s11695-019-04032-x [2]

**A** = 1-2 cm distância da transição esôfago gástrica e início do grampeamento

**B** = 2.5-3 cm largura da gastrectomia vertical com uso de sonda de Fouchet 32-36

**C** = comprimento da gastrectomia vertical

**D** = 2-6 cm distância da antrectomia desde o piloro

**E** = 3-4 cm tamanho do duodeno seccionado a partir do piloro

**F** = 250 cm alça biliopancreática

**V** = 150-250 ml volume da gastrectomia vertical

Desenvolvida por Sanchez Pernaute em 2007, é muito popular nos EUA. Parece ser tão eficaz quanto as cirurgias de derivação biliopancreáticas com menor incidência de diarreia e desnutrição proteica. A ideia de que a inversão duodenal em alça seja tecnicamente mais simples com os mesmos resultados que as outras derivações biliopancreáticas. Em 2018 foi aceito e recomendada pela IFSO[10].

Os critérios de indicação seguem as indicações clássicas de cirurgia bariátrica, sendo primeira escolha para os pacientes que necessitam maior perda de peso ou maior controle metabólico, com diminuição do excesso de peso de 65 a 95% e a resolução da diabetes tipo 2 é mais alta que qualquer outra técnica[10].

Náusea, sangramento e fístula são as complicações mias comuns e não são frequentes. A longo prazo podem ocorrer a deficiência de ferro e hipoalbuminemia, além de DRGE. Nesta técnica a ocorrência de obstrução intestinal é muito rara quando comparada a outras técnicas e a dúvida fica em relação ao tamanho ideal da alça comum. Alguns casos foram convertidos em *bypass*[11].

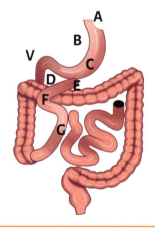

**Figura 6.** Gastrectomia Vertical com Bipartição Laparoscópica fonte: Obesity Surgery https://doi.org/10.1007/s11695-019-04032-x [2]

**A** = 1-2 cm distância da transição esôfago gástrica e início do grampeamento

**B** = 2.5-3 cm largura da gastrectomia vertical com uso de sonda de Fouchet 32-36

**C** = comprimento da gastrectomia vertical

**D** = 5-6 cm distância da antrectomia desde o piloro

**E** = 3 cm anastomose gastroileal

**F** = 50 cm alça gastroileal do Roux

**G** = 200 cm alça comum

**V** = 150-250 ml volume aproximado da gastrectomia vertical

A gastrectomia vertical com bipartição foi descrita por Santoro no início dos anos 2000 como sendo um procedimento mais Seguro e fácil de se realizar que as inversões duodenais, com a manutenção da perda de peso e da melhora das comorbidades tanto quanto a inversão duodenal[12]. Consiste na confecção da gastrectomia vertical, acrescida de uma anastomose gastroileal a 250 cm da válvula ileocecal, o que leva a uma diminuição do esvaziamento gástrico e trânsito intestinal pela chegada precoce de parte do alimento ao íleo.

Apresenta as indicações clássicas de cirurgia bariátrica e diabéticos. Santoro apresenta diminuição do excesso de peso de 91,0% em 1 ano e 74% em cinco anos. O controle do diabetes foi de 86% em cinco anos, maior que os 56,8% conseguidos pelo *bypass* em metanálise de 2016[13].

Forma descritas duas mortes (0,2%) e complicações em 0,6%, com baixa incidência de deficiências nutricionais[12]. A reversão e/ou conversão é possível nesta técnica.

A embolização da artéria gástrica esquerda e da artéria gastroepiplóica da esquerda visa a diminuição da produção de grelina pelo fundo gástrico. Alguns relatos parecem demonstrar certo grau de efetividade após um ano de embolização, porém estudos ainda são necessários[14].

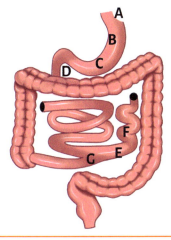

**Figura 8.** Gastrectomia Vertical com Bypass Jejunoileal. Fonte: Obesity Surgery https://doi.org/10.1007/s11695-019-04032-x [2]

**A** = 2-3 cm distância da transição esôfago gástrica e início do grampeamento

**B** = 3-4 cm largura da gastrectomia vertical com uso sonda de Fouchet 32-36

**C** = comprimento da gastrectomia vertical

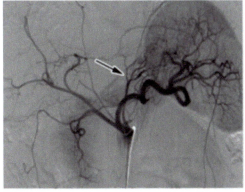
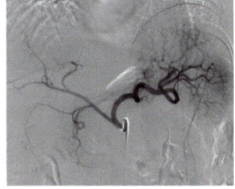

**Figura 7.** Embolização Arterial do Estômago. Fonte: https://doi.org/10.1148/radiol.2019182354 [14]

D = 2-6 cm distância da antrectomia desde o piloro

E = 3cm anastomose jejuno ileal

F = 100 cm comprimento da alça jejunal

G = 200 cm comprimento da alça biliopancreática

V = 150-250 ml volume aproximado da gastrectomia vertical

A gastrectomia vertical com êntero-êntero anastomose foi descrita por Alamo em 2006. A ideia seria que os pacientes se beneficiariam pela diminuição da grelina pela gastrectomia vertical e apresentariam o "freio ileal" decorrente da êntero-êntero anastomose[15].

Recomendada aos pacientes com critérios clássicos de cirurgia bariátrica, diabéticos e metabólicos, com remissão de diabetes na maioria dos casos.

As casuísticas ainda são pequenas para se avaliar adequadamente as complicações, porém as hérnias internas são uma preocupação, assim como a mudança da flora intestinal (ainda pouco estudada após esta cirurgia). A êntero-êntero anastomose é reversível[16].

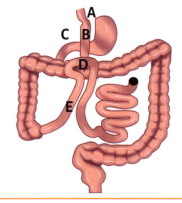

**Figura 9.** Bypass gastroileal Fonte: Obesity Surgery https://doi.org/10.1007/s11695-019-04032-x [2]

A = 1-1,5 cm distância da transição esôfago gástrica e início do grampeamento

B = 2.5-3 cm largura da gastrectomia vertical com uso de sonda de Fouchet 32-36

C = 12-18 cm comprimento do reservatório gástrico

D = 3-4 cm largura da gastroenteroanastomose

E = 300 cm comprimento da alça comum

V = 50-75 ml volume do reservatório gástrico

O *bypass* gastroileal é uma variação do MGB com resultados iniciais animadores em termos de perda de peso e controle de dislipidemia e apneia do sono. O reservatório gástrico é mais longo o que leva a uma anastomose mais distante do diafragma e distante do lobo hepático esquerdo (que muitas vezes dificulta a cirurgia) conseguindo-se uma anastomose sem tensão, com risco de fístula um pouco maior que na gastroplastia com *bypass* em Y-de-Roux[17].

A realização de anastomose em alça diminui uma anastomose e o próprio Y-de-Roux, com um ponto a menos para a ocorrência de hérnia interna, hematoma ou obstrução intestinal. Esta técnica pode ser transformada em *bypass* clássico se necessário. Os resultados parecem animadores com metanálises revelando o sucesso em perda de peso[17], e controle das comorbidades se deve pelo componente disabsortivo; nesta técnica a alça comum tem 300,0 cm (distante da válvula ileocecal) o que leva à chegada de alimento pouco digerido no íleo terminal e libera êntero-hormônios que desencadeiam o "freio ileal" e minimiza os efeitos de desnutrição de outras técnicas disabsortivas como Scopinaro ou Inversão Duodenal em que a alça comum varia entre 50,0 e 100,0 cm.

O manejo laparoscópico e/ou endoscópica de casos de fístula ou hemorragia é mais fácil que nas reconstruções que envolvem o duodeno.

A realização da anastomose gastrointestinal é mais fácil que outras técnicas e pode vir a ser uma técnica plausível, principalmente naqueles casos em que uma técnica restritiva como gastrectomia vertical ou banda gástrica falhou; no entanto estudos com casuística maior e acompanhamento a longo prazo se fazem necessários para o uso desta variante técnica[18].

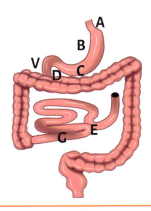

**Figura 10.** Gastrectomia Vertical com Anastomose Jejunoileal Látero-lateral Fonte: Obesity Surgery https://doi.org/10.1007/s11695-019-04032-x [2]

**A** = 2-3 cm distância da transição esôfago gástrica e início do grampeamento

**B** = 3-4 cm largura da gastrectomia vertical com uso de sonda de Fouchet 32-36

**C** = comprimento da gastrectomia vertical

**D** = 2-6 cm distância da antrectomia desde o piloro

**E** = 3cm anastomose jejuno ileal

**F** = 100 cm comprimento da alça jejunal

**G** = 200 cm comprimento da alça biliopancreática

**V** = 150-250 ml volume aproximado da gastrectomia vertical

Desenvolvida por Melissas e cols, tem como objetivo oferecer o efeito da gastrectomia vertical, associado com o estímulo à resposta neuroendócrina. Se acredita que o esvaziamento gástrico mais rápido e a diminuição da grelina, combinados com a maior velocidade de trânsito do alimento desde o duodeno até o ceco aumente o efeito incretínico.[19]

As indicações seguem os critérios de cirurgia bariátrica. Tem ganhado relevância como opção de falência da perda de peso no pós operatório um a dois anos de gastrectomia vertical por eventual dilatação gástrica e para pacientes com IMC entre 28-32 kg/m² (importante averiguar a legislação vigente). Devido à desnutrição acentuada que ocorre nos dois primeiros meses de pós-operatório, este método é contraindicado em casos de doença hepática não alcoólica acentuada ou esteato-hepatite. Alguns estudos compararam a perda do excesso de peso com a gastrectomia vertical em 6 e 12 meses e o resultado foi 59,9 % versus 50,0% e 77,3% versus 61,4%; já a resolução do diabetes tipo 2, foi 85,8% versus 50,0%, hipertensão 100,0% versus 44,4 % e dislipidemia foi de 100,0% versus 44,4%; dessa forma este procedimento parece ser boa opção para pacientes metabólicos[19].

No estudo original de Melissas e cols. Não houve mortalidade, tão pouco houve complicações maiores. Complicações tardias como colelitíase, e obstrução intestinal na anastomose jejuno ileal foram descritos. A orientação é de se fazer a anastomose isoperistáltica para se diminuir a ocorrência de náusea ou vômitos.um ponto em questão é a ocorrência de disbiose e translocação bacteriana com insuficiência hepática por hepatite transinfecciosa. A conversão a gastrectomia vertical "pura" é factível[19].

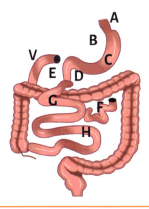

**Figura 11.** Gastrectomia Vertical com Bypass Duodenojejunal (SG-DJB) Fonte: Obesity Surgery https://doi.org/10.1007/s11695-019-04032-x [2]

**A** = 1-2 cm distância da transição esôfago gástrica e início do grampeamento

**B** = 2.5-3 cm largura da gastrectomia vertical com uso de sonda de Fouchet 32-36

**C** = comprimento da gastrectomia vertical

**D** = 2-6 cm Distância do piloro

**E** = 2-3 cm tamanho do duodeno remanescente

**F** = 100 cm comprimento da alça biliopancreática

**G** = 150 cm comprimento do Y-de-Roux

**H** = tamanho da alça comum

**V** = 75-90 ml volume aproximado da gastrectomia vertical

Descrito por Kasama em 2007 como alternativa para o *bypass* com reconstrução em Y-de-Roux[20]. Nesta técnica acredita-se que o *bypass* duodeno jejunal aumente os efeitos da gastrectomia vertical, em comparação com o *bypass* com reconstrução em Y-de-Roux, a preservação do fisiológica do piloro diminui a ocorrência de estenose da anastomose e dos quadros de dumping[20].

As indicações devem seguir os critérios clássicos de cirurgia bariátrica, porém os idealizadores da técnica sugerem sua indicação para os pacientes com diabetes de difícil controle, e para pacientes oriundos de áreas com grande incidência de câncer gástrico como a Ásia uma vez que a derivação duodeno-jejunal é acessível pela endoscopia e, em comparação com o *bypass* em Y-de-Roux, evita o risco de câncer no estômago remanescente[21].

No trabalho original, Kasama mostrou uma diminuição do IMC de 39,0 kg/m² para 28,0 kg/m² no acompanhamento de cinco anos. Praveen, em 2012, mostrou uma perda de peso muito semelhante ao *bypass* em 2012 e Lee demonstrou que a associação da *bypass* duodeno ileal aumenta a perda do excesso de peso em 20%, chegando a uma perda de 87% do total de excesso de peso. Em ralação ao diabetes, este procedimento se mostrou mais efetivo que o *bypass* com controle de 86,0% versus 80,8%, mesmo em pacientes com IMC entre 27,5 e 34,9 kg/m² [22].

Sem dúvida que ao associar a derivação duodeno jejunal à gastrectomia vertical se soma tempo cirúrgico, complexidade e risco. Complicações maiores são incomuns, mas há relatos de sangramento e fístula em menos de 1% dos casos[23]. DRGE ocorre mais que em pacientes com *bypass* e, em contrapartida, dumping, úlcera marginal e estenose são significativamente menos incidentes.

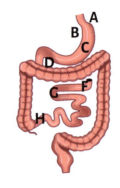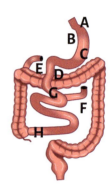

**Figura 12.** Interposição Jejunoileal e Duodenoileal Fonte: Obesity Surgery https://doi.org/10.1007/s11695-019-04032-x [2]

**A** = 1-2 cm distância da transição esôfago gástrica e início do grampeamento

**B** = 2.5-3 cm largura da gastrectomia vertical com uso de sonda de Fouchet 32-36

**C** = comprimento da gastrectomia vertical

**D** = 2-6 cm de distância do piloro (antrectomia)

**E** = 3 - 4 cm extensão do duodeno remanescente em relação ao piloro

**F** = 50 cm comprimento da alça biliopancreática

**G** = 150 -170 cm de comprimento da alça ileal transposta

**H** = 30 cm de distância da transecção ileal da válvula íleocecal

**V** = 75-150 ml volume aproximado da gastrectomia vertical

A interposição ileal foi descrita em associação com gastrectomia vertical pela primeira vez por Gagner em 2005[24]. Em 2006 de Paula introduziu um projeto piloto com 19 adultos obesos. Depor da secção do jejuno a 50,0 cm do Treitz, um segmento de 100-150 cm de íleo era criado a 50,0 cm proximal à válvula íleo cecal, interposto de maneira antiperistáltica no jejuno proximal; estudos em modelo animal demostram controle muito efetivo de diabetes e aumento da secreção de PYY e GLP1, com melhora da atividade das células beta, sensibilidade à insulina e do metabolismo lipídico[25].

Esta técnica foi proposta para pacientes com síndrome metabólica e IMC não muito elevado, com melhora do diabetes variando de 47 a 95,7% com hemoglobina glicada menor que 7%[24].

Mortalidade precoce foi de 0,99% e tardia de 1,0%, fístula precoce de 0,8%, sendo a obstrução intestinal a complicação mais frequente com reoperação de 2,5%, com sintomas de DRGE em 13,4% dos pacientes, com DRGE de novo em 5,1% dos casos; também foram reportados casos de sangramento gastrointestinal e fístula[26].

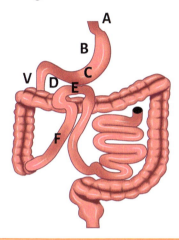

**Figura 13.** Gastrectomia Vertical com Anastomose Gastroileal (SASI) fonte: Obesity Surgery https://doi.org/10.1007/s11695-019-04032-x [2]

A = 2-3 cm distância da transição esôfago gástrica e início do grampeamento

B = 3 - 4 cm largura da gastrectomia vertical com uso de sonda de Fouchet 32-36

C = comprimento da gastrectomia vertical

D = 2-6 cm Distância do piloro

E = 3 cm largura da anastomose gastroileal

F = 300 cm comprimento da alça pós anastomose gastroileal

V = 150-250 ml volume aproximado da gastrectomia vertical

Gastrectomia vertical com anastomose gastroileal (SASI) é uma modificação da Gastrectomia Vertical com Bipartição Laparoscópica descrita anteriormente. Combina a gastrectomia vertical com uma bipartição em alça única que se anastomosa a 300 cm da válvula íleocecal. A hipótese é de que a passagem do alimento pela anastomose gastroileal ao invés do piloro levaria a desencadear o "freio ileal" e não estimularia o intestino proximal, além de diminuir a secreção de Grelina[27]. É descrito como mais fácil e mais seguro que as outras técnicas disabsortivas biliopancreáticas, com perda de peso semelhante e menor desnutrição. Ainda a papila duodenal é acessível pela endoscopia. Os resultados a longo prazo são escassos.

A gastrectomia vertical com anastomose gastroileal (SASI) é indicada para pacientes bariátricos, com ou sem diabetes. Estudos iniciais mostram uma melhora importante dos níveis de colesterol e insulina, também uma melhora de até 90% do excesso de peso no primeiro ano, com glicemia normalizada em 100,0% dos pacientes a partir do terceiro mês de pós-operatório[27].

A ocorrência de complicação nutricional é baixa, com poucos casos de dumping e diarreia se comparamos com outras técnicas disabsortivas. No entanto, complicações como obstrução intestinal, sangramento digestivo, tromboembolismo pulmonar e fístula são descritos. A permeabilidade da anastomose e a ocorrência de úlcera marginal são temas preocupantes nesta técnica que pode ser convertida ou revista cirurgicamente.

Pontos chaves: diversas técnicas cirúrgicas, com variações táticas e técnicas visam a perda e manutenção da perda de peso; ainda, algumas visam a conseguir a perda em casos de recorrência de peso; no entanto, a maior parte destas técnicas é composta por modalidades ainda experimentais e estudos se fazem necessários para corroborar a efetividade ou não destas técnicas.

▶ **REFERÊNCIAS BIBLIOGRÁFICAS:**

1. Mechanick JI, Apovian C, Brethauer S, Garvey WT, Joffe AM, Kim J, Kushner RF, Lindquist R, Pessah-Pollack R, Seger J, Urman R, Adams S, Cleek JB, Correa R, Figaro

MK, Flanders K, Grams J, Hurley DL, Kothari S, Seger MV, Still CD. Clinical Practice Guidelines for the Perioperative Nutrition, Metabolic, and Nonsurgical Support of Patients Undergoing Bariatric Procedures – 2019 Update, Surgery for Obesity and Related Diseases (2019), doi: https://doi.org/10.1016/ j.soard.2019.10.025.
2. Mohit Bhandari1 & M. A. L. Fobi1 & Jane N. Buchwald2 & and the Bariatric Metabolic Surgery Standardization (BMSS) Working Group. Standardization of Bariatric Metabolic Procedures: World Consensus Meeting Statement, obesity surgery (2019), https://doi.org/10.1007/s11695-019-04032-x
3. Ji W, Wang Y, Zhu J, et al. A systematic review of gastric plication for the treatment of obesity. Surg Obes Relat Dis. 2014;10(6):122–32.
4. Doleželová-Kormanová K, Buchwald JN, et al. Five-year outcomes: laparoscopic greater curvature plication for treatment of morbid obesity. Obes Surg. 2017;27(11):2818–28.
5. Kourkoulos M, Giorgakis E, Kokkinos C, et al. Laparoscopic gastric plication for the treatment of morbid obesity: a review. Minim Invasive Surg. 2012;2012:696348.
6. Mahawar KK, Borg CM, Kular KS, et al. Understanding objections to one anastomosis (mini) gastric bypass: a survey of 417 surgeons not performing this procedure. Obes Surg. 2017;27:2222- 2228.[EL 2; ES]
7. Kular KS, Manchanda N, Rutledge R. A 6-year experience with 1, 054 mini-gastric bypasses-first study from Indian subcontinent. Obes Surg. 2014;24(9):1430–5.
8. Flegal KM, Kruszon-Moran D, Carroll MD, Fryar CD, Ogden CL. Trends in obesity among adults in the united states, 2005 to 2014. JAMA. 2016;315:2284-2291.[EL 2; ES]
9. Huang CK, Goel R, Tai CM, et al. Novel metabolic surgery for type II diabetes mellitus: loop duodenojejunal bypass with sleeve gastrectomy. Surg Laparosc Endosc Percutan Tech. 2013;23:481–5.
10. Brown WA, Ooi G, Higa K, et al. Single-anastomosis duodenal ileal bypass with sleeve gastrectomy / one anastomosis duodenal switch (SADI-S/OADS) – IFSO Position Statement. Obes Surg. 2018;28(5):1207–16.
11. Sánchez-Pernaute A, Rubio Herrera MA, Pérez-Aguirre E, et al. Proximal duodenal-ileal end-to-side bypass with sleeve gastrectomy: proposed technique. Obes Surg. 2007;17.
12. Santoro S, Castro LC, Velhote MC, et al. Sleeve gastrectomy with transit bipartition: a potent operation for metabolic syndrome and obesity. Ann Surg. 2012;256(1):104–10.
13. Yan Y, Sha Y, Gao G, et al. Roux-en-Y gastric bypass vs medical treatment for type 2 diabetes mellitus in obese patients: a systematic review and meta-analysis of randomized controlled trials. Medicine (Baltimore). 2016;95(17):e3462.
14. Clifford R. Weiss, Godwin O. Abiola, Aaron M. Fischman, Lawrence J. Cheskin, Jay Vairavamurthy, Brian P. Holly, Olaguoke Akinwande, Franklin Nwoke, Kalyan Paudel, Stephen Belmustakov, Kelvin Hong, Rahul S. Patel, Eun J. Shin, Kimberley E. Steele,Timothy H. Moran, Richard E. Thompson, Taylor Dunklin, Harvey Ziessman, Dara L. Kraitchman, Aravind Arepally. Bariatric Embolization of Arteries for the Treatment of Obesity (BEAT Obesity) Trial: Results at 1 Year. Radiology. 2019: https://doi.org/10.1148/radiol.2019182354

15. Alamo M, Torres CS, Peez LZ. Vertical isolated gastroplasty with gastro-enteral bypass: Preliminary results. Obes Surg. 2006;16(3): 353–8.
16. Huang C-K, Mahendra R, Hsin M-C, et al. Novel metabolic surgery: first Asia series and short-term results of laparoscopic proximal jejunal bypass with sleeve gasrectomy. Ann Laparosc Endosc Surg. 2016;1:37.
17. Collaboration GBM. Body-mass index and all-cause mortality: individual-participant-data metaanalysis of 239 prospective studies in four continents. Lancet. 2016;388:776-786.[EL 2; MNRCT]
18. Acosta A, Streett S, Kroh MD, et al. White Paper AGA: POWER - Practice Guide on Obesity and Weight Management, Education, and Resources. Clin Gastroenterol Hepatol. 2017;15:631-649.e610.[EL 4; NE]
19. Melissas J, Peppe A, Askoxilakis J, et al. Sleeve gastrectomy plus side-to-side jejunoileal anastomosis for the treatment of morbid obesity and metabolic diseases: a promising operation. Obes Surg. 2012;22(7):1104–9.
20. Seki Y, Kasama K, Umezawa A, et al. Laparoscopic sleeve gastrectomy with duodenojejunal bypass for type 2 diabetes mellitus. Obes Surg. 2016;26(9):2035–44
21. Lee WJ, Almulaifi AM, Tsou JJ, et al. Duodenal-jejunal bypass with sleeve gastrectomy versus the sleeve gastrectomy procedure alone: the role of duodenal exclusion. Surg Obes Relat Dis. 2015;11(4):765–70.
22. Naitoh T, Kasama K, Seki Y, et al. Efficacy of sleeve gastrectomy with duodenal-jejunal bypass for the treatment of obese severe diabetes patients in Japan: a retrospective multicenter study. Obes Surg. 2018;28(2):497–505.
23. Praveen Raj P, Kumaravel R, Chandramaliteeswanran C, et al. Is laparoscopic duodenojejunal bypass with sleeve an effective alternative to Roux en Y gastric bypass in morbidly obese patients: preliminary results of a randomized trial. Obes Surg. 2012;22: 422–6.
24. Gagner M. La Transposition Iléale avec ou sans gastrectomie par laparoscopie chez l'homme (TIG): La troisième génération de chirurgie bariatrique. J Coeliochirurgie. 2005;54:4–10.
25. Cummings PC, Strader DS, Stanhope KI, et al. Ileal interposition surgery improves glucose and lipid metabolism and delays diabetes onset in the ucd-t2dm rat. Gastroenterology. 2010;138: 2437–46.
26. DePaula AL, Stival AR, de Paula CC, et al. Surgical treatment of type 2 diabetes in patients with BMI below 35: mid-term outcomes of the laparoscopic ileal interposition associated with a sleeve gastrectomy in 202 consecutive cases. J Gastrointest Surg. 2012;16(5):967–76.
27. Mahdy T, Al Wahedi A, Schou C. Efficacy of single anastomosis sleeve ileal (SASI) bypass for type 2 diabetic morbid obese patients: gastric bipartition, a novel metaboic surgery procedure: a retrospective cohort study. Int J Surg. 2016;34:28–34.

# Cirurgia Revisional
## Pós Gastroplastia Endoscópica

Aayed R. Algahtani ▪ Giorgio A. P. Baretta

### INTRODUÇÃO

Como acontece com outros procedimentos bariátricos e endobariátricos, uma certa proporção que foi submetida à ESG pode precisar de revisão. Razões para revisão para outro procedimento incluem perda de peso insuficiente, recorrência de peso, desconforto e eventos adversos relacionados ao procedimento[1,2]. Pacientes que falham em atingir a perda de peso esperada após ESG primária ou que apresentam recorrência de peso podem receber cirurgia revisional.[3]

### DEFINIÇÃO DE PERDA DE PESO INSUFICIENTE E RECORRÊNCIA DE PESO

Existem várias definições para perda de peso insuficiente e recorrência de peso.[4] Em nosso centro, definimos perda de peso insuficiente como perda de <5% do peso corporal total após mais de 6 meses de ESG(4) . A recorrência de peso, por outro lado, é definido como ganho de >20% do peso nadir. Escolhemos esta referência porque foi descoberto que ele prediz a recorrência de comorbidade.[5]

Devido à sua reversibilidade, várias opções de revisão estão disponíveis para pacientes com ESG que apresentam perda de peso insatisfatória/recorrência de peso. Nosso centro tem a maior experiência com ESG até o momento,[6] e várias intervenções de revisão são oferecidas. Essas incluem ressutura endoscópica, gastrectomia vertical de revisão (ESGr), mini bypass gástrico de revisão (rMGB) e revisão de RYGB (rRYGB). Os pacientes são considerados para revisão se forem elegíveis para cirurgia bariátrica de acordo com as diretrizes do ASMBS e IFSO.[7,8] Depois de explicar todas as opções, é realizado um exame completo, incluindo avaliação com estudo de contraste gastrointestinal superior e/ou esofagogastroduodenoscopia (EGD) (Figura 1).

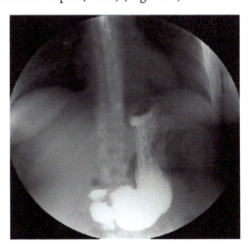

**Figura 1.** Estudo de ESG de trato gastrintestinal superior

### ACHADOS ENDOSCÓPICOS APÓS ESG

Durante ESG diagnóstica, avaliamos o estado das suturas primárias e inspecionamos o estômago em busca de úlceras e massas. Não observamos casos de esofagite de refluxo após ESG. Isso é compatível com a presunção de que ESG não aumenta o risco de doença do refluxo gastroesofágico (DRGE). Além disso, a maioria das suturas primárias geralmente é encontrada intacta. Mas em uma proporção de pacientes as suturas encontravam-se frouxas e sustentadas por uma ponte fibrosa. Embora essas pontes fibrosas não interfiram na ESG revisional, elas requerem atenção.

### RESSUTURA ENDOSCÓPICA

A literatura atual mostra que a ESG também oferece aos pacientes as vantagens de repetibilidade e reversibilidade com boa margem de segurança.[9] A ressutura endoscópica fornece um procedimento minimamente invasivo (Figura 2), alternativa sem incisão para pacientes que não obtiveram perda de peso suficiente após a sutura primária.[9]

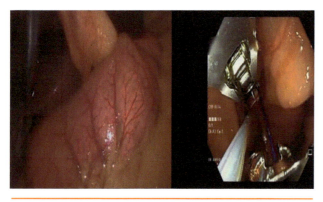

**Figura 2.** Visão dupla da ESG: Laparoscópica & endoscópica

### TÉCNICA DE RESSUTURA ENDOSCÓPICA

Sob anestesia geral (AG), o paciente é colocado em decúbito esquerdo ou em decúbito dorsal (preferência do cirurgião). Um Overtube (US Endoscopy, Mentor, Ohio) é inserido usando um esdoscópio de canal duplo GIF-H180 (Olympus, Tóquio, Japão). A ESG diagnóstica é então realizada. Suturas completamente frouxas são cortadas e recuperadas com tesoura endoscópica Ensizor (Slater Endoscopy, Flórida, EUA). Suturas parcialmente frouxas e intactas são deixadas no local, pois são úteis para manter a forma da configuração da ESG. As suturas são realizadas sem remoção do endoscópio usando o porta-agulha. A sutura inicia-se na parede gástrica anterior ao nível da incisura angular. O cirurgião segue com os pontos na curvatura maior, antes de dar os últimos pontos na parede posterior. Este padrão (parede anterior × curvatura maior × parede posterior) é então repetido no sentido inverso (parede posterior × curvatura maior × parede anterior) criando um padrão de forma quadrada. O número de pontos por sutura difere dependendo da área de superfície do estômago, que varia entre os pacientes. Nosso objetivo é plicar todo o tecido sem deixar espaços entre eles, pois eles criam tensão e facilitam o rompimento precoce das suturas. O fundo deve ser fechado parcialmente. Em média, são implantados de 4 a 6 pontos em cada paciente. Ainda é discutível se a sutura do fundo contribuirá mais para a perda de peso. No entanto, notamos em nossa coorte de 3.200 desde 2016 que o fundo pequeno ajudou nossos pacientes a perder mais peso. Por fim, observamos maior tendência de sangramento durante a ressutura. Acreditamos que isso se deva à presença de fios de corpo estranho, guias extensores e agulhas.

Em relação à técnica de ponto, a insuflação de $CO_2$ deve ser minimizada com aspiração intermitente para evitar a superexpansão gástrica. Essa técnica reduz as chances de prender estruturas próximas, como a vesícula biliar, o baço, o pâncreas e a parede abdominal. Também reduz a dor, inchaço e vômitos pós-operatórios. Outra dica importante ao usar a hélice é ter uma coordenação estreita entre o endoscopista e o assistente. Começamos com uma volta da hélice e depois puxamos o tecido. Em seguida, completamos com duas ou três voltas, dependendo da espessura da parede gástrica. Em nossa coorte, 28 (0,9%) pacientes foram submetidos a repetição de ESG (Figura 3) durante o acompanhamento devido aa recorrência de peso em uma mediana de 19 meses.

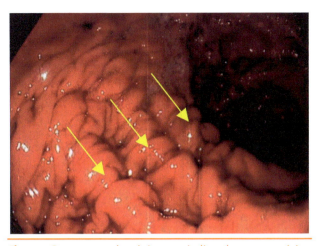

**Figura 3.** Ressutura endoscópica: seta indicando suturas prévias.

- **GVL DE REVISÃO**

A GVL é o procedimento bariátrico mais comumente realizado em todo o mundo e é uma opção de revisão segura e viável para banda gástrica e plicatura cirúrgica.[10,11] Atualmente, há evidências limitadas, mas crescentes, sobre a segurança e a eficácia da GVL em pacientes submetidos à plicatura intraluminal endoscópica.[12-14] A GVL revisional para pacientes submetidos a GVE compreende duas partes: Reversão de GVE e gastrectomia vertical. Relatamos anteriormente a revisão em estágio único com os primeiros 20 pacientes, e ela foi considerada segura e eficaz. Até o momento, 80 pacientes foram submetidos a GVL de revisão em nosso centro para perda de peso precária/recorrência de peso após GVL. O índice médio de massa corporal (IMC) antes da GVE era de 35,0 ± 4,0, e 82% eram do sexo feminino. O número médio de suturas implantadas foi de 5 ± 1. A GVL de revisão foi realizada após uma média de 10,2 ± 3,5 (intervalo: 5-18) meses. O percentual máximo de perda de peso total após GVE foi de 6,9 ± 3,6%. A % de perda de peso total aos 6 e 12 meses após GVL revisional foi de 21,0 ± 2,7 e 25,6 ± 4,1, respectivamente. Além disso, não houve mortalidade, internação prolongada, eventos adversos, reoperações ou readmissões.

Nossa técnica utiliza uma abordagem laparoscópica-endoscópica combinada que identifica a plicatura anterior e a localização de âncoras e suturas. Essa abordagem possibilita que o estômago seja grampeado com segurança, excluindo suturas e âncoras da manga gástrica e da linha de grampeamento.

- **TÉCNICA**

**Laparoscopia**

Os pacientes são posicionados na posição francesa de Trendelenburg reversa e uma abordagem de 4 trocateres é empregada. O cirurgião libera cuidadosamente as aderências entre a superfície anterior do estômago e as estruturas circundantes, incluindo o peritônio parietal e o fígado (Figura 4). Âncoras e agulhas colocadas durante GVE podem ficar enterradas na parede gástrica e/ou exteriorizar (Figura 5). Essas âncoras e agulhas devem ser cuidadosamente identificadas e cuidadosamente liberadas por laparoscopia, pois podem não ser visíveis na endoscopia. O omento maior é então retirado de sua fixação no estômago próximo à parede gástrica, começando a aproximadamente 2 cm do piloro usando um dispositivo de dissecção/selagem de energia. A dissecção continua até o ângulo de His, expondo o pilar esquerdo. O lado posterior do estômago é avaliado em seguida. As aderências criadas neste lado por suturas de ESG são cuidadosamente liberadas, tomando-se cuidado para não lesionar o pâncreas e outras estruturas próximas que possam ter sido puxadas por aderências.

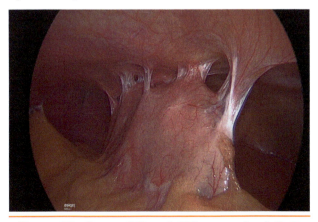

**Figura 4.** Vista laparoscópica após ESG mostrando aderência entre a superfície anterior do estômago e os órgãos circundantes.

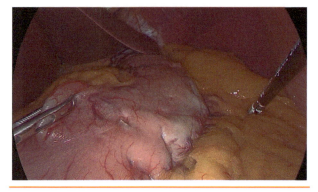

**Figura 5.** Agulha que se exteriorizou do lúmen gástrico 24 meses após GVE.

### Endoscopia

O duodeno é ocluído usando-se uma pinça atraumática para evitar a insuflação intestinal, o que interferiria na visualização laparoscópica. Uma ESG com uso de endoscópio de canal duplo (Olympus, Tóquio, Japão) é realizada. O esôfago e o estômago são avaliados. Qualquer sutura ou âncora que possa interferir na linha de grampeamento é liberada usando uma tesoura endoscópica e removida (Figuras 6 e 7), enquanto aquelas que são consideradas seguras fora da linha de grampeamento podem ser deixadas no local caso sua remoção seja difícil. O estômago é então desinsuflado. Para calibrar a gastrectomia vertical, o cirurgião pode utilizar o próprio endoscópio ou substituí-lo por um tubo de calibração orogástrica de 36 Fr que é cuidadosamente avançado até o piloro.

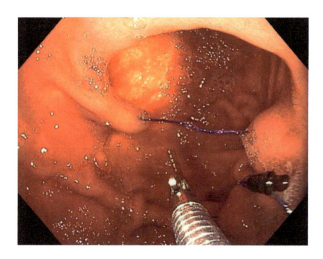

**Figura 6.** Suturas que interferem na linha de grampeamento devem ser retiradas com cuidado.

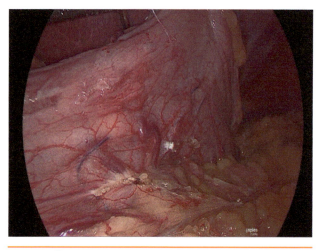

**Figura 7.** Âncora que interfere na linha de grampeamento deve ser retirada com cuidado.

### ▪ CONTINUAÇÃO DA GASTRECTOMIA VERTICAL LAPAROSCÓPICA

Começando a 2-3 cm do piloro, o estômago é seccionado verticalmente usando um grampeador linear (Echelon 60MT). Usamos duas recargas pretas (4,4 mm), seguidas de duas recargas verdes (4,1 mm), seguidas de recargas azuis (3,5 mm) ou douradas (3,8 mm) de acordo com nosso julgamento da espessura do estômago. Alternativamente, o estômago pode ser seccionado usando um Endo GIA Tristapler (Covidien, Medtronic, EUA). Quando usado, empregamos recargas pretas (4-4,5-5 mm) e roxas (3-3,5-4 mm). É importante procurar quaisquer âncoras ou agulhas que estejam embutidas na parede gástrica para evitar grampear nelas. Clipes hemostáticos são colocados na linha de grampeamento, conforme necessário. Não realizamos reforço de linha de grampeamento de rotina, teste de rotina para vazamento ou colocação de dreno de rotina. O remanescente excisado é então extraído através da porta de 12 mm, que é ampliada com uma pinça Kelly.

### ▪ PROTOCOLO PÓS-PROCEDIMENTO

A partir desta fase, os pacientes recebem tratamento semelhante àqueles submetidos à gastrectomia vertical primária. Resumidamente, os pacientes são encorajados a deambular assim que estiverem acordados e com vitalidade estável. Dieta líquida é introduzida quando o paciente está totalmente acordado. A equipe de tratamento visita os pacientes no primeiro dia pós-operatório para iniciar o protocolo pós-operatório padronizado. Os pacientes são avaliados no final deste dia para alta.

### ■ BYPASS GÁSTRICO DE REVISÃO

O bypass gástrico revisional está entre as opções consideradas quando o peso há subsequente recorrência de peso, ou perda de peso insuficiente é alcançada após ESG primária. O bypass gástrico de revisão é seguro e viável, desde que seja dada atenção especial às suturas e extensores implantados com ESG.

O mini-bypass gástrico de revisão e o bypass gástrico em Y de roux de revisão compartilham etapas iniciais comuns. Em ambos os procedimentos, os pacientes são posicionados na posição de Trendelenburg reversa e uma abordagem de 4 trocartes é usada para acessar o abdome por laparoscopia. A cavidade abdominal é explorada e as aderências entre a superfície anterior do estômago e os órgãos circundantes são cuidadosamente liberadas. O duodeno é ocluído usando-se uma pinça atraumática para evitar a insuflação intestinal, o que interferiria na visualização laparoscópica.

O duodeno é ocluído usando-se uma pinça atraumática para evitar a insuflação intestinal, o que interferiria na visualização laparoscópica. Uma esofagogastroduodenoscopia (ESD) com uso de endoscópio de canal duplo (Olympus, Tóquio, Japão) é realizada. Mantendo a dupla visão endoscópica-laparoscópica, a cavidade gástrica é avaliada. A sutura e as âncoras que cruzam o trajeto do grampeador são cortadas com uma tesoura endoscópica. Aqueles que são considerados seguros fora da linha de grampeamento são deixados no lugar. O estômago é então desinsuflado e o endoscópio é removido.

### ■ TÉCNICA DE MINI BYPASS GÁSTRICO DE REVISÃO

Começando no nível da incisura angular, o omento menor é dissecado para acessar o saco menor usando um dispositivo eletrocirúrgico laparoscópico de 5 mm (LigaSure, Medtronic, EUA). O estômago é então seccionado horizontalmente usando um grampeador linear Endo GIA (Covidien, EUA). Um tubo orogástrico bougie tamanho 36-Fr é inserido no final do estômago seccionado. Em seguida, usando o grampeador linear endo GIA (Medtronic, EUA), o estômago é seccionado verticalmente em direção ao ângulo de His, evitando quaisquer âncoras remanescentes ou suturas deixadas pela ESG. A bolsa gástrica deve ter cerca de 12 cm de comprimento.

O ligamento de Treitz é então identificado. Um ponto é marcado 150-200 cm distal ao ligamento de Treitz ao longo do intestino delgado. Idealmente, o restante do intestino delgado até a junção ileocecal é medido e a distância é documentada para certificar-se de que o intestino delgado remanescente é adequado para perda de peso futura e para evitar desnutrição futura.

A anastomose gastrojejunal é criada entre a bolsa gástrica e o ponto na marca de 150-200 cm usando recargas marrons Endo GIA Medtronic de 45 mm. A anastomose é suturada com fios absorvíveis sob orientação do tubo de calibração orogástrica previamente inserido. O teste de vazamento é realizado após a sutura da anastomose. Os trocartes são então removidos e a cirurgia é concluída. Drenos não são usados rotineiramente.

### ■ TÉCNICA DE BYPASS GÁSTRICO DE REVISÃO

A exposição adequada da junção gastroesofágica é necessária. A dissecção começa no ângulo de His para expor o pilar esquerdo do diafragma. Começando no nível da veia gástrica esquerda, dissecamos o omento para ter acesso ao saco menor com ligadura de 5mm (Medtronic, EUA). Usando carga roxa Endo GIA (3-3.5-4), seccionamos o estômago horizontalmente através da abertura e depois cortamos verticalmente para criar a bolsa. Levando em consideração que a bolsa gástrica ideal deve ter volume de 20 a 30 cc. Além disso, o cirurgião deve garantir que a linha do grampeador esteja livre de âncoras e suturas.

### ANASTOMOSE GASTROJEJUNAL

O início no ligamento de Treitz que mede 75-100cm de marca do intestino delgado é usado para criar gastrojejunoanastomose usando cargas marrons de Endo GIA. Esta anastomose é criada entre o ponto jejunal e a bolsa gástrica na orientação ante-cólica.

### ALÇA ALIMENTAR

Dissecamos a parte proximal do jejuno no nível da anastomose gastrojejunal usando cargas Endo GIA marrons. A parte distal do ponto jejunal é chamada de alça alimentar, que é medido a 150 cm da anastomose GJ. A alça biliopancreática é anastomosada ao segmento distal do jejuno no ponto medido na etapa anterior de acordo com o peso e IMC do paciente. O espaço de Petersen é fechado para evitar herniação das alças intestinais. Antes da conclusão, o teste de vazamento é realizado.

### CONCLUSÕES

Um dos aspectos mais importantes da ESG é que ela pode ser revertida para qualquer opção disponível atualmente, desde reversão para anatomia normal, substituição por balão intragástrico ou revisão cirúrgica.

## REFERÊNCIAS

1. Lee Bion A, Le Roux Y, Alves A, Menahem B. Bariatric revisional surgery: What are the challenges for the patient and the practitioner? Journal of visceral surgery. 2021;158(1):38-50.
2. Switzer NJ, Karmali S, Gill RS, Sherman V. Revisional Bariatric Surgery. The Surgical clinics of North America. 2016;96(4):827-42.
3. Alqahtani AR, Elahmedi M, Alqahtani YA, Al-Darwish A. Laparoscopic Sleeve Gastrectomy After Endoscopic Sleeve Gastroplasty: Technical Aspects and Short-Term Outcomes. Obesity surgery. 2019;29(11):3547-52.
4. Lauti M, Kularatna M, Hill AG, MacCormick AD. Weight Regain Following Sleeve Gastrectomy-a Systematic Review. Obesity surgery. 2016;26(6):1326-34.
5. King WC, Hinerman AS, Belle SH, Wahed AS, Courcoulas AP. Comparison of the Performance of Common Measures of Weight Regain After Bariatric Surgery for Association With Clinical Outcomes. JAMA. 2018;320(15):1560-9.
6. Alqahtani A, Al-Darwish A, Mahmoud AE, Alqahtani YA, Elahmedi M. Short-term outcomes of endoscopic sleeve gastroplasty in 1000 consecutive patients. Gastrointest Endosc. 2019;89(6):1132-8.
7. NIH conference. Gastrointestinal surgery for severe obesity. Consensus Development Conference Panel. Annals of internal medicine. 1991;115(12):956-61.
8. De Luca M, Angrisani L, Himpens J, Busetto L, Scopinaro N, Weiner R, et al. Indications for Surgery for Obesity and Weight-Related Diseases: Position Statements from the International Federation for the Surgery of Obesity and Metabolic Disorders (IFSO). Obesity surgery. 2016;26(8):1659-96.
9. Sharaiha RZ, Hajifathalian K, Kumar R, Saunders K, Mehta A, Ang B, et al. Five-Year Outcomes of Endoscopic Sleeve Gastroplasty for the Treatment of Obesity. Clinical gastroenterology and hepatology : the official clinical practice journal of the American Gastroenterological Association. 2021;19(5):1051-7.
10. Alqahtani AR, Elahmedi MO, Al Qahtani AR, Yousefan A, Al-Zuhair AR. 5-year outcomes of 1-stage gastric band removal and sleeve gastrectomy. Surgery for obesity and related diseases : official journal of the American Society for Bariatric Surgery. 2016;12(10):1769-76.
11. Zerrweck C, Rodríguez JG, Aramburo E, Vizcarra R, Rodríguez JL, Solórzano A, et al. Revisional Surgery Following Laparoscopic Gastric Plication. Obesity surgery. 2017;27(1):38-43.
12. Coskun H, Cipe G, Bozkurt S, Bektasoglu HK, Hasbahceci M, Muslumanoglu M. Laparoscopic sleeve gastrectomy in management of weight regain after failed laparoscopic plication. International journal of surgery case reports. 2013;4(10):872-4.
13. Khoursheed M, Al-Ali J, Fingerhut A. Laparoscopic sleeve gastrectomy after endoscopic sleeve gastroplasty and primary obesity surgery endoluminal: technical aspects. Surgery for obesity and related diseases : official journal of the American Society for Bariatric Surgery. 2020;16(9):1370-1.
14. Boškoski I, Bove V, Gallo C, Costamagna G. Laparoscopic Sleeve Gastrectomy After Endoscopic Sleeve Gastroplasty: Does Only Restriction Counts? Obesity surgery. 2020;30(1):336-7.

# 20

# Perspectivas Futuras
## – A Recorrência Pode Ser Evitável ou Não?

**Wayne B. Bauerle ▪ Abdulaziz A. Arishi ▪ Jill Stolzfus ▪ Maher El Chaar**

### ▪ ABREVIATURAS

EUA = Estados Unidos

ACSM = American College of Sports Medicine

AF = Atividade Física

kg = quilograma

min = minutos

DM2 = Diabetes mellitus tipo 2

ICC = Insuficiência Cardíaca Congestiva

RYGB = Bypass Gástrico em Y de Roux

GLP-1 = Peptídeo-1 semelhante ao glucagon

PYY = Peptídeo Pancreático YY

HPCB = Hipoglicemia pós-cirurgia bariátrica

GV = Gastrectomia vertical

IMC = Índice de Massa Corporal

SNC = Sistema Nervoso Central

ISRS = Inibidores Seletivos da Recaptação da Serotonina

HTA = Hipertensão

AOS = Apneia Obstrutiva do Sono

HDL = Lipoproteína de Alta Densidade

TCC = Terapia Cognitivo-Comportamental

Cist = Cisteína plasmática total

MAO = Medicação Antiobesidade

FDA = Administração de Alimentos e Medicamentos dos Estados Unidos

BGAL = Banda Gástrica Ajustável por via Laparoscópica

mg = miligramas

ml = mililitro

MIC = Modificação Intensiva de Comportamento

### ▪ INTRODUÇÃO

Este capítulo discute a literatura mais recente sobre recorrência de peso após cirurgia bariátrica. Com base nos capítulos anteriores, pode-se perceber que a recorrência de peso é multifatorial. A pergunta inevitável permanece: É possível evitar ou prevenir a recorrência de peso? Apesar dos avanços significativos no manejo da perda de peso, tanto no pré-operatório quanto após a cirurgia bariátrica, a prevalência da obesidade continua aumentando. Atualmente, mais de 40% da população dos Estados Unidos (EUA) é acometida pela obesidade.[1] A reincidência de peso continua sendo uma preocupação no manejo de longo prazo de pacientes bariátricos devido aos vários efeitos metabólicos adversos que se sabe que a obesidade causa. Identificar os fatores causadores da recorrência de peso é fundamental para entender melhor a fisiologia por trás da recuperação do peso, levando a estratégias clínicas e cirúrgicas mais robustas para reduzir a probabilidade de recorrência de peso pós-operatória.

### IMPORTÂNCIA DA ATIVIDADE FÍSICA PARA PREVENIR A RECORRÊNCIA DE PESO

A atividade física desempenha um papel essencial na manutenção da perda de peso e na prevenção da recorrência de peso após a cirurgia bariátrica. O American College of Sports Medicine (ACSM) recomenda que os indivíduos participem de pelo menos 150-250 minutos por semana de atividade física (AF) moderada para evitar a recorrência de peso.[2] No entanto, vários estudos questionaram se as diretrizes do ACSM são aplicáveis a pacientes bariátricos e tentaram quantificar ainda mais a duração necessária de exercício para manter a perda de peso. Amundsen et al. investigaram se as recomendações do ACSM eram adequadas para evitar a recorrência de peso e descobriram que as recomendações atuais podem ser subótimas na prevenção da recorrência de peso após um procedimento de bypass gástrico.[3] Em seu estudo, a recorrência de peso foi evidente em pacientes com apenas 431 minutos por semana de atividade física moderada, enquanto os pacientes que atingiram aproximadamente 567 minutos por semana de atividade física moderada não apresentaram ganho de peso pós-operatório.[3] Com base nos achados de Amundsen et al., o aumento da duração da AF pode ser importante para alcançar e manter a perda de peso desejada. Além disso, vários estudos mostraram que AF <150 minutos por semana tem impacto mínimo.[4,5] Em um importante estudo com o objetivo de identificar a quantidade de atividade física necessária para manter a perda de peso, Jakicic et al. descobriram que, ao atingir 275 min/semana de exercício, além de uma redução na ingestão de energia, as mulheres com sobrepeso foram capazes de manter mais de 10% de perda de peso durante o decorrer do estudo (24 meses).[6] Outro estudo publicado mostrou que existe uma relação dose-resposta entre a quantidade de exercício ou atividade física e a perda de peso em longo prazo[7]. Goodpaster et al. analisaram ainda mais o efeito da perda de peso e atividade física em pacientes gravemente obesos.[8] Em seu estudo, indivíduos gravemente obesos foram randomizados para dieta e atividade física por 12 meses, ou uma dieta seguida de atividade física 6 meses depois. A coorte que teve dieta e atividade física implementadas nos primeiros 6 meses teve significativamente mais perda de peso na marca de 6 meses em comparação com o grupo que demorou mais para iniciar. Curiosamente, não houve diferença na perda de peso entre os dois grupos na marca de 12 meses, mas os principais fatores de risco cardiometabólico, como hipertensão e circunferência da cintura, foram reduzidos.[8] Em outro estudo de Unick et al., a atividade física também demonstrou desempenhar um papel importante na perda de peso >10% na marca de 24 meses.[9] Embora seja difícil extrapolar os resultados de todos esses estudos para pacientes pós-operatórios de bariátrica, todos os estudos até o momento mostraram que a atividade física está associada à manutenção da perda de peso. Além da perda de peso, a atividade física também demonstrou ajudar a melhorar a mobilidade geral e a saúde musculoesquelética em pacientes que sofrem de obesidade. Em um estudo prospectivo que incluiu participantes do estudo Look AHEAD que relataram dor no joelho, os pacientes submetidos a uma intervenção intensiva no estilo de vida, incluindo um programa de exercícios, relataram não apenas uma melhor perda de peso, mas também melhor condicionamento físico em comparação com pacientes que passaram apenas por educação e suporte sobre diabetes.[10]

### CONSIDERAÇÕES DIETÉTICAS, HORMONAIS E METABÓLICAS NA RECORRÊNCIA DE PESO

A fisiopatologia da recorrência de peso ainda está sob investigação e possivelmente está relacionada a fatores dietéticos, hormonais e metabólicos. Dos possíveis fatores que afetam a capacidade do paciente de manter a perda de peso, a dieta é indiscutivelmente um dos poucos fatores sobre os quais o paciente tem controle significativo. Vários pequenos estudos randomizados abordaram o efeito que a dieta desempenha na perda de peso em pacientes pós-cirurgia bariátrica. Esses estudos incluíram apenas um pequeno número de pacientes, mas essencialmente demonstraram que qualquer intervenção dietética estruturada pós-cirurgia bariátrica pode resultar em uma melhora na perda de peso pós-operatória.[11-13]

Em relação aos fatores hormonais, a grelina e a leptina são dois dos hormônios mais conhecidos que desempenham um papel importante na recorrência de peso. Em pacientes pós-cirurgia bariátrica, a sensação de saciedade ocorre em resposta ao peptídeo pancreático YY, peptídeo-1 semelhante ao glucagon e regulação positiva de hormônios peptídicos inibitórios gástricos.[14] A infrarregulação da grelina minimiza a sensação de fome que pode ser utilizada para ajudar a alcançar a perda de peso.[14] Os níveis de hormônio grelina diminuem após a ressecção do fundo do estômago, que contém células produtoras de grelina. Estudos recentes demonstraram que níveis reduzidos de grelina são observados após uma gastrectomia vertical, com níveis reduzidos de grelina ocorrendo até cinco anos após a cirurgia.[15] Níveis reduzidos de grelina também podem ser observados após um bypass gástrico em Y de Roux (RYGB).[16] No estudo conduzido por Tamboli et al., a coorte de pacientes que se submeteram a um RYGB e experimentaram recuperação de peso após a cirurgia apresentou níveis de grelina elevados antes e dois anos após a cirurgia, enquanto a coorte que não apresentou recorrência de peso apresentou níveis elevados de grelina antes da cirurgia, mas níveis reduzidos de grelina no período pós-operatório.[16] Além de contribuir para a estimulação do apetite, a grelina também prejudica a sensibilidade à insulina e aumenta a adiposidade (17). Ao contrário da grelina, o peptídeo-1 semelhante ao glucagon (GLP-1) e o hormônio peptídeo inibitório gástrico (incretina) foram menores em pacientes com recuperação de peso após RYGB em comparação com participantes que mantiveram sua perda de peso.[18] Além disso, Meguid et al. descobriram que a diminuição dos níveis de PYY após o RYGB está associada a recorrência de peso. Acredita-se que o aumento dos níveis de PYY após a cirurgia bariátrica aumente a taxa de oxidação de gordura, eleve o gasto energético em repouso e atue no sistema nervoso central reduzindo a ingestão de alimentos.[19] Em contraste com a vasta literatura que aborda os efeitos da grelina na recorrência de peso, a literatura sobre a influência da leptina no ganho de peso é escassa. Entre os poucos estudos que investigam esse tópico, os resultados têm sido conflitantes. Santo et al. analisaram os efeitos de vários hormônios intestinais na recuperação de peso após RYGB e descobriram que os níveis basais de leptina eram significativamente maiores na coorte de recuperação de peso.[18] Em contrapartida, o estudo randomizado duplo-cego controlado por placebo de Korner et al. descobriu que a administração de níveis fisiológicos de leptina não reduziu significativamente o ganho de peso em mulheres que tiveram recorrência de peso após RYGB.[20]

Junto com fatores dietéticos e hormonais, existem vários componentes metabólicos a serem considerados. Uma complicação metabólica importante após a cirurgia bariátrica é a hipoglicemia. Varma et al. investigaram se os pacientes com hipoglicemia pós-cirurgia bariátrica (HPCB) têm maior probabilidade de recuperar o peso e, nesse estudo, os pacientes que foram submetidos a RYGB ou gastrectomia vertical (GV) e apresentaram HPCB tiveram uma probabilidade significativamente maior de recuperar o peso ([OR] = 1,66 com 95% [CI]: 1,04-2,65).[21] A HPCB é uma complicação adversa bastante comum e a HPCB assintomática pode ser observada em mais de 30% dos pacientes pós-cirurgia bariátrica, sendo a HPCB mais comumente observada em pacientes que não aderem às instruções dietéticas pós-cirúrgicas. A HPCB também é conhecida como síndrome de dumping de início tardio e não apresenta sintomas vasomotores. O mecanismo fisiopatológico começa com a hipoglicemia. A hipoglicemia estimula a alimentação, o que promove a estimulação e a secreção de insulina e, subsequentemente, ajuda várias células a utilizar a glicose.[22] Pacientes de cirurgia bariátrica são mais vulneráveis à HPCB devido à alta incidência de transtornos alimentares desadaptativos e, para evitar episódios de HPCB, é essencial que os pacientes mudem seus hábitos alimentares no pós-operatório. Além da HPCB, deve-se considerar a ideia de adaptação metabólica ou Termogênese Adaptativa (TA), seja em estado de superalimentação ou balanço energético negativo, como após a cirurgia bariátrica.[23, 24] A adaptação metabólica pode ocorrer após a cirurgia em resposta a uma mudança no estado de energia e pode diminuir o Gasto Energético de Repouso (GER) e o não-GER e, portanto, constituir uma barreira para a manutenção da perda de peso.[23] Outros autores contradizem a noção de adaptação metabólica e argumentam contra o papel que a adaptação metabólica pode desempenhar na recuperação do peso.[25]

### COMPORTAMENTOS ALIMENTARES DESADAPTATIVOS QUE LEVAM A RECORRÊNCIA DE PESO

Comportamentos alimentares desadaptativos incluem beliscar, compulsão alimentar e perda completa de controle sobre as quantidades consumidas, todos os quais demonstraram ser fatores de risco para a recorrência de peso.[26, 27] Por definição, a compulsão alimentar refere-se ao comportamento de comer uma grande quantidade de comida em um curto período de tempo.[28] Para pacientes com transtornos de saúde mental, comer pode ser acompanhado por perda de controle, depressão ou ambos. Estima-se que 10 a 50% dos pacientes bariátricos se tornem comedores compulsivos.[29] É essencial que os profissionais de saúde diagnostiquem pacientes com transtorno da compulsão alimentar periódica no pré-operatório para garantir que esses pacientes obtenham acompanhamento adequado após a cirurgia bariátrica.

O beliscar é outro componente a ser avaliado no pré-operatório. O beliscar ocorre quando um indivíduo consome pequenas quantidades de alimentos durante um período prolongado. O beliscar acomete uma parcela significativa dos pacientes pós-cirurgia bariátrica, muitos dos quais se tornam beliscadores após a cirurgia.[30] A capacidade reduzida do estômago pode levar os pacientes a beliscar. Além disso, quando há perda de controle sobre os hábitos alimentares, há maior probabilidade de alimentação excessiva, resultando em recorrência de peso após a cirurgia bariátrica. Como o beliscar resulta no acúmulo de calorias responsáveis pela recorrência de peso, os pacientes que beliscam podem relatar uma porcentagem de perda de peso pós-cirúrgica menor do que o esperado. Para evitar a recorrência de peso devido ao beliscar, os pacientes bariátricos devem ser orientados sobre alimentação consciente e a importância de uma rotina alimentar bem espaçada. Os pacientes pós-cirurgia bariátrica também devem ser alertados sobre situações em que os lanches podem ajudar na saciedade de longo prazo e no consumo adequado de calorias, bem como sobre quando os lanches se tornam excessivos e levam a recorrência de peso.[31] Usando uma abordagem multidisciplinar, vários especialistas devem trabalhar com os pacientes para que eles entendam as formas adequadas de consumir lanches e refeições, bem como a diferença entre fome física e emocional. O beliscar também pode levar a problemas de saúde, como vômitos e várias condições gastrintestinais. O vômito pode ser visto como uma sequela do beliscar e, em pacientes pós-cirurgia bariátrica, o vômito pode levar a inúmeras deficiências nutricionais e condições de saúde fatais. Além de orientar os pacientes sobre o fato de que o vômito é uma consequência potencial do petiscar e da cirurgia, é essencial informar aos pacientes que o vômito autoinduzido não é um método adequado para perda de peso adicional, dados seus efeitos adversos à saúde.

Outro determinante da recorrência de peso é a síndrome do comer noturno, que acomete uma proporção significativa de pacientes após cirurgia bariátrica. Embora esse comportamento receba relativamente pouca atenção dos profissionais de saúde, é um dos principais fatores que contribuem para o ganho de peso após a cirurgia bariátrica. A alimentação noturna resulta em maior consumo de amidos e calorias, os dois principais fatores que contribuem para o ganho de peso em pacientes com o distúrbio. A alimentação noturna é caracterizada por anorexia, insônia e hiperfagia. A alimentação noturna também é considerada uma resposta ao estresse em pacientes pós-cirurgia bariátrica e está associada à depressão e ansiedade, juntamente com o ganho de peso. Dadas as múltiplas comorbidades mentais observadas nessa população de pacientes, terapias de base psicológica devem ser consideradas.[32-34]

■ **ASPECTOS COMPORTAMENTAIS DA RECORRÊNCIA DE PESO**

Fatores psicológicos e sofrimento emocional são contribuintes bem conhecidos para a recorrência de peso. Baixa auto-estima e comprometimento corporal são causas conhecidas de instabilidade emocional, e repetidas tentativas fracassadas de perder peso podem exacerbar ainda mais o estado emocional do paciente.[35] O Índice de Massa Corporal (IMC) por si só demonstrou ser um dos principais contribuintes para a depressão e a ansiedade. Indivíduos com sobrepeso, obesos e obesos mórbidos têm taxas significativamente altas de depressão atual, depressão que perdura durante a vida e ansiedade quando comparados a indivíduos com um IMC ideal.[36] A correlação entre obesidade e depressão é bem conhecida e bem estabelecida.[37] Em geral, os fatores psicológicos não apenas afetam diretamente a capacidade do paciente de perder peso, mas também podem fazer com que o paciente evite atividades físicas e se envolva em uma alimentação emocional, o que pode resultar na recorrência de peso. É importante que os pacientes com problemas psicológicos se envolvam em aconselhamento para garantir que eles sigam as recomendações pós-cirúrgicas. Além disso, a gravidade de alguns distúrbios alimentares, como a alimentação emocional, aumenta após o primeiro ano de cirurgia bariátrica e precisa ser rigorosamente monitorada para evitar ganho de peso e outros efeitos deletérios após a cirurgia.[38] Com base nos desfechos desses estudos, seria sensato projetar intervenções de controle de peso voltadas para a redução do impacto de estressores psicológicos, possibilitando aos pacientes bariátricos alcançarem a perda de peso pós-cirúrgica desejada com mais facilidade.

Juntamente com os fatores psicológicos individuais, os elementos sociais também podem contribuir para o sofrimento emocional percebido. A falta de apoio de outras pessoas importantes pode induzir sofrimento psicológico nos pacientes, desviando o foco do paciente do controle positivo do peso. Como Bhandari et al. observaram, quando outros significativos desaprovam o pedido de cirurgia de seu parceiro, isso pode levar à tortura psicológica.[39] Os pacientes que optam por não tornar públicas suas decisões sobre cirurgia bariátrica também podem receber feedback negativo dos membros de sua comunidade. Portanto, a incorporação do apoio psicológico e aconselhamento no período de planejamento pré-cirúrgico é crucial para garantir o sucesso de longo prazo e a manutenção da perda de peso. Comportamentos disciplinados na forma de planos de dieta estruturados, atividade física regular e autopesagem também se mostraram importantes contribuintes para a manutenção da perda de peso em longo prazo.[40,41]

### FATORES ANATÔMICOS E CIRÚRGICOS EM PACIENTES COM RECORRÊNCIA DE PESO:

Além dos fatores citados anteriormente, a recorrência de peso também está relacionada a fatores anatômicos e cirúrgicos. Para obter os melhores resultados, é importante que o procedimento cirúrgico apropriado seja realizado no paciente adequadamente selecionado. Alguns parâmetros a serem considerados incluem o IMC pré-operatório do paciente, a presença de azia e comorbidades. Após a cirurgia bariátrica, a perda de peso média é tipicamente de 50% de perda de excesso de peso em pacientes com gastrectomia vertical (GV), 62% de perda de excesso de peso em pacientes com Bypass Gástrico em Y de Roux (RYGB) e 70% de perda de excesso de peso em pacientes que fizeram cirurgia bariátrica. passou por uma derivação bioliopancreática com switch duodenal.[42,43] Embora a GV e a RYGB resultem em perda de peso adequada, a recorrência de peso em longo prazo continua sendo uma preocupação em pacientes bariátricos. Compreender os fatores técnicos associados ao ganho de peso após a cirurgia bariátrica e melhorá-los pode ajudar a reduzir a incidência de recorrência de peso pós-operatório.[44] Estudos demonstraram que a porcentagem de pacientes que recuperaram peso após o procedimento de GV varia de aproximadamente 5,7% em dois anos a 75,6% em cinco anos.[45] O ganho de peso pós-cirúrgico está associado a implicações financeiras significativas para o paciente e para a instituição de saúde. Além disso, o ganho de peso pós-cirúrgico pode prolongar ou exacerbar as comorbidades do paciente. Brethauer et al. relataram recorrência de Diabetes Mellitus tipo 2 (DM2) em mais de 20% dos pacientes que ganharam peso ou não atingiram os resultados esperados de perda de peso após a cirurgia.[46]

Mais especificamente, a recorrência de peso pode ser observado em casos específicos secundários a complicações técnicas após procedimentos de RYGB, GV ou bandagem. Por exemplo, segundo alguns autores, a dilatação da bolsa gástrica e a formação de uma fístula gastro-gástrica são as principais causas de perda de peso inadequada após RYGB.[47] Acredita-se que a dilatação da bolsa gástrica leve ao aumento da ingestão de alimentos, causando recorrência de peso. Uma fístula gastro-gástrica pode ocorrer devido à divisão incompleta da bolsa gástrica do estômago excluído, levando à perda de componentes restritivos e disabsortivos.[48] Um exame cuidadoso deve ser realizado para descartar uma fístula gastro-gástrica, e todas as tentativas devem ser feitas para tratar uma fístula gastro-gástrica existente quando indicado. Em relação aos pacientes submetidos à banda gástrica, uma história detalhada sobre a dieta do paciente e os ajustes da banda gástrica podem ajudar a identificar as causas do ganho de peso ou perda de peso inadequada.

Muitos pacientes passam por cirurgia revisional para corrigir os fatores anatômicos que podem levar ao ganho de peso. Dado o aumento no número de casos bariátricos realizados anualmente e o aumento concomitante no número de procedimentos revisionais, a Sociedade Americana de Cirurgia Bariátrica e Metabólica formou uma Força-Tarefa de

Revisão para investigar se a cirurgia bariátrica revisional é necessária. A força-tarefa concluiu que as evidências atuais apoiam o uso da cirurgia bariátrica revisional para perda de peso inadequada, tratamento de doenças comórbidas e tratamento de complicações cirúrgicas.[49]

- **MEDICAMENTOS OBESOGÊNICOS:**

Vários medicamentos são conhecidos por serem obesogênicos e causar ganho de peso. Os profissionais de saúde devem obter um histórico detalhado de medicamentos para verificar qualquer ganho de peso que possa ser atribuído a substâncias como medicamentos antipsicóticos. Particularmente, no caso de um paciente com um distúrbio psiquiátrico bem conhecido, o encaminhamento a um especialista em psiquiatria é altamente recomendado para ajustar adequadamente os medicamentos do paciente para evitar o ganho de peso. Medicamentos que contribuem para o ganho de peso também são conhecidos por piorar o grau de não adesão e comorbidades relacionadas à obesidade. Antipsicóticos, beta-bloqueadores, antidepressivos, esteroides, antidiabéticos e antiepilépticos são alguns dos medicamentos conhecidos por causar ganho de peso.[50] Entre os medicamentos antiepilépticos, o ácido valproico e o levetiracetam foram associados a ganho de peso significativo. Em contrapartida, o perfil de perda de peso do Topiramato pode ajudar a prevenir a recorrência de peso.[51, 52]

Medicamentos antipsicóticos podem causar ganho de peso por meio de seus efeitos nos receptores serotoninérgicos, dopaminérgicos, adrenérgicos e histamínicos. A clozapina e a olanzapina estão associadas a ganho de peso significativo. Mais de 29-89% dos pacientes em uso de clozapina podem esperar ganhar peso, enquanto 8-37% dos pacientes em uso de olanzapina também podem ganhar peso.[50] Ambos os medicamentos são usados principalmente para pacientes com psicose, e medicamentos antipsicóticos induzidos por ganho de peso podem ser especialmente desafiadores para os médicos administrarem com segurança e devem ser abordados apenas por profissionais com amplo conhecimento dos efeitos colaterais dos medicamentos.

Semelhante aos antipsicóticos e outros medicamentos anti-sistema nervoso central (SNC), alguns medicamentos antidepressivos também podem causar ganho de peso. Com uma incidência internacional aumentada de depressão e outras doenças mentais, é importante considerar medicamentos anti-SNC neutros para o peso no tratamento de pacientes bariátricos com transtornos de saúde mental concomitantes. Embora Mirtazapina, Amitriptilina, Nortriptilina, Citalopram, Paroxetina e Inibidores Seletivos da Recaptação da Serotonina (ISRS) estejam associados ao ganho de peso,[50] a Bupropiona demonstrou impactar positivamente a perda de peso desejada.[53]

- **FATORES PRÉ-OPERATÓRIOS DO PACIENTE QUE PODEM CONTRIBUIR PARA O GANHO DE PESO**

Várias características físicas e clínicas entre diferentes populações de pacientes são preditores conhecidos de recorrência de peso. Um IMC pré-operatório mais alto, especialmente aqueles com IMC>50kg/m², está associado ao ganho de peso pós-operatório. Pacientes com IMC>40kg/m² que se submeteram à GV tiveram ganho de peso significativo dois anos após a cirurgia.[54] A presença de determinadas comorbidades, como DM2, hipertensão (HTA), apneia obstrutiva do sono (AOS) e baixos níveis de colesterol de lipoproteína de alta densidade (HDL), também estão associadas ao ganho de peso pós-operatório. Além disso, o sexo masculino, juntamente com um histórico clínico de depressão, transtornos psiquiátricos e comportamentos alimentares inadequados, levam a um maior ganho de peso no pós-operatório.[14]

### PREVENÇÃO DA RECORRÊNCIA DE PESO:

Indiscutivelmente, a recorrência de peso pode potencialmente ser evitado com uma compreensão profunda dos vários fatores que afetam a recorrência de peso em conjunto com a implementação de programas multidisciplinares de manutenção da perda de peso pós-operatória. Primeiro, os programas devem avaliar cuidadosamente possíveis pacientes de cirurgia bariátrica para detecção de transtornos mentais e comportamentais. Em segundo lugar, os programas devem fornecer uma avaliação dietética detalhada, orientação, seleção cuidadosa e acompanhamento regular dos pacientes. Por fim, os programas devem continuar a apoiar os pacientes no pós-operatório e fornecer todas as ferramentas necessárias para evitar o ganho de peso usando uma abordagem de equipe multidisciplinar.

Estruturas dietéticas provaram ser componentes essenciais na prevenção da recorrência de peso. Como Sarwer et al. afirmaram, os pacientes devem ser cuidadosamente avaliados e receber aconselhamento dietético regular e frequente nos primeiros meses após a cirurgia. Em seu estudo randomizado com 84 pacientes, Sarwer et al. observaram perda significativa de peso em participantes com aconselhamento dietético regular em comparação com aqueles que receberam instruções regulares pós-bariátrica sem aconselhamento dietético. O aconselhamento dietético regular fornece aos pacientes lembretes frequentes sobre como eles podem evitar escolhas alimentares prejudiciais, possibilitando, por sua vez, que o paciente alcance uma perda de peso significativa (55). No entanto, outros autores sugeriram uma terapia mais direcionada para pacientes considerados de alto risco para recorrência de peso, em vez de uma abordagem de intervenção no estilo de vida com visitas frequentes e aconselhamento dietético.[56]

Em certos casos, a terapia comportamental pode ser realizada antes ou depois da cirurgia bariátrica para minimizar a incidência de ganho de peso pós-cirúrgico. Hjelmesæth et al. conduziram um estudo controlado randomizado em um centro de atendimento terciário norueguês para investigar melhor os efeitos da terapia comportamental na recuperação de peso em cirurgia bariátrica. Quarenta e oito pacientes completaram uma intervenção de Terapia Cognitivo-Comportamental (TCC) de 10 semanas administrada por meio de contato individual presencial e sessões mediadas por telefone, com a terapia voltada para transtornos alimentares disfuncionais, como restrição cognitiva, alimentação descontrolada e alimentação emocional. Embora este estudo não tenha revelado nenhum benefício em longo prazo da TCC pré-operatória, os pacientes com sintomas depressivos reduziram o peso corporal antes e depois da cirurgia.[57] Além disso, Bradley et al. identificou intervenções baseadas na aceitação psicológica como uma maneira eficaz e inovadora de abordar a recorrência de peso em pacientes de cirurgia bariátrica.[58] Por último, a tecnologia da informação pode ser usada para fornecer uma solução inovadora para superar a recorrência de peso que seja econômica, melhore o acesso ao suporte profissional e simplifique o rastreamento contínuo para promover a adesão a intervenções modificadoras de comportamento.[59]

### FARMACOTERAPIA ADJUVANTE PARA O MANEJO DA RECORRÊNCIA DE PESO:

Atualmente, o uso de medicação antiobesidade (MAO) é recomendado em pacientes com IMC >30kg/m² ou em pacientes com IMC >27kg/m2 na presença de uma ou mais comorbidades clínicas relacionadas à obesidade. Embora os medicamentos anti-obesidade sejam atualmente usados para o controle do sobrepeso e da obesidade classe I, recentemente testemunhamos um aumento na taxa de utilização de MAO aprovados pela FDA para o controle da recorrência de peso. Em determinados casos, medicamentos também estão sendo usados off-label para fins de perda de peso.

Um dos maiores estudos retrospectivos que investigaram os efeitos dos MAO na recuperação do peso após a cirurgia bariátrica foi conduzido por Istfan et al. O estudo, que incluiu 1.196 pacientes submetidos a RYGB, analisou os efeitos da fentermina e do topiramato na prevenção da recorrência de peso após RYGB. Os resultados do estudo revelaram que a recorrência de peso diminuiu em pelo menos 10% (p = 0,012) em pacientes que tomaram medicamentos anti-obesidade em comparação com o grupo controle.[60]

Schwartz et al. conduziram um estudo semelhante analisando os efeitos da fentermina versus fentermina-topiramato na recorrência de peso em pacientes submetidos a RYGB ou Banda Gástrica Ajustável por via Laparoscópica (BGAL). Os resultados revelaram que após 90 dias após o início de MAO, além de dieta e exercício, os pacientes sob uso de fentermina alcançaram uma perda de 12,8% do excesso de peso, enquanto aqueles em combinação de fentermina-topiramato de liberação prolongada alcançaram uma perda de 12,9% do excesso de peso.[61] Achados semelhantes foram observados no estudo de coorte retrospectivo multicêntrico conduzido por Toth et al. que examinou os efeitos do topiramato, fentermina e metformina na perda de peso em adultos jovens. Esse estudo examinou indivíduos com idades entre 21 e 30 anos que experimentaram ganho de peso após um RYGB ou GV e descobriu que 54,1% perderam >5% do peso pós-operatório, enquanto 34,3% e 22,9% perderam mais de 10% e 15%, respectivamente.[62]

A liraglutida (Saxenda), um análogo do GLP-1, é outro MAO com resultados promissores. Wharton el al. investigaram os efeitos da liraglutida quando utilizada para controle de peso pós-operatório. Um total de 117 pacientes pós-bariátricos (RYGB, banda gástrica e GV), que tiveram perda de peso insuficiente ou ganho de peso, receberam 3 mg de Liraglutida, que foi iniciada em 0,6 mg e titulada em 0,6 mg/ml para atingir uma dose máxima de 3 mg. Verificou-se que a liraglutida produz perda de peso significativa (6,3 ± 7,7 kg, $p < .05$) independentemente do procedimento de indexação. É importante ressaltar que essa perda de peso permaneceu após 1 ano de uso de liraglutida, embora 29,1% dos pacientes tenham relatado efeitos colaterais gastrintestinais.[63]

Mais recentemente, o FDA aprovou o uso de Semaglutida para controlar a obesidade crônica, principalmente em pacientes com IMC >30kg/m2 ou um IMC >27kg/m2 na presença de pelo menos uma comorbidade clínica relacionada à obesidade. No estudo clínico randomizado STEP 4, 803 participantes completaram um curso de 20 semanas de 2,4 mg de Semaglutida uma vez por semana como injeção intramuscular. Os participantes que atingiram a dose máxima foram randomizados para continuar o tratamento por mais 48 semanas, e a coorte randomizada foi comparada a um grupo placebo. A partir da 20ª semana até a 68ª semana, os participantes que continuaram com a Semaglutida tiveram uma diminuição significativa no peso em comparação com o placebo (-7,9% vs. +6,9%, respectivamente, onde a diferença foi de -14,8 [IC de 95%, -16,0 a -13,5] pontos percentuais com $p <0,001$).[64] Embora não seja indicado especificamente para pacientes bariátricos com recorrência de peso após a cirurgia, o uso de Semaglutida, assim como liraglutida, em pacientes com recorrência de peso pode ser explorado.

Dois outros medicamentos amplamente utilizados que receberam a aprovação do FDA em 2014 para o tratamento da obesidade clinicamente grave são a Naltrexona e o Wellbutrin

(Contrave). Antes da aprovação do FDA, a combinação de Naltrexona e Wellbutrin demonstrou eficácia para perda de peso quando fornecida como adjuvante da Modificação Intensiva do Comportamento (BMOD).[65]

Vários centros instituíram diferentes protocolos que incorporam o uso de MAO para o manejo de pacientes bariátricos com ganho de peso. Para reduzir a probabilidade de recorrência de peso após a cirurgia bariátrica, Stanford et al. desenvolveram uma abordagem sistemática passo a passo para incorporar eficazmente MAO no controle de ganho de peso pós-operatório. Sua abordagem começa com o uso off label de metformina, seguido pela adição de outros MAO com base na perda de peso desejada e no perfil de efeitos colaterais dos fármacos[66] Boston, Massachusetts; Department of Pediatrics- Endocrinology, Massachusetts General Hospital, Boston, Massachusetts; Harvard Medical School, Boston, Massachusetts.

## AVALIAÇÃO DE PACIENTES COM RECORRÊNCIA DE PESO

A avaliação de pacientes que apresentam recorrência de peso deve incluir uma história detalhada e exame para avaliar os vários fatores clínicos e não clínicos, como fatores

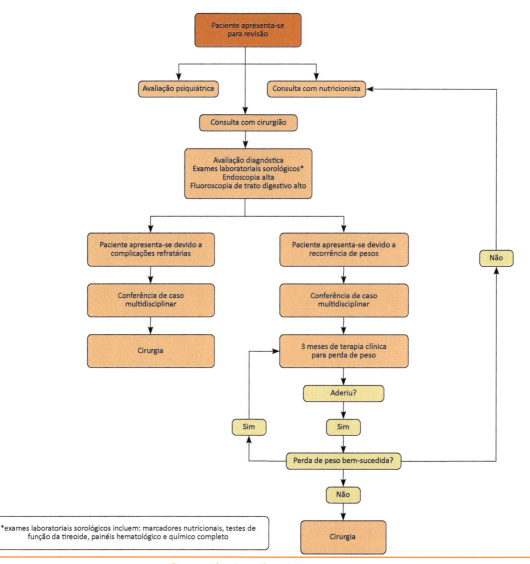

**Figura 1.** Algoritmo de revisão

comportamentais e sociais, que podem ter levado ou contribuído para a recorrência de peso, conforme mencionado anteriormente em detalhes no início do capítulo. Além disso, o trabalho deve incluir uma abordagem multidisciplinar que incorpore vários profissionais de saúde e provedores com experiência em atividade física, nutrição e aspectos comportamentais da obesidade. Em nosso centro, implementamos uma abordagem padronizada para o manejo de pacientes que apresentam recorrência de peso e complicações refratárias, conforme mostrado na Figura 1.

O exame inclui uma avaliação inicial por um nutricionista e um assistente social licenciado, seguido de uma extensa avaliação, incluindo estudos radiográficos, endoscopia digestiva alta e exames laboratoriais. Após a conclusão do trabalho, cada paciente é discutido em nossa reunião multidisciplinar semanal, os pacientes também são inscritos em programas de perda de peso supervisionados por médicos para avaliar a adesão e o comprometimento antes de qualquer intervenção cirúrgica para ganho de peso.[67]

## CONCLUSÃO

A questão da recorrência ou recorrência de peso após a cirurgia bariátrica é controversa. Embora o grau em que a recorrência de peso pode ser evitada seja indeterminado, a maioria dos médicos e pesquisadores apoia a ideia de implementar um programa multidisciplinar de controle de peso pós-cirúrgico adaptado às necessidades individuais do paciente. Além disso, os programas pós-operatórios devem identificar os pacientes com alto risco de ganho de peso pós-cirúrgico para inscrevê-los em programas intensivos de intervenção no estilo de vida, como aconselhamento dietético e programas de exercícios.

Embora seja difícil concluir com confiança se o ganho de peso pós-cirúrgico é evitável ou não, este capítulo discutiu vários pontos importantes a serem considerados ao se gerenciar a recorrência de peso pós-operatório, como a contribuição do procedimento índice e fatores específicos do paciente para a recorrência de peso. Também é importante enfatizar o uso de estratégias multimodais de controle de peso, como tratamento farmacológico, atividade física, aconselhamento dietético e terapia comportamental direcionada para reduzir a probabilidade de recorrência de peso.

## ▶ REFERÊNCIAS

1. Obesity and Overweight: Centers for Disease Control and Prevention; 2021 [Available from: https://www.cdc.gov/nchs/fastats/obesity-overweight.htm.
2. Donnelly JE, Blair SN, Jakicic JM, Manore MM, Rankin JW, Smith BK. American College of Sports Medicine Position Stand. Appropriate physical activity intervention strategies for weight loss and prevention of weight regain for adults. Med Sci Sports Exerc. 2009;41(2):459-71.
3. Amundsen T, Strømmen M, Martins C. Suboptimal Weight Loss and Weight Regain after Gastric Bypass Surgery-Postoperative Status of Energy Intake, Eating Behavior, Physical Activity, and Psychometrics. Obes Surg. 2017;27(5):1316-23.
4. Celik O, Yildiz BO. Obesity and physical exercise. Minerva Endocrinol (Torino). 2021;46(2):131-44.
5. Swift DL, McGee JE, Earnest CP, Carlisle E, Nygard M, Johannsen NM. The Effects of Exercise and Physical Activity on Weight Loss and Maintenance. Prog Cardiovasc Dis. 2018;61(2):206-13.
6. Jakicic JM, Marcus BH, Lang W, Janney C. Effect of exercise on 24-month weight loss maintenance in overweight women. Arch Intern Med. 2008;168(14):1550-9; discussion 9-60.
7. Jakicic JM, Winters C, Lang W, Wing RR. Effects of intermittent exercise and use of home exercise equipment on adherence, weight loss, and fitness in overweight women: a randomized trial. Jama. 1999;282(16):1554-60.
8. Goodpaster BH, Delany JP, Otto AD, Kuller L, Vockley J, South-Paul JE, et al. Effects of diet and physical activity interventions on weight loss and cardiometabolic risk factors in severely obese adults: a randomized trial. Jama. 2010;304(16):1795-802.
9. Unick JL, Jakicic JM, Marcus BH. Contribution of behavior intervention components to 24-month weight loss. Med Sci Sports Exerc. 2010;42(4):745-53.
10. Foy CG, Lewis CE, Hairston KG, Miller GD, Lang W, Jakicic JM, et al. Intensive lifestyle intervention improves physical function among obese adults with knee pain: findings from the Look AHEAD trial. Obesity (Silver Spring). 2011;19(1):83-93.
11. Nijamkin MP, Campa A, Sosa J, Baum M, Himburg S, Johnson P. Comprehensive nutrition and lifestyle education improves weight loss and physical activity in Hispanic

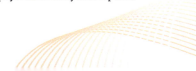

Americans following gastric bypass surgery: a randomized controlled trial. J Acad Nutr Diet. 2012;112(3):382-90.

12. Kalarchian MA, Marcus MD, Courcoulas AP, Lutz C, Cheng Y, Sweeny G. Structured dietary intervention to facilitate weight loss after bariatric surgery: A randomized, controlled pilot study. Obesity (Silver Spring). 2016;24(9):1906-12.

13. Lopes Gomes D, Moehlecke M, Lopes da Silva FB, Dutra ES, D'Agord Schaan B, Baiocchi de Carvalho KM. Whey Protein Supplementation Enhances Body Fat and Weight Loss in Women Long After Bariatric Surgery: a Randomized Controlled Trial. Obes Surg. 2017;27(2):424-31.

14. El Ansari W, Elhag W. Weight Regain and Insufficient Weight Loss After Bariatric Surgery: Definitions, Prevalence, Mechanisms, Predictors, Prevention and Management Strategies, and Knowledge Gaps-a Scoping Review. Obes Surg. 2021;31(4):1755-66.

15. Bohdjalian A, Langer FB, Shakeri-Leidenmühler S, Gfrerer L, Ludvik B, Zacherl J, et al. Sleeve gastrectomy as sole and definitive bariatric procedure: 5-year results for weight loss and ghrelin. Obes Surg. 2010;20(5):535-40.

16. Tamboli RA, Breitman I, Marks-Shulman PA, Jabbour K, Melvin W, Williams B, et al. Early weight regain after gastric bypass does not affect insulin sensitivity but is associated with elevated ghrelin. Obesity (Silver Spring). 2014;22(7):1617-22.

17. Samat A, Malin SK, Huang H, Schauer PR, Kirwan JP, Kashyap SR. Ghrelin suppression is associated with weight loss and insulin action following gastric bypass surgery at 12 months in obese adults with type 2 diabetes. Diabetes Obes Metab. 2013;15(10):963-6.

18. Santo MA, Riccioppo D, Pajecki D, Kawamoto F, de Cleva R, Antonangelo L, et al. Weight Regain After Gastric Bypass: Influence of Gut Hormones. Obes Surg. 2016;26(5):919-25.

19. Meguid MM, Glade MJ, Middleton FA. Weight regain after Roux-en-Y: a significant 20% complication related to PYY. Nutrition. 2008;24(9):832-42.

20. Korner J, Conroy R, Febres G, McMahon DJ, Conwell I, Karmally W, et al. Randomized double-blind placebo-controlled study of leptin administration after gastric bypass. Obesity (Silver Spring). 2013;21(5):951-6.

21. Varma S, Clark JM, Schweitzer M, Magnuson T, Brown TT, Lee CJ. Weight regain in patients with symptoms of post&#x2013;bariatric surgery hypoglycemia. Surgery for Obesity and Related Diseases. 2017;13(10):1728-34.

22. Foster-Schubert KE. Hypoglycemia complicating bariatric surgery: incidence and mechanisms. Curr Opin Endocrinol Diabetes Obes. 2011;18(2):129-33.

23. Müller MJ, Enderle J, Bosy-Westphal A. Changes in Energy Expenditure with Weight Gain and Weight Loss in Humans. Current Obesity Reports. 2016;5(4):413-23.

24. Johannsen DL, Marlatt KL, Conley KE, Smith SR, Ravussin E. Metabolic adaptation is not observed after 8 weeks of overfeeding but energy expenditure variability is associated with weight recovery. The American Journal of Clinical Nutrition. 2019;110(4):805-13.

25. Martins C, Gower BA, Hill JO, Hunter GR. Metabolic adaptation is not a major barrier to weight-loss maintenance. The American Journal of Clinical Nutrition. 2020;112(3):558-65.

26. Colles SL, Dixon JB, O'Brien PE. Grazing and Loss of Control Related to Eating: Two High-risk Factors Following Bariatric Surgery. Obesity. 2008;16(3):615-22.

27. Sarwer DB, Allison KC, Wadden TA, Ashare R, Spitzer JC, McCuen-Wurst C, et al. Psychopathology, disordered eating, and impulsivity as predictors of outcomes of bariatric surgery. Surg Obes Relat Dis. 2019;15(4):650-5.

28. Wadden TA, Faulconbridge LF, Jones-Corneille LR, Sarwer DB, Fabricatore AN, Thomas JG, et al. Binge eating disorder and the outcome of bariatric surgery at one year: a prospective, observational study. Obesity (Silver Spring). 2011;19(6):1220-8.

29. Denise R. Living with Bariatric Surgery. 1st Edition ed2018. p. 181-94.

30. Saunders R. "Grazing": a high-risk behavior. Obes Surg. 2004;14(1):98-102.

31. Barrington WE, Beresford SAA. Eating Occasions, Obesity and Related Behaviors in Working Adults: Does it Matter When You Snack? Nutrients. 2019;11(10).

32. Ferreira Pinto T, Carvalhedo de Bruin PF, Sales de Bruin VM, Ney Lemos F, Azevedo Lopes FH, Marcos Lopes P. Effects of bariatric surgery on night eating and depressive symptoms: a prospective study. Surg Obes Relat Dis. 2017;13(6):1057-62.

33. Rogula TG, Schauer PR, Fouse T. Prevention and Management of Complications in Bariatric Surgery: Oxford University Press; 2018 2018-06.

34. Allison KC, Wadden TA, Sarwer DB, Fabricatore AN, Crerand CE, Gibbons LM, et al. Night eating syndrome and binge eating disorder among persons seeking bariatric surgery: prevalence and related features. Obesity (Silver Spring). 2006;14 Suppl 2:77s-82s.

35. Kubik JF, Gill RS, Laffin M, Karmali S. The impact of bariatric surgery on psychological health. J Obes. 2013;2013:837989.

36. Zhao G, Ford ES, Dhingra S, Li C, Strine TW, Mokdad AH. Depression and anxiety among US adults: associations with body mass index. Int J Obes (Lond). 2009;33(2):257-66.

37. Luppino FS, de Wit LM, Bouvy PF, Stijnen T, Cuijpers P, Penninx BW, et al. Overweight, obesity, and depression: a systematic review and meta-analysis of longitudinal studies. Arch Gen Psychiatry. 2010;67(3):220-9.

38. Nasirzadeh Y, Kantarovich K, Wnuk S, Okrainec A, Cassin SE, Hawa R, et al. Binge Eating, Loss of Control over Eating, Emotional Eating, and Night Eating After Bariatric Surgery: Results from the Toronto Bari-PSYCH Cohort Study. Obesity Surgery. 2018;28(7):2032-9.

39. Bhandari M, Khurana M, Fobi MAL. Weight Regain After Bariatric Metabolic Surgery. In: Bhasker AG, Kantharia N, Baig S, Priya P, Lakdawala M, Sancheti MS, editors. Management of Nutritional and Metabolic Complications of Bariatric Surgery. Singapore: Springer Singapore; 2021. p. 313-27.

40. Wing RR, Phelan S. Long-term weight loss maintenance. Am J Clin Nutr. 2005;82(1 Suppl):222s-5s.

41. Thomas JG, Bond DS, Phelan S, Hill JO, Wing RR. Weight-loss maintenance for 10 years in the National Weight Control Registry. Am J Prev Med. 2014;46(1):17-23.

42. Diamantis T, Apostolou KG, Alexandrou A, Griniatsos J, Felekouras E, Tsigris C. Review of long-term weight loss results after laparoscopic sleeve gastrectomy. Surgery for Obesity and Related Diseases. 2014;10(1):177-83.

43. Buchwald H, Avidor Y, Braunwald E, Jensen MD, Pories W, Fahrbach K, et al. Bariatric SurgeryA Systematic Review and Meta-analysis. JAMA. 2004;292(14):1724-37.

44. Firat O. Weight regain after bariatric surgery. Annals of Laparoscopic and Endoscopic Surgery. 2020;6.
45. Lauti M, Kularatna M, Hill AG, MacCormick AD. Weight Regain Following Sleeve Gastrectomy-a Systematic Review. Obes Surg. 2016;26(6):1326-34.
46. Brethauer SA, Aminian A, Romero-Talamás H, Batayyah E, Mackey J, Kennedy L, et al. Can diabetes be surgically cured? Long-term metabolic effects of bariatric surgery in obese patients with type 2 diabetes mellitus. Ann Surg. 2013;258(4):628-36; discussion 36-7.
47. Borbély Y, Winkler C, Kröll D, Nett P. Pouch Reshaping for Significant Weight Regain after Roux-en-Y Gastric Bypass. Obes Surg. 2017;27(2):439-44.
48. Filho AJ, Kondo W, Nassif LS, Garcia MJ, Tirapelle Rde A, Dotti CM. Gastrogastric fistula: a possible complication of Roux-en-Y gastric bypass. Jsls. 2006;10(3):326-31.
49. Brethauer SA, Kothari S, Sudan R, Williams B, English WJ, Brengman M, et al. Systematic review on reoperative bariatric surgery: American Society for Metabolic and Bariatric Surgery Revision Task Force. Surg Obes Relat Dis. 2014;10(5):952-72.
50. Wharton S, Raiber L, Serodio KJ, Lee J, Christensen RA. Medications that cause weight gain and alternatives in Canada: a narrative review. Diabetes Metab Syndr Obes. 2018;11:427-38.
51. Pickrell WO, Lacey AS, Thomas RH, Smith PEM, Rees MI. Weight change associated with antiepileptic drugs. Journal of Neurology, Neurosurgery & Psychiatry. 2013;84(7):796-9.
52. Moradi S, Kerman SR, Mollabashi M. The effect of topiramate on weight loss in patients with type 2 diabetes. J Res Med Sci. 2013;18(4):297-302.
53. Greenway FL, Fujioka K, Plodkowski RA, Mudaliar S, Guttadauria M, Erickson J, et al. Effect of naltrexone plus bupropion on weight loss in overweight and obese adults (COR-I): a multicentre, randomised, double-blind, placebo-controlled, phase 3 trial. Lancet. 2010;376(9741):595-605.
54. Csendes A, Burgos AM, Martinez G, Figueroa M, Castillo J, Díaz JC. Loss and Regain of Weight After Laparoscopic Sleeve Gastrectomy According to Preoperative BMI : Late Results of a Prospective Study (78-138 months) with 93% of Follow-Up. Obes Surg. 2018;28(11):3424-30.
55. Sarwer DB, Moore RH, Spitzer JC, Wadden TA, Raper SE, Williams NN. A pilot study investigating the efficacy of postoperative dietary counseling to improve outcomes after bariatric surgery. Surg Obes Relat Dis. 2012;8(5):561-8.
56. Hanvold SE, Vinknes KJ, Løken EB, Hjartåker A, Klungsøyr O, Birkeland E, et al. Does Lifestyle Intervention After Gastric Bypass Surgery Prevent Weight Regain? A Randomized Clinical Trial. Obes Surg. 2019;29(11):3419-31.
57. Hjelmesæth J, Rosenvinge JH, Gade H, Friborg O. Effects of Cognitive Behavioral Therapy on Eating Behaviors, Affective Symptoms, and Weight Loss After Bariatric Surgery: a Randomized Clinical Trial. Obes Surg. 2019;29(1):61-9.
58. Bradley LE, Forman EM, Kerrigan SG, Butryn ML, Herbert JD, Sarwer DB. A Pilot Study of an Acceptance-Based Behavioral Intervention for Weight Regain After Bariatric Surgery. Obes Surg. 2016;26(10):2433-41.
59. Thomas JG, Bond DS, Sarwer DB, Wing RR. Technology for behavioral assessment and intervention in bariatric surgery. Surgery for Obesity and Related Diseases. 2011;7(4):548-57.
60. Istfan NW, Anderson WA, Hess DT, Yu L, Carmine B, Apovian CM. The Mitigating Effect of Phentermine and Topiramate on Weight Regain After Roux-en-Y Gastric Bypass Surgery. Obesity (Silver Spring). 2020;28(6):1023-30.
61. Schwartz J, Chaudhry UI, Suzo A, Durkin N, Wehr AM, Foreman KS, et al. Pharmacotherapy in Conjunction with a Diet and Exercise Program for the Treatment of Weight Recidivism or Weight Loss Plateau Post-bariatric Surgery: a Retrospective Review. Obes Surg. 2016;26(2):452-8.
62. Toth AT, Gomez G, Shukla AP, Pratt JS, Cena H, Biino G, et al. Weight Loss Medications in Young Adults after Bariatric Surgery for Weight Regain or Inadequate Weight Loss: A Multi-Center Study. Children (Basel). 2018;5(9).
63. Wharton S, Kuk JL, Luszczynski M, Kamran E, Christensen RAG. Liraglutide 3.0 mg for the management of insufficient weight loss or excessive weight regain post-bariatric surgery. Clin Obes. 2019;9(4):e12323.
64. Rubino D, Abrahamsson N, Davies M, Hesse D, Greenway FL, Jensen C, et al. Effect of Continued Weekly Subcutaneous Semaglutide vs Placebo on Weight Loss Maintenance in Adults With Overweight or Obesity: The STEP 4 Randomized Clinical Trial. JAMA. 2021;325(14):1414-25.
65. Wadden TA, Foreyt JP, Foster GD, Hill JO, Klein S, O'Neil PM, et al. Weight loss with naltrexone SR/bupropion SR combination therapy as an adjunct to behavior modification: The COR-BMOD trial. Obesity. 2011;19(1):110-20.
66. Stanford FC. Controversial issues: A practical guide to the use of weight loss medications after bariatric surgery for weight regain or inadequate weight loss. Surg Obes Relat Dis. 2019;15(1):128-32.
67. Akusoba I, Birriel TJ, El Chaar M. Management of Excessive Weight Loss Following Laparoscopic Roux-en-Y Gastric Bypass: Clinical Algorithm and Surgical Techniques. Obes Surg. 2016;26(1):5-11.